KB169266

내가 알던 사람

내가 알던 사람

샌디프 자우하르Sandeep Jauhar
서정아 옮김

알츠하이머의 그늘에서

글항아리

라지브 형과 수니타에게

일러두기

• 본문의 괄호 중 ( ), 〔 〕는 지은이의 것, 〔 〕는 옮긴이의 것이다.
• 원주는 ●, 역주는 ○로 표시했다.

그가 설혹 노망을 부리더라도 잘 참아 받고 (…)

_「집회서」 3장 13절

기억이 없는 삶은 결단코 삶이 아니다.

_루이스 부뉴엘

차 례

/

2부

흔적들

다들 나더러 수재라고 했지

그때 우리는 신경과 대기실에 앉아 있었다. 어머니의 파킨슨병을 치료하러 다니던 그 병원에서 아버지는 내게, 아마도 세 번째로 물었다. "내가 왜 여기에 있니?"

"기억력이 갈수록 안 좋아지셔서요."

"내 기억력은 말짱하다." 아버지가 맞받아쳤다. 당신 연배에는 깜빡깜빡하는 게 오히려 정상이라고, 아버지는 전부터 완강히 주장해온 터였다.

"그럼 점심은 뭘 드셨는데요?" 나는 시선을 앞으로 향한 채 물었다.

아버지는 잠시 생각에 잠기더니 이내 못마땅한 듯 코를 킁킁거렸다. 아무래도 내 질문이 정곡을 제대로 찌른 모양이었다. "흥, 그런 걸 누가 일일이 기억한다고." 아버지는 투덜거렸다.

몇 달 전 아버지와 어머니는 형과 내가 사는 롱아일랜드로 거처 10

를 옮겼다. 양친과 물리적으로 가까워진 이후, 나는 아버지의 증상이 평범한 노화와 관련된 인지기능 변화가 아닐지도 모른다는 생각을 품게 되었다. 비록 아버지 스스로는 줄곧 그렇다고 주장해왔지만 말이다. 예를 들면 이런 식이었다. 아버지는 가난한 어린 시절을 보낸 까닭에 언제나 재정 관리에 신중을 기해왔지만, 언제부턴가 돈을 그야말로 물 쓰듯 하고 있었다. 호텔이나 항공편을 예약해놓고 제때 취소하지 않는 일도 더러 있었는데, 이마저도 라지브 형이 아버지의 은행 계좌를 들여다보기 시작한 이후에야 알게 된 사실이었다. 또한 정체불명의 자선단체로부터 전화나 이메일로 후원 요청을 받으면, 그냥 지나치지 못하고 거의 매주 현금을 보냈다. "많은 돈은 아니야. 여기 25달러 저기 100달러, 이런 식이니까. 하지만 제대로 알고 그러시는 건지 도통 모르겠단 말이지." 라지브 형은 하소연했다. 우리가 걱정을 털어놓자, 아버지는 그건 당신 돈이니 당신 마음대로 쓰겠다고 잘라 말했다.

결국 형과 나는 둘이 합하면 경력이 40년에 달하는 의사들이었음에도 아버지가 전문의 진료를 요한다는 결론에 도달했다. 물론 심장병에 관한 한, 우리 역시 전문의였다. 하지만 생각할수록 아버지의 문제는 우리가 이해할 수 있는 영역을 벗어나 있었다.

정작 아버지는 태평해 보였다. 기억력 상실은 노화의 불가피한 결과라는 게 아버지의 지론이었다. 기원전 6세기에 그리스 사모스섬 태생의 철학자 피타고라스는 생애 주기를 다섯 단계로 구분하면서, 그중 마지막 두 단계인 세니움senium은 인간의 신체와 정신적 능력이 쇠퇴하고 붕괴되는 시기로, "그 단계에 도달하는 인간 종은 몸이 다시 원점인 유아기의 저능한 상태로 회귀하며, [그 점에서] 참으로 다행스럽게도 그런 사람은 극소수에 불과하다"라고 논했다. 피타고라스의 이 무심한 운명론은 일견 우리 아버지의 지론과 통하는 부분이 있었다.

언제부턴가 나는 아버지에게 "기억력은 좀 어떠세요?"라고 묻고는 했다. 아버지가 하다못해 그 문제를 인식이라도 한다면 극복을 위해 더 열심히 노력해줄지 모른다는 어리석은 기대에서였다.

"내 기억력은 말짱하다." 아버지는 늘 그렇게 대답했다.

"하지만 자꾸 이런저런 일을 잊어버리시잖아요."

"아무것도 안 잊어버리는 사람은 없어. 누구나 마찬가지야." 아버지는 으레 이런 말로 나를 안심시키곤 했다.

하지만 아이러니하게도 아버지는 한때, 그것도 지적 능력의 상실을 두려워할 이유가 거의 없던 시절에, 행여 그런 일이 일어날 수도 있다는 생각에 불편한 심기를 드러낸 적이 있었다. 한 10년쯤 전으로 기억한다. 아직 뉴욕시에 살고 있던 나는 추운 겨울날 리버사이드파크에서, 또다시 혈압강하제 복용을 중단한 아버지에게 전화로 큰소리를 냈다. 존경받는 과학자였음에도 아버지는 약물이 (혹은 의사가) 당신의 건강을 지켜줄 거라고는 결코 믿지 않았다.

"뇌졸중으로 쓰러지고 싶으세요?" 나는 전화기에 대고 고래고래 소리를 질렀다. 아버지는 가뜩이나 드문드문 확인하는 수축기 혈압이 여전히 (고혈압 기준치인 140보다 더 높은) 160수은주밀리미터를 상회한다는 사실을 내게 막 털어놓은 참이었다. "연구 활동도 영영 못하시게 되면 어쩌려고요."

"그럴 바에야 죽는 게 낫지." 아버지는 이 대답 끝에, 고혈압 치료제를 다시 복용하자는 데 동의해주었다.

하지만 이제 아버지는 이곳에서, 반들반들한 의자와 식물 화분들에 둘러싸인 채, 큐리그 커피메이커로 내린 공짜 커피를 태연히 홀짝이며 나와 함께 당신의 이름이 불리기를 앉아서 기다리고 있었다. 또다시 아버지는, 장기기증을 하려면 어떻게 해야 하느냐고 물었다. 그리고 또다시 나는, 고령이라 선택지가 제한적이라는, 아버지가 듣고 싶어하지 않는 대답을 들려주었다.

"그러지 말고 잘 좀 알아봐. 내 장기가 어디가 어때서!" 아버지는 쉽게 단념하지 않았다.

"한번 알아볼게요." 나는 대충 얼버무렸다. 더는 그 대기실에서 아버지의 장기에 대해 논하고 싶지 않았다.

"기증희망등록증을 어디서 발급받을 수 있는지만 알려줘." 아버지는 서류 가방을 집어 들고 자리에서 일어섰다. "그래, 여기다 물어보면 되겠구나."

"앉으세요." 내가 아버지를 제지하는 사이 사람들의 시선이 쏠리기 시작했다. "아무한테나 장기 기증 의사를 밝힌다고 해서 되는 일이 아니에요. 아까도 접수대에 있는 저 여자분한테 '내가 돈을 댈 만한 과부를 좀 아십니까?'라고 물어보셨잖아요. 그런 식으론 안 돼요."

"난 안 그랬다!"

"그러셨어요! 그런 식으론 일이 진행되질 않아요. 적절한 창구를 찾아가야죠."

"그럼 적절한 창구를 알려주든가."

"알았어요, 일단 저희가 찾아볼게요. 근데 아버지, 제발 진정하세요, 아버지도 이제 연세가 일흔여섯이에요."

실망한 기색이 역력한 얼굴로 아버지는 뭔가 말하려는 듯 입술을 달싹거렸지만 때마침 프렘 자우하르, 그러니까 아버지의 이름을 부르는 소리가 들려왔다. 나는 재빨리 일어나, 이만 따라오시라는 뜻으로 아버지의 어깨를 두드렸다. 마크 고든 선생이 우리를 기다리고 있었다.

:::

뭔가 잘못되었다는 사실을 내가 처음으로 알아차린 건 겨우 넉 달 전 아버지의 은퇴 기념식에 참석하기 위해, 그 무렵 양친이 거주하던 노스다코타주로 날아갔을 때였다.

두 분이 살던 동네는 벽돌집이며 네모반듯한 잔디밭이며 어린 나무 들이 즐비한, 파고 공항에서 16킬로미터 남짓 떨어진 개발지였다. 찌는 듯한 7월의 오후 집 앞에 차를 대는데, 잔디밭에 세워진 '매매' 표지판이 곧장 시야에 들어왔다. 하지만 손주들을 위해 설치한 그네는 부서져 있었고, 어머니의 소중한 정원에는 잡초가 무성했다. 현관 계단을 오르면서 보니, 차량 진입로는 군데군데 기름으로 얼룩져 있고 차고 대들보는 녹슬어 있었다. 아무리 봐도 팔려고 내놓은 집으로는 보이지 않았다.

양친은 거실에서 나를 맞이했다. 라즈, 그러니까 우리 어머니는 나날이 쇠약해지는 몸을 일으켜 기꺼이 나를 안아주었다. 그 무렵 몇 년째 파킨슨병을 앓아온 어머니는 동작이 어색하고 느릿느릿했다. 그래도 노란 실크 재질의 살와르 카미즈°를 입고 금으로 된 뱅글을 걸친 자태는 여전히 아름다웠다. 머리도 때맞춰 헤나로 특별   14

히 염색한 듯했다. 아버지의 머리카락은 마지막으로 뵈었던 1년 전 무렵에 비해, 내 기억으론 더 희고 가늘어져 있었다. 눈대중으로 짐작건대 몸무게도 약간 줄어든 상태인 듯했다. "버부 왔니?" 아버지가 다정히 인사를 건네며 여덟 살 아이 대하듯 내 머리를 쓰다듬었다. 하지만 내가 미처 안아드리기도 전에 아버지는 나보다 몇 분 일찍 도착한 매부, 그러니까 여동생 수니타의 남편 비니를 향해 시선을 돌리더니 말했다. "아까도 얘기했지만, 비니, 여긴 정말 살 곳이 못 돼. 그렇게 끔찍한 겨울은 살다 살다 처음이었다니까."

지난여름 이후로 나는 그 집에 들른 적이 없었다. 하지만 대부분의 공간에서 생활의 흔적이 사라졌다는 건 한눈에 알아볼 수 있었다. 비누 용기에는 비누가 담겨 있지 않았고, 전구는 교체가 필요했다. 아버지의 침대 옆 작은 탁자 위에는, 아마도 형이 선물한 드라카르누아르 향수 한 병이 여태 개봉되지도 않은 상태로 놓여 있었다. 어머니가 제단으로 쓰던 벽장 속에는, 여느 때 같으면 향을 태운 재가 수북할 놋쇠 그릇이 말끔히 닦인 모습으로 들어앉았다. 기도를 올리며 타고 남은 성냥개비는 평소처럼 여기저기 흩어져 있는 대신 감쪽같이 자취를 감추었다.

지하실 한쪽 구석에는 하드 케이스로 된 샘소나이트 트렁크가 차곡차곡 쌓여 있었고, 그 곁에는 오래된 보드게임과 오래된 신발과 오래된 책 들이 여태 포장되지 않은 채로 놓여 있었다. 구겨진 스웨터와 아버지의 싸구려 프린트 셔츠를 모아둔 틈으로, 못에 걸린 어머니의 솔이 도드라졌다.

　　ㅇ　　인도 펀자브 지방에서 여성들이 입는 상의가 길고 바지 품이 넉넉한 전통 의상.

나는 아버지의 서재로 발길을 옮겼다. 몇 달 전 송별 오찬회에서 받은 기념패가 "우리는 시련을 마주하되 피하지 않았고 그로 인하여 강해졌다"라는 글귀가 새겨진 채 벽에 걸려 있었다. 책상 위에는 흑백 전자현미경 사진들이 펼쳐져 있었고, 서류 캐비닛은 여전히 문서로 빼곡했다. 나는 서랍을 열고 서류철을 하나하나 훑어보았다. 분명 무엇인가를 찾고 있었지만, 찾는 게 무엇인지는 불분명했다. 와중에 「밀의 유전체 간 염색체 접합」이라든가 「삼중속 잡종에 대한 세포학적 정의」와 같이 낯익은 자료들이 간간이 모습을 드러냈다. 파고·무어헤드 지역 신문인 『포럼Forum』도 몇 부쯤 눈에 띄었다. 오래전에 발행된 그 일간지에는 「노스다코타주립대학 유전학자, 반점병 저항성 밀 생산 성공」이라는 표제와 함께 아버지의 웃는 얼굴이 실려 있었다.

그러다 어느 순간 '치매'라는 딱지가 붙은 폴더가 시선을 끌었다. 서류철 안에는 "은퇴 후 치매를 늦추거나 피하는 방법"이라는 제목의 CNN 기사 인쇄본이 들어 있었다. "새로운 언어를 배워라" "충분히 걸어라" "사회생활을 활발히 유지하라" 등의 권고사항에 색색으로 밑줄이 그어진 걸로 미루어 아버지는 그 기사를 꽤 여러 번 정독한 듯했다.

"뭘 하고 있니?"

난데없는 목소리에 흠칫 돌아보니, 문간에 아버지가 서 있었다. "아무것도 아니에요." 나는 그렇게 둘러대며 재빨리 폴더를 치웠다. 그러곤 책상을 훑어보다가 대학 시절 아버지의 흑백 사진 한 장을 가리켰다. 당당히 서서 친구들과 포즈를 취하는 모습이, 문가에서 초조히 기다리는 노인의 모습과 뚜렷한 대조를 이루었다. "처음 보

16

는 사진인데요?" 내가 말했다.

"그건 됐고, 얼른 나가자. 사람들이 기다리잖니." 아버지가 재촉했다.

"대학 친구분들이세요?

"응, 다들 나더러 수재라고 했지. 늘 일등이었으니까." 아버지가 말했다.

나는 소리 내어 웃었다. "엄청 어려 보이시는데요. 많아야 열여섯 살쯤?"

"내가 2학년 때니까 인도가 분리 독립하기 전이었지, 아마." 아버지가 말을 이었다. "그때 선생님이 그러시더구나. 내가 아주 똑똑하다고. 그래서 재정착할 적에 4학년으로 건너뛰게 된 거야."

나는 심장이 두근대는 걸 느끼며 서랍을 닫았다. "아버지, 그건 제 얘기 같은데요. 제가 두 학년 월반했잖아요. 기억 안 나세요? 켄터키에서 교장선생님이랑 면담도 하셨으면서."

"나도 두 학년을 건너뛰었어." 아버지는 잠시 멈칫하더니 이렇게 말했다.

"저랑 똑같은 학년을요? 정말요?"

"그렇다니까." 아버지가 말했다. "자, 이제 그만 나가자. 사람들 기다리잖니."

:::

다시 고든 선생의 진료실로 돌아와서, 간호사가 우리를 검사실로 안내했다. 집기라야 컴퓨터 하나에 작은 책상 하나, 의자 셋이 전부인 썰렁한 공간이었다. 벽면에 걸린 커다란 그림에는 이울어가는 가을 정경이 담겨 있었다. 안개 자욱한 연못가에 늘어선 앙상한 나무에서 떨어진 잎들이 붉었다. 간호사는 종이 시트를 새로 가져와서 진찰대에 덮은 뒤 아버지에게 그 위에 앉으시라고 말했다. 아버지는 순순히 지시를 따랐고, 와중에 여전한 젊음을 과시하려는 듯 농담을 건네기도 했다. 간호사는 자동 혈압계로 혈압을 측정한 다음, 아버지 손목에 두 손가락을 대고 맥박을 쟀다. 그런 다음 체온과 몸무게를 확인했다. 활력징후°는 모두 정상이었다.

몇 분 뒤 고든 선생이 들어왔다. 곱슬머리와 안경, 구겨진 카키색 바지와 파란색 체크무늬 셔츠에 어울리지 않는 타이를 착용한 모습이 하나같이 그의 지적인 전공 분야를 연상시켰다. 고든과 나는 최근에 병원에서 몇 번 마주친 적이 있었다. 내가 아버지의 상태를 간략히 설명하자 고든은 신경 인지기능 검사를 권유했었다. 이제 그는 내 부친과 따뜻하게 악수를 나누며 인사를 건네고 있었다. "안녕하세요, 아버님. 건강은 좀 어떠세요?"

"좋아요, 다 좋습니다." 아버지가 곧바로 답인사를 건넸다.

고든은 자리에 앉아 컴퓨터 자판을 두드리기 시작했다. 초진 시에는 으레 전자 의무기록상 여러 항목을 채워야 했기에, 고든의 질문에 답변하는 역할은 주로 내가 맡게 되었다. 다행히 아버지는 신체적으로 건강했다. 어린이용 아스피린과 혈압강하제 및 항콜레스테롤제를 (적어도 산발적으로) 복용 중이었지만, 심각한 의학적 문제나 특기할 만한 입원 병력은 없었다. 내가 설명하는 동안 아버지는

° 환자를 진찰할 때 기본적으로 관찰하는 항목으로 맥박, 호흡, 체온, 혈압과 같이 생물에게 생명이 있다는 것을 입증하는 징후가 되는 요소를 일컫는다.

가만히 앉아 있었다. 하기는 피곤하실 법도 했다. 이른 오후면 늘 습관처럼 낮잠을 즐겼으니까. 하지만 다른 이유일 수도 있었다. 가령 일부 세세한 내용들을 망각했거나, 고든의 권위에 주눅이 든 탓인지도 몰랐다. 아니면 지갑과 펜 몇 자루를 꽂아 두툼해진 셔츠 주머니며 무릎에 얹은 두 손이며 뻣뻣하게 굳은 자세로 미루어, 그동안 줄곧 부정해오긴 했지만 뭔가 잘못됐다는 사실을 자각하고는, 당신의 문제를 마침내 전문의가 진찰하고 있다는 데 안도했을 가능성도 있었다.

나는 고든에게 그간의 일들을 털어놓았다. 우리가 아버지의 기억력 감퇴를 처음으로 알아차린 건 지난 8월, 그러니까 석 달 전 아버지가 롱아일랜드로 이사한 이후였다. 처음에는 대수롭지 않게 여겼다. 아버지는 때때로 오랜 지인들의 이름을 잊어버렸고, 새로 산 금고의 비밀번호 네 자리를 기억해내지 못했다. 하지만 오래지 않아 그저 건망증이라기엔 심상치 않은 징후들이 나타나기 시작했다. 가족 모임에서는 툭하면 했던 이야기를 하고 또 했다. 짐짓 가족사에 관한 내 기억력을 시험하는 척, 사진 속 사람들을 가리키며 누구냐고 묻기도 했다. 개중에는 한동안 소원했던 친척 아주머니나 아저씨도 있었지만, 그게 어린 내 아이들일 때도 적지 않았다! 참으로 극적인 변화였다. 불과 몇 달 전만 해도 아버지는 당신의 실험실에서 밀 유전학 연구를 진두지휘하던 세계에서 내로라하는 과학자였는데 말이다. 게다가 미국과학진흥회 회원이기도 했다.

"미국농경학회 회원이기도 하고." 아버지가 덧붙였다.

"맞아요, 거기도 있었죠." 나는 그렇게 맞장구친 다음 아버지의 기억력 문제에 관한 세부적 설명을 이어갔다.

아버지는 어머니와 함께 힉스빌 지역에서 석 달 가까이 살았으면서도, 그때쯤이면 익혔어야 마땅한 길들을 여전히 외우지 못했다. 고작 1.6킬로미터 남짓 떨어진 (드러그스토어) 월그린 매장에서 차를 몰고 귀가하다 길을 잃은 적도 있었다. 주차장을 빠져나오며 좌회전 대신 우회전을 한 것으로 보아, 아버지는 길 건너 맞은편에 있는 (또 다른 드러그 스토어) CVS 매장에 들렀다고 착각한 게 틀림없었다. 결국 아버지는 잘 모르는 동네에서 거의 두 시간을 뱅뱅 돈 끝에 차를 세우고 낯선 사람에게 방향을 물어야 했다. 인지기능의 문제는 기분에도 영향을 미쳤다. 특히 이전과 달리 아버지는 걸핏하면 버럭 역정을 냈다. 최근에는 어머니의 재택 간병인을 말다툼 중에 밀친 적도 있었다.

"그런 얘길 뭐 하러 하니?" 아버지가 불쑥 끼어들었다.

"꼭 필요한 얘기거든요." 고든이 중재에 나섰다. "아드님은 지금 아버님의 문제를 제게 이해시키려는 거예요. 그러려면 제가 묻는 말에 있는 그대로 답변해야 하고요. 정 내키지 않으시면, 편하게 말씀해주세요."

하지만 그 후로 아버지는 내가 이야기를 마저 끝낼 때까지 내내 침묵을 지켰다.

이윽고 고든의 눈길이 아버지를 향했다. 그는 숙련된 의사 특유의 상냥하고도 점잖은 어조로 아버지와 대화를 나눴다. 고든의 물음에 답하는 동안 아버지는 대체로 협조적이었지만, 몇몇 질문에 대해서는 난처한 기색을 감추지 못했다. 아버지는 그날이 2014년 11월 12일이라는 사실은 알면서도, 그 장소가 맨해셋이라는 사실은 알지 못했다. (걱정할 일은 아니라고, 나는 스스로를 다독였다. 아버지는 이 근방으로 나온 적이 거의 없었으니까.) 아버지는 내 어린 시절 일들은—심지어 당신의 어린 시절 일들까지—또렷이 기억하면서도, 최근의 일들은 명확히 기억하지 못했다. 요전에 자택에서 열린 파티도, 그날의 점심 메뉴도 기억에서 사라진 상태였다. "기억나지 않는 것들이 있어서 괴로우신가요?" 고든이 물었다.

"모든 걸 다 기억할 수는 없는 법이지요." 아버지의 이 대답에, 신경과 전문의는 미소로 화답했다.

신체검사 결과는 정상이었다. 감각력부터 조정력과 운동력, 반사 능력까지 전부 고르면서도 대칭적이었다. 그러나 인지기능을 시험하는 간이정신상태검사에서는 자잘한 실수가 있었다. 출발은 무척 순조로웠다. 아버지는 숫자를 100부터 일곱 개씩 역순으로 셀 수 있었고, 시계며 열쇠며 펜의 명칭도 제대로 알아맞혔다. 이슬람국가IS와 관련된 최신 뉴스에 밝았고, '시금치'나 '바이올린' '코끼리' 등의 낱말을 들려준 다음 직후에 한 번, 약 3분 뒤에 또 한 번 확인했을 때 각각의 단어를 올바르게 기억해냈다. 문장을 써보라는 지시에는 "당신은 좋은 사람입니다"라는 글귀를 적어 보였다.

하지만 몇 가지 의외의 실수가 있었다. 아버지는 'world'(세계)라는 낱말의 철자를 똑바로 대는 데는 성공했지만, 거꾸로 대는 데는 실패했다(아버지가 내놓은 답은 "D, L, O, R, W"였다). 아버지는 현직 대통령이 조지 부시라고 했다가 이후 버락 오바마로 답안을 정정했다. 11시 10분을 가리키는 시계를 단박에 그리지 못해 애를 먹기도 했는데, 무슨 이유에선지 아버지는 시침과 분침이 존재한다는 사실 그리고 3과 9를 각각 12와 6에 수직인 위치에다가 표시해야 한다는 사실을 잊고 있었다. 나중에 알고 보니 이는 시각공간ο

지각 능력이 저하되었다는 명백한 징후였다. "잘못 그려졌어요." 이렇게 말하며 아버지는 고든에게 그림을 건넸다.

"왜요?" 고든이 물었다.

"세부적인 내용을 빠뜨렸습니다." 아버지가 설명했다.

"왜 그러셨지요?" 고든이 캐물었다.

"내키지 않았으니까요." 아버지의 말투가 퉁명스러웠다.

검사가 끝나자, 고든은 결과를 설명해주었다. 아버지의 간이정신상태검사 점수는 30점 만점에 23점 내지 25점이었다. 두어 가지 답변을 고든이 어떻게 해석하느냐에 따라 총점이 달라진다는 애기였다. 이는 '기억상실'형 경도인지장애라는 진단에 부합되는 결과였는데, 내가 들려준 (그리고 아버지 스스로는 들려주지 못한) 그간의 이력은 이와 같은 결과를 뒷받침했다.

'경도인지장애mild cognitive impairment'라는 용어를 나는 솔직히 그날 처음 들었다. 20년 가까이 의료계에 몸담고 있었으면서도 말이다. 경도인지장애라는 진단명이 정신의학 문헌에 최초로 등장한 것은 1988년이었다. 하지만 이 용어의 뿌리는 그보다 앞선 1960년대의 여러 논문에서 '경도 치매mild dementia' '제한성 치매 limited dementia' '의심성 치매questionable dementia' '노인성 건망증senescent forgetfulness' 등의 형태로 찾아볼 수 있다. 고든의 설명을 토대로 이해하자면, 경도인지장애는 인지기능이 동년배의 표준에는 못 미치지만 진성 치매로 분류될 만큼 심각하지도 않다는 뜻이었다. 비록 일부 정신적 영역에서, 특히 기억력과 관련해 몇 가지 눈에 띄는 결

ㅇ　　공간 관계에 대한 시각적 인지.

함이 발견되긴 했지만, 아버지는 만나는 사람들이 이상을 쉽게 감지할 정도로 지력이 떨어진 상태는 아니었다. 하지만 여느 경도인지장애 환자들처럼 아버지도 이를테면 운전과 같이 비교적 복잡한 활동은 이제 혼자 힘으로 수행할 수 없는 상태였다.

고든의 설명은 계속되었다. 경도인지장애의 발생 빈도는 노인 다섯 명당 한 명꼴이었다. 경도인지장애가 본격적 치매로 진행되는 비율은 20퍼센트 혹은 그 이상이라고 했다. (아버지 역시 이미 초기 단계에 진입했을 가능성이 있다고 고든은 추측했다.) 물론 건강한 식이나 규칙적 운동, 사회적 활동 참여 등등의 권고사항을 지키면, 아버지의 경도인지장애가 치매로 진행될 가능성을 낮출 수는 있었다. 하지만 병의 추이를 예측할 방법이 없었다. 예컨대 양전자단층촬영positron emission tomograph, PET과 같은 추가적 검사를 통해 베타아밀로이드, 즉 알츠하이머병 환자의 뇌세포에 축적되는 비정상적 단백질을 탐지해볼 수는 있지만, 검사비가 만만치 않을뿐더러 보험으로도 감당이 불가능하다는 게 고든의 설명이었다. 더욱이 베타아밀로이드의 존재 (혹은 부재) 여부는 병의 활성도와 기껏해야 미약한 관련이 있을 뿐이었다. 설상가상 알츠하이머병에 대한 효과적 치료법도 전무한 상황이었다. 그런고로 고든은 양전자단층촬영 검사는 추천하지 않는다고 했다. 나는 딱히 놀라지 않았다. 신경과 전문의들은 대체로 진단에는 도가 텄지만, 정작 마땅한 해결책을 제시하지 않아 환자들을 실망시키는 것이 예사였으니까.

여하튼 고든은 아버지에게 아리셉트를 써보자고 했다. 아리셉트는 알츠하이머병 치료제로서 의학적 사용이 승인된 네 가지 약물 중 하나였다. 치매 치료에 아리셉트를 사용하는 것은 관절염 치료에 타이레놀을 사용하는 것과 얼추 비슷했다. 아리셉트는 아버지의 기억력을 개선하는 데는 (조금이나마) 효과가 있을지 몰라도, 인지기능장애의 진행을 늦추는 데는 티끌만큼도 효과가 없었다. 하지만 고든은 아버지가 현 상태를 유지하기만 해도 얼마간의 성과를 거두는 셈이라고 말했다. 그러면서 정기검진을 위해 여섯 달 뒤 아버지와 재방문할 것을 권고했다.

"귀한 시간 내주셔서 감사합니다, 선생님." 일어나서 떠날 채비를 하는데, 아버지가 인사를 차렸다. 보아하니 좀 전에 들은 청천벽력 같은 소식은 까맣게 잊어버린 기색이었다. 아버지는 고든에게 명함을 청하더니 이어 당신의 명함을 내밀었다. 수수한 노란색 명함에는 아버지의 이름과 주소 그리고 '미국과학진흥회 회원'이라는 직함이 인쇄되어 있었다. 그 아래쪽에 적힌 글귀는 다음과 같았다. "성공은 목적지가 아니라 여정이다."

우리는 다시 차를 세워둔 장소로 돌아갔다. 내가 문을 열어드리자, 아버지는 조수석에 몸을 실었다. 그러곤 잠시 안전벨트와 씨름하는가 싶더니 이내 체념한 듯 내게 버클을 내밀었다. 나는 운전대를 잡고 후진으로 차를 빼면서 깊은 생각에 잠겼다.

"그래서 그 신경과 의사가 뭐라던?" 신호 대기 중에 아버지가 물었다.

"기억력에 문제가 있대요."

아버지는 코웃음 치면서 차창 밖으로 시선을 옮겼다. "근데 내 나이에는 그게 정상이야, 정상이고말고."

::

아버지를 모시고 신경과에 가보라는 이야기를 꺼낸 사람은 어머니였다. 선선한 바람이 불던 가을날 저녁, 우리는 힉스빌 근방으로 산책을 나섰다. 새들이 지저귀고 있었다. 스프링클러는 물을 뿌려댔고, 아이들은 한산한 거리에서 세발자전거를 탔다. 어머니는 지난 주말 아버지가 운전하는 차를 타고 시어스 백화점을 다녀오다 길을 잃었을 때의 상황을 이야기해주었다. 애들한테 전화해보라는 어머니의 조언에는 아랑곳없이, 아버지는 구태여 큰길에서 차를 세우더니 지나가는 행인을 불러 방향을 물었다고 했다. 9월의 그 저녁 집에서 내 부축을 받으며 계단을 오르던 어머니는, 그동안 우리 모두가 차마 입 밖에 내지 못했던 질문을 마침내 내 귀에 속삭였다. "너희 아버지, 알츠하이머병 아닐까?"

의사이자 수필가인 루이스 토머스는, 흔히 알츠하이머병으로 대표되는 치매를 일컬어 "최악의 질병"이라고 했다. 필시 내 어머니의 의견도 다르지 않았다. 통제력을 상실하고 사회적 오명을 얻은 채 결국 타인에게 모든 걸 의존하며 보호시설의 돌봄을 받아야 하는 처지가 된다는 건 노년기에 닥칠 수 있는 운명 가운데 최악이라고, 심지어 당신에게서 운동기능과 인생의 즐거움을 앗아간 파킨슨병보다도 더 고약하다고 어머니는 생각했다.

우리 가족이 미국으로 건너온 1977년에는, 온 나라가 이른바 '알츠하이머병 대각성 운동' 열풍에 휩싸인 상태였다. 앞선 10년 동안의 연구는 알츠하이머병이 희귀 질환이라는 기존의 통념과 달리 오히려 심장병이나 암에 비견될 정도로 미국 사회의 주요 사망 원인일 가능성을 암시하고 있었다.

　그때 이후로 사람들의 수명이 점차 길어지면서, 해당 연구 결과는 마치 이론의 여지가 없는 사실처럼 받아들여졌다. 오늘날 우리는 누구나 치매에 걸린 사람을 적어도 한 명은 알고 있다. 현재 알츠하이머병 혹은 알츠하이머형 치매에 걸렸다고 추정되는 미국 성인의 수는 자그마치 600만 명에 달한다. 이는 곧 65세 이상의 미국인 열 명 가운데 한 명이 문제의 질환을 앓고 있다는 얘기다. 더욱이 그 수치는 30년 안에 곱절로 불어날 전망이다. 금세기 중반 무렵이면 알츠하이머병 환자가 미국 내에서만 대략 1500만 명, 전 세계적으로는 1억 명 이상에 이를 것으로 추산된다. 그렇게 되면 인류의 주요 사망 원인 가운데 2위는 암에서 알츠하이머병으로 뒤바뀔 공산이 크다(심장병은 부동의 1위를 지킬 것이다). 다수의 여론 조사에 따르면 실제로 사람들은 암보다 치매를 더 두려워한다. 심지어는 죽음보다도 더.

::

　고든 선생에게 다녀온 2014년의 그 가을로부터 우리 가족의 여정은 시작되었다. 이어지는 몇 해에 걸쳐 우리는 아버지의 상태가 나날이 악화되는 과정을 힘겹게 지켜봐야 했다. 와중에 나는 독자적인 탐구에 돌입했다. 아버지의 뇌, 그리고 치매에 걸린 다른 환자들의 뇌를 이해하기 위해서였다. 이 책은 그 여정에 관한 이야기다. 아버지와 나의 관계, 특히 생의 마지막 단계에서 병마에 무너져 가던 아버지와의 관계에 대한 이야기다. 또한 이 책은 가족 구성원들이 간병인 역할을 맡아야 할 때 생기는 여러 문제점과 동기들 간의 유대, 그 유대를 시험하는 난관에 대한 이야기이기도 하다. 책에 실린 대화와 논쟁은 사적인 동시에 다분히 보편적이다. 집안 어른의 정신적 침식을 마주한 가족이 가질 법한 대화와 논쟁의 전형이랄까? 하지만 이 책은 그런 개인적인 사연만이 아니라 뇌와 기억에 관해서도 이야기한다. 나이가 들면서 뇌가 퇴화되는 과정과 이유를 논하는 한편, 기억이 세월의 흐름과 더불어 흐릿해지고 달라지는 와중에도 우리 삶에 의미를 부여하는 방식을 들여다본다. 또한 사람으로서 존재한다는 것의 개념이 치매로 인해 복잡해지는 까닭과 더불어, 이 모든 것이 환자와 그 가족에게, 그리고 사회에 갖는 의미까지 두루 살펴볼 예정이다.

지식이 두터워질수록 나는 아버지의 세계로 더욱 깊숙이 들어갈 수 있었다. 그리고 우리 사이의 틈을, 내가 평생을 노력했지만 좀처럼 좁히지 못했던 그 간극을 조금이나마 메울 수 있었다. 그럼에도 그 길은, 생각건대 내 인생을 통틀어 가장 험난한 노정이었다. 일곱 해에 가까운 세월을 나는 다그치고 재촉하며, 협박하고 회유하며, 애원하고 간청하며, 격려하고 조소하며 보냈다. 나는 아버지에게 걷기를 강권했고, 책을 사다 안겼고, 억지로 퍼즐을 들이밀었다. 나는 아버지를 사랑하고 아꼈지만, 동시에 증오하기도 했다.

'나를 잊어버리지 마라.' 아버지의 두 눈은 그렇게 말하는 듯했다. 고로 나는 아들 된 도리로 아버지에 대한 기억을 되도록 온전히 남겨두기로 마음먹었다. 결과적으로 나는 아버지에 대해, 아버지가 어떤 사람이며 좋아하는 것과 싫어하는 것은 무엇인지에 대해, 아버지 당신보다도 더 상세히 알게 되었다. 돌이켜보면 기묘한 책임감이었다. 모임에 나가면 나는 아버지가 책도 쓰고 학술상도 받았다는 사실을 굳이 언급하고는 했다. 아버지가 당신을 괴롭히는 병보다 더 큰 사람이라는 것을, 나는 그런 식으로나마 모두에게 상기시키고 있었다.

결국 내 머릿속에는 아버지에 대한 기억의 편린들만이 남았다. 중년에 접어들면서 내 기억력도 나날이 약해져갔다. 때때로 나는 아버지의 젊은 시절을 그려보았다. 그러면 옛 모습의 흔적들이 말과 몸짓의 형태로 마음속에 떠오르는 것이었다. 그것은 막연하고도 아득한, 하나의 흐릿한 심상에 가까웠지만, 때로는 각각의 요소가 하나로 합쳐지면서 아버지가 예전 모습 그대로 홀연히 나타나기도 했다. 풀 먹인 흰색 교복을 입은 나를 데리고 버스 정류장으로 향하던 길에 아버지는 내 손을 꼭 잡고 있었다. 그때 내가 아버지의 손을 꼭 잡았던 것처럼. 물론 이 기억은 허구다. 하지만 그 가공의 인물보다 현실 속 변해버린 아버지가 내게는 더 허상처럼 비쳤다.

쌀쌀한 11월의 그날 고든 선생의 진료실에서 차를 몰고 돌아올 때만 해도, 나는 앞으로 펼쳐질 상황을 세세하게까진 알지 못했다. 하지만 한 사람의 의사로서, 그 병이 끝내 이기리라는 것 정도는 알았다. 뜻밖의 결과나 기적 같은 건 기대할 수 없었다. 종국에는 질 게 뻔한 싸움이었다. 내 머릿속 유일한 의문은, 패배하기까지 과연 얼마나 많은 희생을 치르게 될 것인가였다.

1부

**반과
매듭에

관하여**

1장

/

우린 뭐 언제든
조지아로 이사해도 되니까

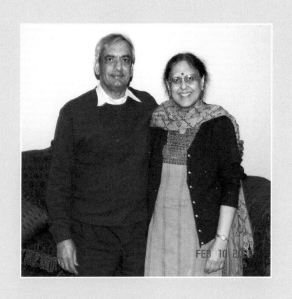

FEB 10 20

2014년 7월의 어느 아침, 아버지의 은퇴 기념식에 참석하기 위해 파고로 날아가기 일주일쯤 전 나는 양친의 예전 이웃으로부터 난감한 내용의 이메일 한 통을 받았다. 내가 그 은퇴 기념식에 초대할 생각까지 했을 정도로 어지간히 안면이 있는 사이였지만, 여전히 그는 예의를 갖춰 자신을 소개하고 있었다.

"나는 아지트 담례라고 합니다. 예전에 파고에서 고당과 길 하나를 사이에 두고 같은 동네에 살았지요. 최근까지 지역 종합병원에서 심장혈관 외과의로 근무하다가 현재는 은퇴하고 플로리다로 거처를 옮겼습니다.

양친과는 두 분이 파고에 정착한 이후로 줄곧 알고 지냈습니다. 정말이지 사랑스러운 분들이에요. 프렘은 세계적으로 뛰어난 과학자답지 않게 (친해지기 전까지는!) 워낙 겸손했지요. 긴 세월을 친구로 지내며 그의 성격을 알면 알수록 존경하는 마음이 커졌습니다. 라즈는 정이 많은 사람이에요. 예정에 없던 방문에도 우리를 절대 빈속으로 돌려보낸 적이 없으니까요. 늘 맛깔스런 펀자브 요리를 내놓았지요. 세월이 흐르면서 두 사람 모두 지역 인도인 공동체에서 큰 어른으로 존경을 받게 되었답니다.

아쉽게도 우리는 7월 19일 행사에 참석하지 못하게 됐어요. 그래도 전화와 편지로 마음은 전할 생각입니다. 두 사람이 뉴욕으로 이사한다니 기쁘군요. 마지막으로 찾아갔을 때 그 집을 팔려고 내놓은 걸 봤어요. 참고로 말하자면, 재정 계획이라든지 각종 통지서 문제로 프렘에게 한 번씩 쓴소리를 건네고는 했거든요. 심히 걱정이 됐으니까요. 프렘이 내가 알던 프렘이 아닌 것 같아서. 너무 솔직했다면, 미안합니다. 하지만 이런 이야기까지 털어놓을 정도로

라즈와 프렘을 향한 내 경의와 애정이 크다는 뜻으로 이해해주면 좋겠군요."

이메일은 계속 이어졌다. "얼마 전에는 부부가 함께 탬파에 있는 우리 집을 찾아왔어요. 와서 우리랑 은퇴 후의 삶을 어떻게 꾸려나갈지를 두고 허심탄회한 대화를 나눴지요. 두 사람은 불안해 보이더군요. 재정 상태에 관해서도 털어놨는데, 내 생각엔 걱정할 필요가 조금도 없어 보였어요. 단, 적절한 계획을 세워둔다면 말입니다.

자제분 모두가 양친을 사랑하고 또 헌신적으로 돌보리라는 건 나도 압니다. 하지만 이제 은퇴해서 예순셋이 되고 보니, 노인 심리와 관련해서 전에는 이해할 수 없던 것들이 이해되기 시작하더군요. 일선에서 물러나는 게 자연스러운 나이이지만, 두 사람 다 내심 불안할 거예요. 며느리나 사위에게 짐이 되고 싶지도 않을 테고요(인척지간이라는 게 다 그렇지요). 그러니 가능하다면 유언장 전문 변호사나 금융자산관리사를 찾아가도록 양친을 설득해보세요. 틀림없이 큰 도움이 될 겁니다. 두 사람 다 독립적인 삶을 꿈꾸면서도 정작 그 방법에 대해서는 확신이 없으니까요."

늘그막에 독립적으로 살아갈 계획을 내 양친이 품었을 가능성은 매우 희박했다. 근 40년 전에 두 분이 떠나온 인도에서는 아들이 (아니면 더 정확하게는, 며느리가) 늙어가는 양친을 돌보는 게 문화적으로 당연시되었다. 이렇다 할 사회 안전망이 없는 나라에서는 장성한 아들이 가장 듬직한 보험이나 매한가지였다. 고로 때가 되면 라지브 형이나 내가 양친을 모시고 살리라는 게, 우리 형제가 그 문제에 관해서 목소리를 내보기도 전에 이미 기정사실처럼 굳어진 상황이었다. "우린 너희 갓난쟁이일 때 밑을 닦아준 사람들이야." 아버지는 그 사실을 우리에게 틈틈이 상기시키곤 했다. 굳이 말로 설명하지 않아도 아버지가 비슷한 유의 보은을 기대한다는 것을 우리는 느낌으로 알 수 있었다. 양친이 더는 스스로를 돌볼 수 없을 때 맞닥뜨릴 현실에 관해서는 가벼이 단정할 수 없었다. 그도 그럴 것이 그 주제에는 비단 양친의 안녕과 안정만이 아니라, 자식인 우리가 문화적으로 어떤 선택을 할 것인지, 우리가 다 큰 뒤에도 어버이로서 두 분의 권위가 지속적으로 건재할 것인지를 놓고 양친이 느끼는 불안의 무게가 오롯이 실려 있었다. 웃으면서 접근할 사안이 결코 아니었다. 내가 기억하는 한 아버지가 그 문제를 놓고 우리에게 농담을 건넨 적은 딱 한 번, 훗날 당신이 늙으면 치료를 공짜로 해줄 거냐면서 라지브 형과 내 의중을 슬쩍 떠보았을 때뿐이었다. 그때 나는 할인은 확실히 해드리겠노라고 대답했었다.

하지만 세월이 흘러 형도 여동생도 나도 먼 곳으로 이사하고 가족이 뿔뿔이 흩어지면서, 양친의 노년기에 대한 청사진은 '어쩌어찌 받아내긴 했지만 이행되기 어려운 빛바랜 약속'이 되고 말았다. 변화는 10대 시절 형과 내가 데이트와 음주를 비롯한 미국 문화 특유의 통과 의례를 거치느라 양친과 충돌하는 과정에서 시작되었고, 이후 우리가 단과대학과 의과대학을 거쳐 독립된 생활을 꾸려나가는 동안에도 꾸준히 진행되었다. 인도 문화의 그늘에서 품었던 계획을 정작 그 인도마저 변해버린 마당에 끝끝내 고수하는 일이 우리에게든 양친에게든 수월할 리 없었다. 다시금 한 지붕 아래 사는 것은 양쪽 모두 원하지 않았다. 우리의 관점에서는 양친의 가치관이 지나치게 전통적이었다. 하지만 두 분 관점에서는 우리의 가치관이 지나치게 현대적이었다.

그러나 따로 의논한 적이 없다고 해서 문제 자체가 사라진 건 아니었다. 양친이 더는 독립적으로 살 수 없을 때 두 분을 과연 어디로 모셔야 한단 말인가? 여느 가족과 마찬가지로 우리는 그 문제에 관한 대화를 차일피일 미루고 있었다. 그러던 2011년, 우리가 모두 출가한 지도 20년쯤 되었을 무렵 어머니가 파킨슨병이라는 진단을 받게 되면서 상황은 부쩍 긴박해졌다. 어머니의 상태는 나날이 악화되었고, 결국 형과 나는 아버지에게 은퇴 후 어머니와 함께 롱아일랜드로 이사해 우리와 가까이에서 살 것을 권했다. 한데 아버지의 반응이 미지근했다. 그도 그럴 것이 당시 아버지는 노스다코타대학 정교수로서 미국 농무부 연구원 급여 체계상 최고 등급에 막 도달한 참이라, 그간의 노고에 대한 재정적 보상을 다소나마 거둬들이고 싶어하던 참이었다.

그러던 2012년 아버지는, 모든 교수진은 해마다 적어도 두 편의 연구 논문을 발표해야 한다는 규정이 당신네 학부에 신설되었다는 소식을 들려주었다. 그것은 일종의 자의적 기준, 다시 말해 아버지처럼 나이 들어가는 과학자들을 강제로 내쫓기 위해 급조된 규정임에 틀림없었다. 하지만 그와 동시에 아버지라면, 내 판단으로는 너끈히 충족시킬 만한 기준이기도 했다. 이미 아버지는 동료 학자들의 심사를 통과한 논문을 세계 유수의 과학 학술지에 100편도 넘게 발표한 경력이 있었다. 그런데 이상하게도 아버지는 학계에서 당신의 시절이 저물어간다는 생각이 든다고 했다. 마감에 쫓겨 질 낮은 논문을 발표해가며 당신의 빛나는 기록을 더럽히고

싫진 않다는 뜻도 내비쳤다. 날이 갈수록 아버지는 연구실에서 보내는 시간을 늘려가며 논문 작업에 매진했지만, 눈에 띄는 진전은 거의 없었다. 돌이켜 생각해보면 아버지 스스로 당신의 높은 기준을 충족시키지 못할까 봐 우려할 정도였으니, 상황이 보기보다 심각하다는 것쯤은 내가 마땅히 짐작했어야 했다.

그렇게 일련의 불편한 대화가 시작되었다. 아버지는 어머니와 함께 롱아일랜드로 이사해 우리와 가까이에서 살라는 형과 나의 권유가 진심에서 우러나온 것인지를 확인하고 싶어했다. "우린 뭐 언제든 조지아로 이사해도 되니까. 듣자니 아테네가 그렇게 좋다던데." 아버지는 이런 말로 살살 어머니의 애를 태우고는 했다. (더욱이 양친은 조지아에 아는 사람이 한 명도 없었다.) 우리는 아버지의 걱정을 가라앉히려고 애썼다. 라지브 형은 롱아일랜드에 집을 사드리겠다는 제안을 하기도 했다. 그러나 우리 형제의 삶 속으로 들어서는 것에 대한 아버지의 불안감은 좀체 사그라지지 않았다. 애초에 우리가 두 분의 이사를 밀어붙이길 망설였던 이유도 바로 거기에 있었다. 만약 전통을 중시하는 경향이 덜했더라면 십중팔구 양친은 미니애폴리스로 이사해 여동생 수니타와 가까이에서 사는 쪽을 선택했을 터였다. 하지만 두 분이 가진 문화적 상식으로는, 늙어서 딸과 사위에게 의지한다는 발상 자체가 불가능했다.

결국 2013년 11월, 결론 없는 논의가 두 해 가까이 이어진 이후에야 아버지는 비로소 결단을 내렸다. 2014년 여름에 은퇴한 뒤 어머니와 함께 롱아일랜드 힉스빌, 그러니까 라지브 형 집과 내 집에서 공히 13킬로미터쯤 떨어진 작은 동네로 이사하겠노라고 선언한 것이다. 한편 힉스빌은 어머니의 사촌 나니 아주머니가 사는 곳

이기도 했다. 힌두교 사원과 도사° 가게도 있어서, 양친이 지난 스
물다섯 해 동안 지내던 중서부의 백인 주류 사회와는 문화적으로
상당한 차이가 있었다. 굳이 가족과 더 가까운 곳으로 이사하는
이유는 어머니의 병환 때문이라고 아버지는 이야기했다. 하지만
곰곰이 생각해보면, 그 이주는 비단 어머니만이 아니라 아버지 당
신을 위한 것이기도 했다.

::

8월에 양친은 롱아일랜드의 조용한 거리에 위치한 방 두 칸짜
리 난평면 주택으로 거처를 옮겼다. 두 분이 미국으로 건너온 이후
생애 대부분을 보낸 동네와 비슷하게 단정하면서도 비교적 다양
한 문화가 공존하는 지역이었다. 미국에서 지낸 세월이 거의 40년
이었지만, 양친의 두 발은 여전히 당신들의 기억 속 인도 땅에 단단
히 박혀 있었다. 몸을 기울여 새로운 세계를 유심히 바라보면서도,
결코 그 세계를 끌어안지는 않았다. 이제 양친은 비로소, 적어도
문화적으로는 통하는 부분이 더 많은 이들과 이웃해 살게 되었다.
그러므로 우리는 두 분이 부디 그곳에서 말년을 마음 편히 보내기
를 바랐다.

그러나 막상 롱아일랜드에 도착했을 때 양친의 건강은, 내가 파
고에 가서 뵈었던 한 달 전에 비해서도 당혹스러우리만큼 악화되
어 있었다. 아버지는 신경이 과민했고 건망증이 심했다. 어머니는

°   발효 쌀과 검은 렌틸콩 반죽을 얇게 펴서 구운 인도 남부 지방의 전통 요리로, 그대
로 접어서 먹기도 하고 안에 다양한 재료를 넣어서 먹기도 한다.

부축이나 장비의 도움 없이는 걸을 수 없었다. 원활한 이사를 위해 양친은 옛집에서 청소 일을 하던 샤론을 데려와 두 주 동안 집안 정리를 맡겼다. 샤론은 수더분한 사람이었다. 살집이 있고 건장한 체격에 안경을 쓴 샤론은 3대째 파고에서 살고 있는 북유럽계 여성으로, 근 20년에 걸쳐 어수선하게 불어난 이삿짐들을 흡사 막대자석으로 철가루를 골라내듯 일사분란하게 정돈해냈다. 한번은 저녁에 부엌에서 식기를 정리하는데, 샤론이 나를 한쪽으로 데려가더니 불쑥 이런 말을 꺼냈다. "상태가 점점 안 좋아지시네요." 나는 그게 어머니에 관한 이야기라고 생각했지만, 사실 샤론은 아버지를 더 걱정하고 있었다.

"가끔씩 혼란스러워하세요. 어지러워 보이시기도 하고 정신이 오락가락한다니까요." 샤론이 말을 이었다. "제가 보기에 이제 아버님은 어머님을 돌보는 건 고사하고 당신 몸 하나 건사하기도 힘든 상태예요. 하나부터 열까지 다 제자리에 있지 않으면, 어쩔 줄을 모르시니 말이에요." 일찍이 그해 여름, 샤론은 아버지가 파고에 있는 연구실에서 차를 몰고 귀가하던 중에 길을 잃었다는 얘기를 해준 적이 있었다. 마침 집에 있던 샤론이 아버지의 전화를 받고는 돌아오는 길을 일러줬다고 했다.

"언젠가 한번은 저를 한쪽으로 부르시더니, 집을 내놓을 참인데 뭘 해야 하느냐고 물어보시더라고요." 샤론의 말에 나는 잠자코 귀를 기울였다. "그래서 말씀드렸죠. 일단은 남에게 내보일 만한 집으로 만들어야 한다고. 그랬더니 저더러 그러지 말고 차근차근 말해보래요. 언제부터 뭘 어떻게 하면 되겠냐면서. 그래서 제가 그랬죠. '전에도 이사를 해보셨잖아요. 그것도 대륙을 건너서. 그런 분이 이사하는 방법을 모르신다고요?' 그랬더니 글쎄 '그땐 정부가 다 알아서 해줬지. 나는 아무것도 할 줄 몰라요.' 이러시는 거예요. 한마디로 걱정이 많으셨단 얘기죠. 게다가 어머님은 이 일을 감당할 만한 상태가 아니었고요. 그래서 제가 여기까지 오게 된 거랍니다."

샤론은 이런 말도 덧붙였다. "1년 만에 그렇게 많이 나빠지셨는데, 다음엔 또 무슨 일이 생길지 누가 알겠어요?"

롱아일랜드에서 거의 매일 만나면서 보니, 확실히 아버지는 파고에서 살 때보다 눈에 띄게 위축된 모습이었다. 매사에 자기주장이 확고한 어른이었지만, 이사 중에는 수상하리만큼 만사에 초연해 보였다. 가구나 텔레비전을 놓을 위치라든지 벽을 장식할 물건을 정할 때에도 아버지는 별다른 말이 없었다. 하지만 와중에 "생일 축하합니다"라는 글귀와 함께 손주들 이름이 하나하나 나열된 포스터만은 꼭 걸어야 한다고 고집했는데, "그렇게 해두면 시간을 아낄 수 있다"는 게 아버지가 제시한 이유였다.

파고에 살던 시절 아버지의 일정은 치밀하면서도 엄격했지만, 이제는 좀처럼 짜임새를 찾아볼 수 없었다. 매일 오후, 그리고 아침에도 수시로 아버지는 에어컨을 트는 대신 커튼을 쳐서 열기를 차단한 상태로 낮잠을 청하고는 했다. 오수에 들지 않을 때는 텔레비전을 켜고 주로 인도 드라마나 발리우드 뮤직비디오를 보았다.

한때 아버지가 열혈 뉴스 시청자였다는 사실을 감안하면, 이건 대단히 기이한 일이었다. 내 어린 시절 일요일 아침마다 들리던 데이비드 브링클리의 목소리는, 감자 파라타°를 구워놓고 우리를 다 사스레 식탁으로 부르시던 어머니의 목소리만큼이나 친근했다. 중

학교에 다니던 시절에는 아버지와 둘이서 집 근처 리버사이드에 위치한 캘리포니아대학 도서관에 가서 『뉴욕 타임스』라든가 이런저런 책과 시사 잡지에서 정치 및 외교 정책, 특히 내 초미의 관심사였던 핵무기 규제와 관련된 기사를 탐독하고는 했다. 내 열세 번째 생일을 축하하며 아버지가 준비한 선물은 『로스앤젤레스 타임스』의 유명한 일면 기사들—「평화」「달 위를 걷다」「닉슨 대통령 사임」—을 한데 모아 엮은 책이었다. 좀 더 자란 후에는 다른 가족이 모두 잠든 뒤 아버지와 함께 「나이트라인」을 보는 게 일상이었다. 아버지는 언제나 우리가 세상사에 관심을 기울이기를 바랐다. 하지만 언제부턴가 아버지는 온종일 춤 영상에 빠져 지냈다. 간간이 딸려 나오는 느끼한 광고에서는 점성술사이자 수비학자인 프렘 조티시가 1분에 5달러짜리 전화 서비스를 권하고 있었다.

연구에 관한 질문으로 아버지의 주의를 환기해볼까도 생각했지만, 이제 은퇴하신 마당에 그런 주제에 관심을 보일 가능성은 몹시 희박해 보였다. 대신에 나는 아버지가 몇 년 전부터 계획해온 회고록 집필을 거들어줄 사람을 고용해보기로 했다. 하지만 그 여대생은 아버지에게 약속을 번번이 취소당한 끝에 일을 그만두고 말았다.

그러던 어느 날 아침, 자그만 부엌 창으로 비쳐 드는 햇살 속에서, 아버지는 어째서 날마다 먹는 약이 여섯 개밖에 안 되느냐고 내게 물었다. 그럼 일곱째 날에는 어떤 약을 먹어야 하냐는 것이었다.

° 플랫브레드의 한 종류로 밀가루 반죽에 버터를 발라 페이스트리처럼 여러 번 접어 납작하게 구운 인도 빵.

처음에는 그런 자잘한 착오가 은퇴와 이사, 익숙한 일상의 상실로 인한 스트레스의 결과라고 믿었다. 상황이 곧 나아질 거라고, 새 집이 더 편안해지고 새로운 친구들을 사귀면 자연히 해결될 문제라고, 나는 스스로를 안심시켰다. 고로 우리는 어머니의 사촌 나니 아주머니와 그의 남편 오미 아저씨를 가족 모임에 초대하기 위해 공을 들였다. 그분들의 사회 관계망에 양친이 편입되기를 바라는 마음에서였다. 하지만 어머니도 아버지도 냉담하고 시큰둥한 태도로 일관했다. 짐작건대 두 분은 상황이 흘러가는 방향을 파악하고는, 당신들이 감당할 수 없는 무게의 책임은 가급적 짊어지지 않기로 마음을 정한 듯했다.

마흔아홉 해 동안 어머니와 아버지는 거의 모든 일을 함께했다. 또 그래서인지 마치 당연한 수순처럼 어머니도 상태가 갈수록 나빠졌다. 파고에 살 때 어머니는 힘겹게나마 혼자 힘으로 일어설 수 있었다. 그러나 이제는 신체적 장애가 훨씬 더 뚜렷하게 드러났다. 내가 밤에 근무를 마치고 찾아가보면, 어머니는 아버지의 서류들로 너저분한 식탁 앞에서 턱받이에 음식을 흘리며 앉아 계시곤 했다. 예전에는 웃음이 많은 분이었지만, 이제는 얼굴에서 표정이 사라진 것처럼 보였다. 대화를 끌어가는 솜씨도 더는 매끄럽지 않았다. 파킨슨병은 혈압을 위험한 수준으로 떨어뜨렸고, 그로 인해 어머니는 무시로 쓰러지고는 했다. 심지어 요리마저 중단했다. 파고에 살 때는 양친의 저녁 메뉴가 일주일에 세 번꼴로 시리얼이었다고, 샤론은 내게 말해주었다. 3200킬로미터 남짓 떨어진 곳에 살던 우리로서는 처음 듣는 이야기였다.

어머니의 건강이 악화되자 자연스레 아버지의 삶도 팍팍해졌다. 어머니를 돌보는 데 필요한 신체적 노동의 강도가 만만치 않았다. 어머니가 침실용 변기 쓰는 걸 한사코 거부했던 까닭에 별수 없이 아버지는 심지어 한밤중에도 화장실에 가는 아내를 번번이 부축해야 했다. 우리는 우리대로 행여 어머니가 넘어져 골반뼈라도 부러질까 봐 마음을 놓을 수 없었다. 아버지는 새벽 여섯 시면 일어나 어머니의 갑상선 약을 챙겼고, 아침 아홉 시에는 나머지 알약들을 먹였다. 매일 아침 아버지는 어머니를 러닝머신 위에서 건게 했지만, 어머니의 균형 감각은 점점 더 나빠질 뿐이었다. 우리가 파트타임으로 고용한 간병인이 운동을 조기에 끝내기라도 하면, 설령 그것이 어머니의 의지에 따른 중단이라 해도 아버지는 불같이 화를 내고는 했다. 환자에게 어쩜 그리도 무심할 수 있냐는 것이었다.

어머니의 여러 간병인 중에서도 아버지에게 특히 호되게 당하는 쪽은 오전 시간, 그러니까 간밤에 아버지가 잠을 설친 직후에 근무하는 이들이었다. 아버지는 그들이 아무짝에도 쓸모가 없다고 했다. 괜한 돈을 낭비하느니 당신이 직접 해결하는 편이 낫다는 주장이었다. 어떤 간병인은 너무 "요즘식"이었고, 어떤 간병인은 너무 "제멋대로"였다. 어떤 간병인에게는 "잘난 체가 심하다"면서 호통을 친 적도 있었다. 나는 아버지의 정신이 온전치 못하다는 설명으로 그들에게 양해를 구했고, 그들도 일거리가 궁한 처지이다 보니 그런저런 독설을 대개는 그럭저럭 참아주었다. 하지만 와중에 우리는 간병인을 두 달 사이에 일곱 번이나 교체해야 했다. 그들 가운데 60퍼센트는 출근 첫날 그만두었다.

갈수록 무력해지는 상황에서도 아버지는 여전히 어머니에 대한

43

통제권을 얼마간 쥐고 있었고, 그 권력을 적극적으로 휘두르기도 했다. 오후가 되면 아버지는 어머니가 먹고 싶지 않다는데도 굳이 과일을 잘라주며 억지로 먹이고는 했다. 저녁 식탁에서는 어머니가 배고프지 않다는데도 차려준 음식을 부득부득 남기지 못하게 했다. 그러면 어머니는 내키지 않아도 보통은 군말 없이 남편의 뜻을 따라주었다. 아버지와 다투느라 낭비할 기력이 남아 있지 않았으니까. 그럼에도 지칠 줄 모르는 남편의 훈계에 어머니는 한 번씩 녹초가 되었다. 더 먹어라, 살을 찌워라, 운동해라, 과일을 먹어라, 일을 똑바로 해라. 아버지의 이런 간섭은 비록 헌신적 사랑의 발로였을지라도 결과가 영 좋지 않았다. "이게 다 너희 엄마를 사랑해서 그러는 거야." 아버지는 왜 항상 어머니에게 사사건건 잔소리를 하느냐고 묻는 나를 보며 그렇게 대답하곤 했다. 물론 아버지는 어머니를 사랑했다. 하지만 아버지가 아무리 열심히 노력한다 한들, 어머니의 병은 진로를 바꾸지 않을 터였다. 중단될 가망도 회복될 희망도 없었다. 그리고 이 사실은 아버지의 영혼을 차츰 무너뜨렸다. 분하고 쓰라린 감정이 아버지를 옥죄고 있었다.

양친은 언제나 서로 다른 방식으로 세상과 교류해왔다. 어머니는 침착하고 차분했지만, 아버지는 다분히 충동적이었다. 어머니는 현재에 만족하는 성격인 데다 집에서 지내기를 좋아했지만, 아버지는 야심가인 데다가 방랑벽이 있었다. 어머니는 뉴델리의 부유한 집안에서 하인을 부리며 자랐지만, 아버지는 칸푸르 지방의 가난한 환경에서 성장했다. 어머니는 성격이 유하고 사교적이었지만, 아버지는 고집이 세고 괴짜 기질이 다분했다. 결혼 초기에는 다툼이 잦았다. 서로의 가족에 대한 울분과 설움이 여간해선 풀

44

리지 않았고, 거의 모든 것을 이유로 부부는 참담한 독설과 눈물을 쏟아냈다. 그러나 시간이 흐르면서 양친은 차츰 서로를 이해하게 되었다. 어머니는 남편의 별난 성격을 곤혹스러워하면서도, 체념하듯 받아들였다. 마치 그것이 하늘이 정한 운명이고, 중매결혼에 그 정도 타협은 당연하다는 듯이. 나아가 어머니는 주어진 조건에서 최상의 결과를 뽑아내기로 마음먹었다. 말이나 분석, 각본 같은 것은 믿지 않았다. 그저 상대에게 되도록 좋은 인상을 주고, 상대보다 먼저 노력하고, 상황을 가급적 우아하면서도 품위 있게 받아들이는 것이 최선이라고 믿었다.

어머니의 그러한 성정은 신체적 건강이 쇠해가는 와중에도 변하지 않았다. 롱아일랜드로 이사하고 그리 오래 지나지 않았을 무렵의 일이다. 저녁에 나는 어머니를 부축하며 침실로 난 계단을 오르고 있었다. 어머니의 걸음은 조심스러웠다. 불과 얼마 전 몇 차례 쓰러지신 터라 혹여 다시 넘어질까 겁이 났던 것이다. 하지만 난간을 붙잡은 두 손이 하얗게 변하도록 안간힘을 쓰는 와중에도 어머니는 나를 돌아보며 말했다. "많이 힘들지?"

::

우리는 양친이 당신들 뜻대로 아무쪼록 오랫동안 자택에서 지내시길 바랐다. 이는 곧 형과 여동생과 내가 십시일반으로 힘을 보태야 하리라는 뜻이었다. 많이 힘들 것 같지는 않았다. 그때까지 줄곧 삶을 독립적으로 꾸려온 분들이었으니까. 미니애폴리스에 사는 여동생은 자주 들러 어머니의 몸을 씻기고 옷을 갈아입혔다.

나는 약을 관리하고 식료품을 챙겼다. 형은 형대로 집안 대소사를 살폈다. 그럼에도 양친의 집은 두 주인을 닮아 언제 봐도 황폐하기가 그지없었다.

2014년의 그 여름, 형과 여동생과 나는 적절한 보수도 (교육도) 받지 않은 채 노년층을 돌보는 이 나라의 약 1500만 가족 간병인 대열에 합류했다. 2016년의 한 연구에 따르면, 이렇듯 대체로 눈에 보이지 않는 노동을 수행하는 인구 가운데 특히 더 바쁜 절반은 평균적으로 일주일에 대략 30시간을 가족, 특히 치매에 걸린 가족을 돌보는 일에 할애한다. 또한 매해 그들이 무보수로 일하는 시간의 가치를 돈으로 환산하면 무려 4000억 달러가 넘는다. 그 일에는 대가가 따른다.• 이들 가족 간병인은 우울증에 걸릴 위험이 상대적으로 높을 뿐 아니라, 신체적 건강에 이상이 생기거나 직무 생산성의 저하를 비롯한 직업적 어려움에 직면할 공산이 크다. 미국에서는 병듦과 나이 듦이 두려운 일일 수 있다. 사랑하는 사람의 병치레와 노화는 자칫 나의 지난한 노동으로 이어지기 쉽다.

"그렇게 힘든 무보수직은 난생처음이었다." 한 가족 간병인은 내가 양친의 이사 후 『뉴욕타임스』에 기고한 기사의 댓글난에 이렇게 적었다. "[내 아버지는] 매일 24시간의 돌봄을 요했기 때문에 여러 간병인을 고용해서 도움을 받아야 했고, 와중에 치료적인 부분을 챙기고, 줄어드는 재정도 관리하면서, 아버지의 집을 팔고, 몸을 수시로 움직여드려야 했다. 정말이지 하루하루가 위기의 연속이었

• 2005년에 시행된 두 연구에 의하면, 간병인 57명이 아침에 뱉은 타액 내 코르티솔 수치가 대조군의 그것에 비해 유의미하게 높았다. 이러한 결과는 만성적 스트레스와 관련이 깊다.

다. 이런 과정을 지금 겪고 있는 모든 이에게 신의 축복이 함께하기를."

또 다른 독자는 이런 글을 적었다.

"나는 운이 좋기도 하고 나쁘기도 했다. 양친의 건강이 내가 20대일 때와 30대 초반일 때 나빠졌으니까. 운이 나빴던 부분은, 내가 젊어서 양친을 여의었고 한창 경력을 쌓으며 나만의 인생을 구축하려 애쓰던 시기에 두 분을 돌보느라 동분서주했다는 것이다. 반면에 운이 좋았던 부분은, 내가 두 분을 돌보는 데 필요한 기운과 젊음을 보유하고 있었다는 것이다. 회한은 없다. 어머니도 아버지도 좋은 분들이었고, 두 분이 돌아가셨을 때 딸로서 할 수 있는 건 다 해드렸다는 확신이 있었으니까. 하지만 거기에는 대가가 뒤따랐다. 나는 배우자가 없고, 아이도 없다. 그리고 어느덧 나이는 예순이 다 되어간다." 말하자면, "은퇴할 시기는 가까워지는데, 세상천지에 혈혈단신으로 남겨진 것이다".

역사는 현재의 상황을 올바른 관점에서 바라보는 데 도움이 될 수 있다. 백 년쯤 전에는 미국인 대부분이 여러 세대가 한집에서 대가족을 이루어 함께 살았고 그중 3분의 1가량은 농업에 종사했다. 오늘날에는 미국인 대부분이 제각기 소가족을 이루어 도시에서 산다. 문화적으로도 변화가 있었다. 아내와 딸이 바깥에서 일하는 가정이 늘었다. 아이들은 성장하면서 자기 길을 스스로 개척한다. 새로운 자유에는 이익과 더불어, 당연하게도 비용이 수반되었다. 다시 말해 수명이 길어지고 만성질환을 앓는 인구가 늘어나면서 미국인들은, 타인의 돌봄이 전적으로 필요하지만 정작 주변에 도움을 청할 가족은 줄어든 상태로 상당한 기간을 살아내야 할

처지에 봉착했다. 그것도 정부의 지원은 대체로 전무한 상황에서 말이다.•

샤론이 떠난 후, 나는 나소카운티 노화대책연구소Nassau County Office for the Aging로 직통 전화를 걸었다. 어머니에게 적합한 지원 정책이 있는지 알아보기 위해서였다. 무료로 이용할 수 있는 프로 그램은 하나도 없었다. 이와 같은 지원 부족은 이례적 현상이 아니 다. 노인 돌봄 정책 대부분이 이런 식으로 운영된다. 예컨대 치매 치료에 드는 비용은 연간 총 2000억 달러에 육박하지만, 메디케어 Medicare°에서 보장하는 금액은 고작 110억 달러에 불과하다. 모자 란 금액은 가족들이 메꿔야 하는데, 해마다 그 비용이 가구당 무 려 8만 달러에 달한다. 그리고 이는 암이나 심장병 관련 지출액의 두 배에 상당하는 액수다.•• 장기 간병 보험은 이 같은 부담을 완

• 　　정부의 지원은 뒤늦게나마 보완되기 시작했다. 2015년, 그러니까 우리 양친이 롱아 일랜드로 이사한 이듬해에 당시의 뉴욕 주지사 앤드루 쿠오모는 뉴욕주 안에서 치매 환자 를 돌보는 100만 명 내외의 비공식적 간병인의 부담을 덜어줄 목적으로 6750만 달러의 예 산을 편성했다고 밝혔다. 해당 예산은 상담과 교육, 지지 집단, 24시간 직통 전화와 관련된 지원 사업에 쓰인다. 그뿐 아니라 시간당 15달러의 급여를 보조함으로써 환자의 가족 구성 원이 때때로 친구나 이웃을 고용해 돌봄의 압박에서 벗어날 수 있도록 했다. 그 시간을 이 용해 가족들은 잡다한 볼일을 볼 수도, 친구를 만날 수도, 심지어 낮잠을 즐길 수도 있다. 특 정한 재정적 요건을 충족하지 않아도 누구든 지원을 받을 수 있다. 달리 말해 반드시 메디케 이드Medicaid(빈곤층에게 연방정부와 주정부가 공동으로 치료비 전액을 지원하는 미국의 공공의료보험 제도) 대상자가 아니어도 필요한 지원을 받을 수 있다는 얘기다. 노스캐롤라 이나와 노스다코타, 미네소타, 버몬트를 비롯한 일부 주에서도 비록 규모는 훨씬 더 작지만 비슷한 프로그램을 운영 중이다. 그러나 대부분의 주에서는 그와 같은 지원을 전혀 제공하 지 않는다.
° 　　미국에서 사회보장세를 일정 기간 이상 납부한 65세 이상 노인과 장애인을 대상으로 하는 공공의료보험 제도.
•• 　　2018년 기준 치매에 걸린 미국인 한 사람을 생전에 돌보는 데 소요되는 비용은 대 략 35만 달러이며, 그중 70퍼센트는 이를테면 간병인을 고용하거나 가령 휠체어처럼 내구성 있는 의료기기를 구입할 목적으로 사용된다. 정부의 지원책이 부재하는 상황에서는 부담을 대체로 가족들이 짊어질 수밖에 없다.

화하는 데 얼마간 유용하겠지만, 대부분의 미국인은 그러한 보험에 가입하지 않았거나 가입할 수 있는 경제적 여건을 갖추지 못한 상태다. 미국 정부의 접근법은 다른 산업 국가의 방식과 첨예하게 대립한다. 예컨대 프랑스와 스웨덴은 노인을 위한 사회복지 사업에 의료 사업 대비 두 배의 비용을 지출한다. 반면 미국에서는 메디케어 기금 총액의 25퍼센트를 생애 말기 환자 5퍼센트에 대한 긴급 의료 지원에 사용한다. 게다가 그 돈의 대부분은 죽을 날이 몇 개월밖에 남지 않은 입원 환자들의 몫으로 지출된다.

메디케어도 일부 가정 지원 서비스를 제공하기는 하지만, 가족 중 누구 한 사람이 입원한 이후에나 (또한 보통은 2주 정도의 단기간 동안만) 이용이 가능하다. 더욱이 우리 어머니처럼 이른바 '보호적' 돌봄—화장실 이용, 목욕, 식사 등에 대한 조력—을 요하는 환자들은 대체로 보장 대상에서 제외된다. 호스피스 완화의료 서비스는 오로지 말기 환자만을 그 대상으로 삼는데, 미국 노인의 대다수는 해당 요건을 충족하지 않는다. 그 결과 우리 어머니를 비롯한 많은 사람이 어중간한 처지에 놓이게 되었다. 그들은 정부의 재정적 지원을 받을 정도로 아프지는 않지만, 지원 없이 독립적으로 생활할 정도로 건강하지도 않다. 그런고로 경제적 여건상 사비로 인력을 고용할 수 없는 가정은 별수 없이 무보수 가족 간병인에게 노인 돌봄을 거의 전적으로 맡길 수밖에 없다.

"고령자나 노인 돌봄 서비스를 제공하는 그 어떤 기관이든, 나한테서 서비스 이용료를 받아낼 가능성이 희박하다는 사실이 밝혀지는 순간, 더는 나와 통화하는 데 시간을 할애하려 하지 않았다." 또 다른 가족 간병인이 온라인상에 남긴 글이다. "우리 어머니처럼 가진 거라곤 메디케어에 약간의 사회보장연금이 전부인 사람을 돕는 일은 그들의 관심사가 아니었다. 그런 반응을 보인 이유를 나도 이해하지 못하는 건 아니다. 그런 기관들도 직원들 급여나 시설 관리, 보험에 드는 비용이 만만치 않을 테니까. 하지만 나는 정신이 번쩍 들었다. 내가 볼 때 미국의 노인 돌봄 서비스는 병약한 노년층과 가난한 그 가족들에게 무정하고도 잔인하다."

이 댓글을 읽고도 나는 놀라지 않았다. 의사로서 환자를 진료한 세월 덕분에, 나는 영리를 추구하는 이 나라 의료보험제도와 관련해 그 글에 반영되어 있는 환멸적 정서를 이미 속속들이 다 알고 있었다. 그러나 문제는 당장 내 양친이 그 제도에 묶여 있다는 점이었다.

다행히도 두 분은 어머니의 돌봄에 필요한 비용을 저축해둔 상태였다. 아버지에게는 정부 연금이 있었다. 농무부 연구원으로 일한 경력 덕분이었다. 또한 양친 모두 사회보장연금을 받았다. 그런데 구태여 형과 여동생과 내가 두 분의 자산을 지키려고 애쓸 필요가 있을까? 그보다는 차라리 메디케이드 수급 자격을 취득해 보호적 돌봄 서비스나 요양원을 이용할 수 있도록, 자산을 아예 신탁하는 편이 낫지 않을까? 가급적 일찍 생전 유서*를 작성해두면 어떨까? 건강관리 위임장**이나, 다른 권리에 대한 위임장은? 노인 돌봄에 정통한 변호사에게 상담을 받아야 할까? 2014년 여름부터

---

*   불치의 상병을 입었을 때를 대비해, 존엄성을 유지하면서 죽을 수 있도록 심폐소생술이나 연명 치료를 원치 않는다는 뜻을 밝혀두는 문서.
**   스스로 의사 결정을 내릴 수 있는 능력을 상실할 때에 대비해 자신의 의료 관리에 관한 결정을 위임할 대리인을 지정하는 문서.

우리는 이런 유의 질문들과 씨름하고 있었다.

양친의 독립적 생활은 점점 더 많은 금전과 감정의 소모를 요구했다. 하지만 그럴 만한 가치가 충분했다는 것을 우리는 순간순간 느낄 수 있었다. 어느 오후, 차에서 아버지에게 전화를 걸었을 때의 일이다. 어머니의 약 상자도 채울 겸 좀 있다 들르겠다는 말을 전하고 대화를 끝마쳤는데, 아버지 쪽에서 깜빡하고 전화를 끊지 않았다. 전화기 저편에서 아버지가 텔레비전 켜는 소리가 들리더니, 이내 유행하는 힌디어 영화 삽입곡이 흘러나왔다.

"나랑 음악 들을래요?" 아버지가 어머니에게 물었다. 어머니는 답이 없었다. "그러지 말고 이리 와서 내 손을 잡아요." 아버지가 말했다.

"나 같은 사람은 아무한테도 쓸모가 없어요." 어머니의 목소리가 들려왔다.

"나는 당신이 없으면 안 돼요." 아버지가 말했다. "애들도 마찬가지고. 자, 내 손 잡아요. 같이 춤춰봅시다."

2장

/

그래서, 피아는
언제 데려올 참이니?

양친이 롱아일랜드로 이사한 이후 처음 맞는 겨울이었다. 고든 선생에게 다녀온 지 몇 주쯤 지난 어느 날, 나는 아버지와 산책을 나섰다. 햇살이 유난히 눈부신 날이었다. 하얀 빛줄기가 아버지와 나를 양옆에서 환하게 비추었다. 그해 첫눈은 유난히 일렀다. 이젠 그 눈이 길섶에서 잿빛의 벌집 모양으로 녹아내리고 있었다. 진입로에 세워둔 차들 위로는 서리가 두툼하게 내려앉았다. 걸음을 내디딜 때마다, 도로에 뿌려진 소금 알갱이가 신발 밑에서 서걱거렸다.

"여기 발이 걸려 넘어지실 뻔했던 거, 기억나세요?" 나는 보도가 불쑥 튀어나온 부분을 가리켰다.

아버지는 고개를 끄덕거렸다. 희끗희끗한 콧수염을 단정하게 다듬은 데다 여전히 번듯한 용모 덕분에 나이보다 스무 살은 젊어 보였다. 그날 오후 아버지는 보머재킷에 빨간 스웨터를 받쳐 입었다. 머리에는 방한용 귀마개가 달린 녹색 캡을 썼다. "뛰다가 그런 거야." 아버지는 다행히 부상으로 귀결되진 않았던 그 잠깐의 비틀거림을 회상했다. (사실 그때 아버지는 걷고 있었다.) "캄캄하기도 했고."

"캄캄할 때는 나가시면 안 돼요. 전에도 말씀드렸잖아요." 내가 잔소리를 했다.

"피아랑 같이 다니면 되겠구나." 아버지는 소리 내 웃으며 맞받아쳤다. "그 애는 언제 데려올 참이니?"

"지난주에 데려왔잖아요."

"안 데려왔어." 아버지가 목소리를 높였다.

"데려왔어요."

"아니, 더 자주 데려오라는 얘기야. 여자애가 어쩜 그렇게 귀여운지."

나는 그러겠다고 답했다. 당신이 그토록 사랑하시는 손녀딸이 이젠 별로 그곳에 오고 싶어하지 않는다는 말은 차마 입 밖에 내지 못했다.

아버지는 잠시 멈춰서 손가락으로 코를 풀었다. 기다란 콧물 줄기가 질척한 눈 위로 떨어졌다. "이만 돌아가자." 아버지가 말했다. 겨우 한 블록쯤 걸었을 무렵이었다.

"좀 더 걷고 싶진 않으세요?"

"아니다, 피곤하구나." 이 말과 함께 아버지는 뒤를 돌아보았다. 그리고 그때, 마치 기다렸다는 듯 테이프가 앞으로 되감겼다. "그래서, 피아는 언제 데려올 참이니?"

::

산책 중에 우리가 나눈 대화에서 알 수 있듯이, 그 겨울 아버지를 가장 곤란하게 한 증상은 단기기억상실이었다. 나는 문득 궁금해졌다. 기억이란 정확히 무엇일까? 기억은 뇌에서 어떤 식으로 부호화encoding°되고, 치매에 걸리면 무엇 때문에 이것이 황폐해지는 것일까?

이건 내게 단순히 학문적인 질문에 그치지 않았다. 의사로서, 또한 아버지의 아들로서 나는 뇌의 퇴화에 대해 과학적으로 파헤침으로써 그러한 의문들을 어느 정도 해소해야 한다는 압박감을

° 자극이 들어오면 그 자극을 뇌에서 정보 처리할 수 있는 기호 형태로 바꿔주는 것.

느꼈다. 바라건대 아버지의 상태를 더 깊이 이해하는 과정을 통해, 그분이 현재 인생의 어떤 길을 지나고 있으며 우리 가족이 몇 달 혹은 몇 년 후에 겪을 법한 일은 무엇인지를 얼마간 헤아릴 수 있을 터였다. 동시에 나는 아버지의 기억상실을 직시하는 것이, 소중한 사람의 달라진 인격을 마주했을 때 우리가 정서적으로 또 실질적으로 경험하는 딜레마를 극복하는 데 도움이 되리라고 믿었다. 나는 사안을 광범위하게—우리를 우리 자신으로 만드는 것은 무엇이고 아버지의 미래를 당신의 바람대로 명예롭게 지켜줄 방법은 무엇인지와 같은 심오한 질문들부터, 관련 약제의 효용성이라든가 참신한 치료법 및 간병 대책의 유무와 같이 더 구체적인 주제에 이르기까지—살펴보기로 했다. 지식이 내게 상황을 더 깊이 꿰뚫어보는 통찰력에 더해 공감 능력까지 가져다줄 거라고 믿었다(비록 일이 언제나 계획대로 흘러간 건 아니었지만 말이다). 이후 몇 해에 걸쳐 간병인 역할을 수행하는 동안 나 자신에게 가장 곤란했던 시기를 꼽자면, 아버지의 행동이 뜬금없고 불가해하며 목적도 청사진도 없는 것처럼 보일 때였다. 그러므로 아버지의 상태에 관한 과학적 지식과 역사적 지식을 축적하는 일은 아버지의 욕구를 파악하는 동시에 나 스스로를 더욱 세심히 돌보기 위한 일이기도 했다.

그 겨울 내가 읽은 기억상실 관련 초기 문헌 중에는, 기억을 형성하는 능력을 상실한 한 남자의 전설적 사연을 다룬 기록이 포함되어 있었다. 몇 년 동안 그의 이야기는, 아버지의 뇌 안에서 벌어지는 일들 그리고 아버지와 우리에게 다가오는 일들을 이해하는 데 있어 중요한 단서가 되었다.

헨리 몰레이슨(혹은 2008년 그가 사망할 때까지 사생활 존중을 이

57

유로 과학 문헌에서 통용되던 이름을 빌리자면, H. M.)은 1926년 코네티컷주 맨스필드, 그러니까 하트퍼드에서 동쪽으로 16킬로미터 남짓 떨어진 소도시에서 태어났다. 몰레이슨은 외아들이었다. 아버지는 전기공이었고 어머니는 전업주부였다. 평범한 아이였던 몰레이슨은 열 살 때부터 돌연 발작을 일으키기 시작했다. 발단은 (비록 발작의 직접적 원인이라고는 생각되지 않지만) 자전거 사고였다. 처음에는 증상이 경미했다. 몰레이슨은 입을 벌린 채 눈을 감기도 하고 팔을 긁거나 몽상에 빠진 듯 휘적거리기도 하다가 곧 깨어나 머리를 흔들며 이렇게 말하고는 했다. "여기서 벗어나야 해." 하지만 열다섯 살에 접어들었을 무렵에는 발작이 더욱 심각해졌다. 혀를 깨물고 요실금 증상을 보이는가 하면 극심한 발작 후 혼란에 빠지기도 했다.

가뜩이나 숫기도 없고 과학에 탐닉하며 혼자 있기를 좋아하던

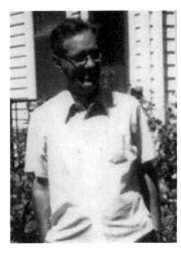

헨리 몰레이슨,
출처 http://suzannecorkin.com/.

58

몰레이슨은 병세가 악화되면서 더욱더 심하게 사회적으로 고립되었다. 그는 (스물한 살 때 늦깎이로 결국 졸업장을 따기는 했지만) 고등학교를 그만두고 양친과 함께 살았다. 지능지수가 평균보다 더 높았음에도, 안정적인 일자리를 잡는 데 어려움을 겪었다. 한동안은 하트퍼드에 있는 언더우드 타자기 공장에서 전기 모터를 수리하며 지냈다. 와중에 발작은 점점 더 심해져갔다. 고용량의 항간질제도 무소용이었다. 급기야 20대 초반에는 하루에만 열 번 정도의 발작을 일으키는 지경에 이르렀다.

열일곱 살이 되던 해인 1943년, 가족 주치의는 몰레이슨을 하트퍼드병원의 윌리엄 스코빌 선생에게 의뢰했다. 신경외과 의사인 스코빌은 엽절단술lobotomy에 조예가 깊었다. 그는 조현병 환자 30명가량의 대뇌에서 측두엽을 일부 잘라냄으로써 병증의 완화를 도모했는데, 안타깝게도 성공한 사례는 드물었다. 때때로 발작은 측두엽에서 시작된다는 점에 근거해 (당시의 뇌파 연구는 몰레이슨의 증상이 그런 사례와 무관할 가능성을 암시했지만) 스코빌은 몰레이슨에게도 엽절단술을 시행하고자 했다. 하지만 환자의 어린 나이가 발목을 잡았다. 게다가 발작의 원인을 단정할 만한 연구 결과도 전무한 상황이었다. 대안으로 스코빌은 약을 더 처방하고 경과를 지켜보기로 했다. 항경련제인 딜란틴과 메산토인, 항간질제인 트리디온, 그리고 바비튜레이트와 페노바비탈을 허용치를 초과하지 않는 범위 내에서 최고 용량으로 10년에 걸쳐 투약했지만 아무런 효과가 없었다. 결국 스코빌은 최후의 수단으로, 처음에 고려했던 엽절단술을 제안하기에 이르렀다. 후각을 조절하는 후엽과 감정을 조절하는 편도체, 또 당시에는 정확한 기능이 제대로 알려지지 않았던 해마를 비롯해 뇌에서 중요한 역할을 담당하는 구조물들을 잘라내는 수술이었다. "이 극도로 실험적인 수술의 정당성이 인정된 이유는 환자가 도저히 정상적인 생활을 할 수 없었기 때문"이었다고, 훗날 스코빌은 적었다. 어느덧 스물일곱 살이 된 몰레이슨은 지칠 대로 지친 나머지 고통에서 벗어나기를 갈망했고, 그의 양친도 아들의 뜻을 따라주었다.

이에 1953년 8월 25일, 그러니까 조너스 소크 박사가 소아마비 예방접종용 백신 개발을 공표한 날로부터 몇 달이 지난 시점에, 스코빌은 몰레이슨의 안와(눈구멍) 바로 위 두개골에 각각 50센트 주화 크기의 구멍 두 개를 약 13센티미터 간격으로 뚫었다. 이어서 굵은 혈관이 다치지 않도록 주의를 기울여가며, 내측 측두엽 조직을 작은 찻잔을 채울 만큼 흡인기로 빨아냈다. 잘라낸 조직에는 양쪽 전방 측두엽 피질과 해마, 편도체 대부분이 포함되어 있었다.

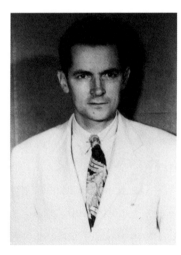

윌리엄 스코빌
(미국 국립 의학 도서관 제공).

수술 후 몰레이슨의 발작은 (비교적 가벼운 형태로 여생 동안 지속되긴 했지만) 완화되었다. 그런데 거의 곧바로 훨씬 더 심각한 문제가 나타났다. 몰레이슨은 병원에서 자신을 간호하는 이들을 기억하지 못했다. 아무리 여러 번 소개해주어도 마찬가지였다. 화장실에 가다가 길을 잃는 일도 다반사였는데, 이 역시 위치를 아무리 여러 번 가르쳐주어도 마찬가지였다. 우리 아버지처럼 몰레이슨도 하루하루의 일들을 시간이 조금만 지나면 까맣게 잊어버렸다. 이미 했던 이야기를 하고 또 하는 것은 예사였다. 전에 읽은 잡지를 읽었다는 사실을 잊은 채 다시 읽기도 했다. 스코빌과 그의 동료 신경심리학자 브렌다 밀너가 어느 논문에 기술한 바에 의하면, 이 범상치 않은 환자는 "병원에서 생활하며 그날그날 겪은 일들을 아무것도 기억하지 못하는 듯했다".

몰레이슨의 **작업기억**working memory은 양호했다. 작업기억은 일종의 단기기억으로, 우리의 감각과 지각을 여과하여 그 순간 우리에게 가장 유용한 것들만을 붙잡아둔다. 일반 성인을 기준으로 유지 기간이 평균 15초에서 20초가량에 불과한 이 작업기억은, 뇌로 하여금 매일의 업무 수행에 필요한 정보를 일시적으로 저장하고 관리하게 하는 데 그 의의가 있다.• 몰레이슨은 제시된 정보를 (열

• 작업기억은 유년기를 거치면서 향상되다가 성년기에 접어들었을 때 최고 수준에 이르고 노년기에는 퇴화한다. 보통 사람은 작업기억을 통해 다섯 가지에서 아홉 가지의 기억을 저장할 수 있지만—1956년 『심리학 리뷰Psychological Review』에 실린 심리학자 조지 밀러의 공신력 있는 논문 「마법의 숫자 7 더하기 빼기 2The Magical Number Seven, Plus or Minus Two」를 참조하라—그 정보는 열심히 반복해서 외우지 않으면 사라지고 만다." 예를 들어 새로운 전화번호를 들었을 때 우리는 그 번호를 한동안 기억하겠지만, 그리고 만에 하나 중요한 정보라면 결국 장기기억으로 변환하겠지만, 잘 간수하지 않는 한 그 정보는 폐기되거나 잊힐 공산이 크다.

심히 외우면 비교적 오래 기억하기도 했지만) 대체로 30초밖에는 기억하지 못했다. 따라서 간단한 대화나 식사 정도는 자신이 무엇을 하고 있는지 기억하는 상태에서 진행할 수 있었지만, 그 일을 마치고 나면 기억은 마치 파도에 휩쓸려 사라진 모래 위 그림처럼 지워져 영영 돌아오지 않았다. 이러한 상태를 일컬어 전향성 기억상실증 anterograde amnesia이라고 한다.•

놀랍게도 몰레이슨의 다른 인지적 기능은 대체로 온전한 상태를 유지했다. 지능과 언어 구사력은 여전히 평균 이상이었고, 기존의 기억도 대부분 남아 있었다. 양친과 함께 보낸 휴가라든지 10대 시절에 했던 아르바이트, 아버지와 함께 사격을 하러 다녔던 일 등등 어린 시절의 경험들은 여전히 기억했다. 하지만 치매를 안고 사는 대다수 환자와 마찬가지로, 몰레이슨은 새로운 장기기억을 도무지 형성할 수 없었다. 새로운 경험들은 흡사 손가락 사이로 흘러내려 간곳없이 사라지는 모래알과 같았다. 새로운 기억이라곤 없었다. 몰레이슨은 (특히 수술 이후의) 과거, 그리고 미래와 단절된 채 영원한 현재 속에서 살았다. "마치 꿈을 꾸다 깨어나는" 것 같았다고, 몰레이슨은 말했다. 그에겐 "하루하루가 저마다 따로따로 분리되어" 있었다.

•　크리스토퍼 놀란 감독의 영화 「메멘토」에서 주인공 레니는 헨리 몰레이슨을 모티브로 탄생한 인물이다. 심각한 전향성 기억상실증 환자인 그는 아내가 살해당했다는 사실처럼 오래된 기억은 고스란히 간직하면서도 새로운 사람이나 경험은 곧바로 잊어버린다. 고육지책으로 레니는 상황을 종이에 적어두기로 한다. 하지만 정작 그 종이들을 놓아둔 장소가 기억나지 않자 이번에는 몸에 문신을 새겨 정보를 기록하기 시작한다. 사람들의 말에서 진실성을 판단할 능력을 상실하면서 레니는, 안타깝게도 심지어 자기 자신에 의한 조작과 속임수에 취약해진다. 영화 결말부에서 그는 아내를 죽인 진범이 누구인지 말해주는 메모지를 폐기해버린다. 살인자를 찾기 위한, 삶에 목적과 의미를 더하는 여정을 지속할 수 있도록.

몬트리올 소재의 맥길대학에서 캐나다의 저명한 심리학자 도널드 헤브에게 사사한 밀너는 스코빌과 의기투합해 몰레이슨의 뇌수술과 기억장애의 상관성 여부를 샅샅이 파헤치기 시작했다. 그리고 1957년 『신경학, 신경외과학 및 정신의학 저널*Journal of Neurology, Neurosurgery and Psychiatry*』에 「양측 해마 손상 이후의 근시기억상실 Loss of Recent Memory After Bilateral Hippocampal Lesions」이라는 획기적 논문을 발표함으로써, 몰레이슨의 "실로 놀랍고 전혀 예상치 못한" 기억상실증 사례를 학계에 최초로 보고하기에 이르렀다. 예로부터 심리학자와 철학자들은 기억기능이 뇌 전반에서 고르게 수행된다는 주장을 펼쳐온 터였다. 그러나 스코빌과 밀너의 연구 결과는 다른 방향을 가리키고 있었다. 두 사람은 몰레이슨을 관찰한 결과를 그와 비슷한 수술을 받은 정신질환자 아홉 명의 데이터와 비교 분석함으로써, 기억상실의 정도가 내측 측두엽의 제거 심도 및 부피에 비례한다는 사실을 밝혀냈다. 이는 곧 내측 측두엽 안쪽의 특정 구조물이 "현재의 경험에 대한 기억을 유지하는 데 있어 결정적역할을 한다"는 뜻이었다. 정밀한 연구 끝에 그들은 문제의 구조물이 해양생물 해마처럼 생긴 해마(그리고 인접한 해마회)라는 결론에 도달했다. 나아가 두 학자는 몰레이슨이 수술 전의 일들은 여전히 기억한다는 점에 착안해, 장기기억의 궁극적 저장 장소는 해마가 아닐 것이라고 추론했다. 스코빌의 메스가 건드리지 않은 모종의 뇌 영역이 장기기억의 저장소라는 판단이었다.

밀너와 더불어 또 다른 신경심리학자인 매사추세츠공과대학의 수잰 코킨은 몰레이슨을 대상으로 수십 년 동안 연구를 진행했다. (이토록 오랫동안 연구에 협조했으면서도 몰레이슨은 그들을 방문할 때마다 처음 만나는 것처럼 행동했다.) 밀너와 코킨은 몰레이슨의 기억장애가 (이를테면 그날 자신이 점심을 먹었는지 안 먹었는지와 같은) 새로운 개인사라든지 (가령 현재 대통령의 이름과 같은) 새로운 세상사에 대해서만 나타난다는 사실을 알아냈다. 오늘날 인지심리학자들은 그런 유의 장기기억을 일컬어 **외현기억**explicit memory 혹은 (언어적으로 표현이 가능하다는 점에서) **서술기억**declarative memory이라고 한다.

그러나 장기기억에는 외현기억 외에도 암묵기억implicit memory(일명 '근육기억muscle memory')이라는 유형이 존재한다. 암묵기억은 우리가 일을 수행하는 방법과 관련이 있다. 1945년 철학자 길버트 라일이 런던의 아리스토텔레스학회Aristotelian Society에서 펼친 유명한 논설을 살펴보자. 라일은 (이를테면 피아노는 건반 악기라는) '사실을 아는 것knowing that'과 (소나타를 연주하는) '방법을 아는 것knowing how' 간의 차이를 다음과 같이 설명했다. 요컨대 '사실을 아는 것'은 특정한 무엇에 대한 외현적 지식인 반면, '방법을 아는 것'은 언어적으로 분명하게 표현할 수 없는 (또한 그래서 **암묵기억** 혹은 **비서술기억**nondeclarative memory이란 용어로 불리는) 무의식적이면서도 절차적인 지식에 해당된다. 자전거 타기를 예로 들어보자. 가령 두 바퀴로 움직이는 자전거 위에서 균형을 유지하는 데 필요한 모든 동작을 말로 하나하나 설명하지 못하는 사람도, 자전거를 타는 방법은 알고 있을 수 있다.

"지식의 발전은 발견된 사실의 축적만으로는 이루어지지 않으며, 무엇보다 방법에 대한 점증적 숙달이 동반되어야" 한다고 라일은 논설문에 적었다. 이는 곧 외현기억(서술기억)과 암묵기억(절차기억procedural memory)은 분명히 다르다는 얘기가 된다. 그렇다면

64

이 두 기억이 처리되는 뇌 영역도 각기 다를까?

과연 그러했다. 1962년 브렌다 밀너는 어느덧 유명해진 환자 헨리 몰레이슨이 새로운 서술기억은 형성할 수 없을지언정 새로운 운동 기술만은 여전히 습득할 수 있다는 사실을 발견했다. 한 중추적 연구에서 밀너는 절차가 복잡한 과제를 수행하도록 몰레이슨을 훈련시켰다. 거울에 비친 오각별과 자기 손을 보면서 그 별의 실제 윤곽을 트레이싱하는 작업이었다. 이는 누구에게나 까다로울 법한 과제였고, 당연히 몰레이슨도 처음에는 어려움을 겪었다. 하지만 그는 과거에 그 작업을 수행했다는 사실은 명확히 기억하지 못하면서도, 연습을 거듭할수록 실력이 향상되었다. "신기한 일"이라고 몰레이슨은 이야기했다. "어려울 거라고 생각했는데 꽤 잘한 것처럼" 보인다는 이유였다. 또한 이것은 심각한 기억상실증에도 불구하고, 몰레이슨의 절차기억이 대체로 온전하다는 방증이었다.

다른 유형의 암묵기억 역시 손상되지 않았다. 일례로 몰레이슨은 먼저 '에피소드episode'의 어의를 논한 뒤 몇 분 있다가 'epi'라는 어간을 제시받으면, 가령 epic(서사)이나 epilepsy(간질)보다는 'episode'로 단어를 완성하는 경향을 보였다. 심지어 이전의 대화에 관한 의식적 기억이 전무한 상태에서도 말이다. 기억이 이런 경로를 통해서 생성되는 현상을 일컬어 **점화 효과**priming effect라고 하는데, 몰레이슨의 뇌에 온전히 남아 있던 피질 영역은 그 과정에서 핵심적 역할을 한다.

일찍이 스코빌과 밀너의 획기적 논문에서 입증되었듯, 오늘날

ㅇ   반복을 통해 습득된 기억, 운동, 기술, 악기 연주 등 몸으로 익힌 기억을 이른다.

우리는 외현기억이라는 장기기억이 해마와 관련 구조물들에 의해 형성된다는 사실을 안다. 이 해부학적 관계는 중요하다. 왜냐하면 통상적으로 해마는 알츠하이머병 환자의 뇌에서 가장 먼저 손상되는 구조물이기 때문이다. 우리 아버지와 비슷한 처지의 환자들이 가령 최근에 먹은 점심 메뉴 따위는 쉬이 잊으면서도 유년기나 성년기의 기억은 적잖이 간직하는 이유도 바로 여기에 있다.

하지만 같은 장기기억이라도 암묵기억은 뇌의 다른 구조물들에 의해서 형성된다. 가령 절차기억은 소뇌와 기저핵을 중심으로 형성되는데, 둘 다 파킨슨병 환자의 뇌에서 손상되는 구조물이다—반면 알츠하이머병 환자의 뇌에서는 비교적 말기까지도 온전한 상태를 유지한다. 어머니가 옷을 **언제** 샀는지는 기억하면서 **어떻게** 입는지는 기억하지 못했던 이유도 (그리고 아버지는 정반대의 증상을 보였던 이유도) 짐작건대 그 때문이었다. 내가 나중에 배운 지식을 풀어보자면, 알츠하이머병 환자들은 대부분 병이 중증으로 진행된 이후에도 예컨대 걷기나 춤추기, 노래하기처럼 체화된 절차기억에 의존하는 활동은 계속해서 수행할 수 있다. 심지어 피아노 치는 법이나 오토바이 타는 법을 기억하기도 한다. 요컨대 방법을 아는 능력이 사실을 아는 능력보다 훨씬 더 오랫동안 유지되는 셈이다.

이렇듯 특수한 기억장애 탓에, 수술 후 몰레이슨은 힘겨운 삶을 살았다. 타자기 공장에서 실직을 당한 뒤에는, 하트퍼드 근처의 한 업장에서 겨우 일자리를 구했다. 업무는 단순했다. 작은 가방에 풍선을 채워 넣는 일이 고작이었다(하지만 채워 넣어야 하는 풍선이 정확히 몇 개인지를 그는 도무지 기억하지 못했다). 누구를 만나든 금세 누군지 잊어버리는 까닭에 친구를 사귀기도 쉽지 않았다. 집

66

에서는 가족 구성원이 죽었다는 사실을 자꾸만 망각하는 바람에, 그 사실을 일깨워줄 때마다 충격을 받고는 슬퍼하는 게 일이었다. (그는 아버지가 죽었다는 사실을 상기할 수 있게끔 관련 내용이 적힌 종 이쪽지를 항상 품고 다니기도 했다.) 눈을 한 번 깜빡일 때마다 머릿 속에서 현재가 말끔히 지워지고 다시는 떠오르지 않는 것 같았다. "기억력에 문제가 생긴 지는 얼마나 오래되셨습니까?" 1992년 한 연구자가 묻자, 몰레이슨은 다음과 같이 답했다. "그건 말씀드릴 수 가 없겠는데요. 기억이 안 나서요."

말년에 몰레이슨은 몇 가지 새로운 단편적 지식을 습득할 수 있 었다. 이를테면 그는 케네디 대통령이나 레이 찰스를 비롯한 특정 인물들을 알아보았는데, 이들은 하나같이 몰레이슨이 수술을 받 은 이후에 유명해진 인물들로, 그가 즐겨 보던 주간지에 반복적으 로 등장한 것이 기억에 도움이 된 듯했다. 나이가 들수록 몰레이슨 은 유년기의 경험 가운데 굵직한 줄기는 여전히 기억하면서도 세 세한 부분까지 생생하게 기억하지는 못했다. 여기서 우리는 또 한 가지 중요한 사실을 유추할 수 있다. 말하자면 해마는 개인적 기억 의 부호화뿐 아니라 그것의 인출과 방출에도 가여할 공산이 크다 는 것이다.

천성이 서글서글했던 몰레이슨은 사는 동안 꾸준히 기억검사 를 받았다. 와중에 지겨운 기색은 한 번도 내비치지 않았는데, 그 에게는 모든 검사가 언제나 새로웠던 까닭이다. "재미있지 않아 요?" 언젠가 몰레이슨은 매사추세츠공과대학의 한 과학자에게 이 런 말을 했다. "살면서 배운다고들 하잖아요. 한데 나는 살고 있고, 선생님은 배우고 있군요."

몰레이슨은 2008년 코네티컷주에 자리한 장기요양시설에서 호흡기능 상실로 여든두 살의 나이에 생을 마감했다. 사후에 그의 뇌는 고정 및 동결되어 2000여 조각으로 얇게 분할되었다. 사진으로 확인한 그 뇌의 해부학적 형태는, 한때 해마와 그 주변 구조물이 차지했던 5센티미터의 빈 공간을 제외하면 대체로 정상에 가까웠다.

스코빌은 수술을 집도한 외과의로서 상황을 무겁게 받아들였다. 1974년의 한 강연에서 그는 문제의 수술로 인해 비롯된 결과를 애석해하는 한편 "비극적 실수"라면서 자책하는 모습을 보였다. 그렇지만 신경과학계 입장에서 스코빌의 실수는, 인간의 기억이 본질적으로 무엇이며 어떤 연유로 상실되는지에 대한 전대미문의 통찰력을 안겨준 일종의 선물과도 같은 사건이었다. 덕분에 우리는 인간에게 (그리고 짐작건대 다른 영장류에게도) 다양한 기억 체계가 존재한다는 사실을 밝혀냈다. 더불어 걸출한 심리학자 윌리엄 제임스가 1890년에 선구적으로 제안했듯이, 단기기억과 장기기억은 명백히 다르다는 사실을 확인할 수 있었다. 또한 그 수술은 내측 측두엽, 특히 해마가 외현기억이라는 장기기억의 부호화에 반드시 필요하다는 사실을 입증했다. 비록 한번 만들어진 외현기억의 저장 장소는 뇌의 또 다른 영역이긴 하지만 말이다. 그리고 무엇보다 그 수술은 언어 구사력과 지적 능력이 기억력과는 별개의 뇌기능이라는 사실을 증명했다. 기억력을 상실한 사람도 여전히 지적일 수 있다. 몰레이슨 역시 훼손된 기억에도 불구하고 말년에 치매가 발병하기 전까지는 평균 이상의 지능을 유지했다.

3장

/

그럼 난
택시를 타고 가마

아버지는 롱아일랜드 소재의 대학 한 곳에 소외 계층 학생들을 위한 장학금을 조성하기로 계획하고는 우리에게 귀찮을 정도로 도움을 요청하셨다. 라지브 형과 내가 최종적으로 선택한 곳은 헴스테드라는 소도시에 위치한 호프스트라대학이었다. 마침 나는 그곳 의과대학에서 1학년을 대상으로 심장내과학을 가르치고 있었다. 양친의 이사 이후 몇 달쯤 지났을 무렵, 우리는 학문적으로 우수한 성과를 보인 가난한 학생을 위한 '프렘 자우하르 박사와 라즈 자우하르 여사 장학금'을 설립했다. 대학 측에서는 장학생 선정에 있어 별도의 제한 사항을 두지 말 것을 권고했지만, 아버지는 "그 대학의 다양성 강화에 기여한 학생들 또한 우선적" 수여 대상이라는 강령을 명시하겠단 뜻을 굽히지 않았다.

은퇴 몇 달 전 파고에서 열린 고별 오찬회에서, 아버지는 "학문적으로 출중하지만 재정적으로 곤란한" 외국인 학생을 위해 노스다코타주립대학에 비슷한 취지의 장학금을 조성한 공로로 표창을 받은 일이 있었다. 공로패를 전달하는 자리에서 뜻밖에도 총장은 양친의 공덕을 기리는 의미로 그 대학에 새로 들어서는 다양성과 평등 센터의 명칭을 두 분의 이름을 따서 붙이겠다고 공표했다. 그 후 아버지는 가족 대부분이 참석한 그 자리에서 백 명쯤 되는 하객을 대상으로 연설을 시작했다. "나는 가난하다는 것의 의미, 배고프다는 것의 의미, 책이 없다는 것의 의미를 경험으로 압니다." 흰 테이블보 앞에 앉아 와인을 홀짝이는 사람들을 향해 아버지는 이렇게 운을 띄웠다. "이것이 바로 내가 이 장학금을 계획한 이유입니다. 이제 내 삶의 유일한 목표는 가난한 사람, 곤궁한 사람을 돕는 것입니다. 만약 내가 가난한 어린이나 과부를 도울 수 있다면, 그것이야말로 내 돈을 소비하는 최고의 방법이겠지요. 내 인생 철학은 한결같습니다. '목표를 향해 꾸준히 나아가라. 목표에 도달하고 도달하지 못하고는 중요하지 않다. 성공은 여정이다. 목적지가 아니다.'"

비가 많이 오던 4월의 그날, 아버지는 어린 시절의 고생담을 들려주었다. 당시 여덟 살이던 아버지의 대가족—아버지의 동기만 여섯이었다—은 1947년, 그러니까 인도와 파키스탄이 분리·독립하던 시기에 오늘날의 파키스탄 영토로부터 탈출을 감행했다. 때론 버려진 기차역에서 뭉개진 짐들과 갓 학살당한 시체들에 둘러싸인 채 몇 날 밤을 지내가며, 황소들이 끄는 달구지를 타고 바퀴 자국이 깊이 파인 도로를 따라 이동한 끝에, 그들은 분할 과정에서 난무하던 종파주의적 폭력을 피해 용케도 살아남을 수 있었다. 결국 가족들은 그 땅을 빠져나왔다. 하지만 콜레라와 이질이 창궐하는 국경지대의 불결한 난민촌에서 몇 달을 지내던 와중에 아버지의 할머니와 막내 남동생이 그만 목숨을 잃었다. 마침내 여덟 식구는 뉴델리에서 남동쪽으로 4800킬로미터 남짓 떨어진 칸푸르라는 도시의 방 하나짜리 다세대주택에 짐을 풀었다. 전기도 수돗물도 공급되지 않는 집이었다. 학용품을 살 돈이 없었던 터라 아버지는 가로등 불빛에 의지해, 빌린 책으로 숙제를 했다. 자전거를 살 만한 가정 형편이 못 되었던 까닭에, 아침이면 6킬로미터 남짓을 걸어서 학교에 다녔다. 할머니는 아버지의 대학 등록금을 (그리고 얼마간의 촌지를) 마련하느라 장신구를 팔아야 했고, 덕분에 아버지는 집안에서 첫 번째로 고등교육을 받을 수 있었다. 대학에 들어간 시점으로부터 23년이 흘렀을 무렵, 아버지는 '우수 과학 인재' 자격으로 미국 이민 길에 올랐다.

호프스트라대학에서 장학금을 설립하고 몇 달 후, 아버지는 당신을 비롯한 후원자들에 대한 보답의 의미로 학교 측에서 마련한 오찬회에 초대되었다. 나는 그날 예정돼 있던 의과대학 강의 일정을 연기하고 아버지와 함께 오찬회에 참석하기로 했다. 소수 민족 학생들에게 고등교육의 기회를 제공하기 위해 당신이 모아둔 돈을 기꺼이 내놓은 아버지의 도량과 헌신이, 나는 그만큼 자랑스러웠다. 하지만 거기에는 다른 이유도 있었다. 내가 동행하지 않으면 아버지는 15분 동안 직접 운전을 하는 것도 모자라 두 시간 동안 홀로 오찬에 참석해야 했다. 나는 그게 못내 마음에 걸렸다.

오찬회 당일 늦은 아침, 나는 세찬 바람을 뚫고 차량 진입로에 들어섰다. 아버지는 단추가 세 개 달린 회색 정장을 말쑥하게 차려 입었다. 언젠가 국제 학회 총회에서 강연을 할 때도 입었던 옷이었다. 아버지가 차에 오르자 이내 먹구름이 드리우더니, 폭우가 내리려는지 앞 유리에 토도독토도독 빗방울이 떨어지기 시작했다. 몇 분 동안 우리는 차 안에 말없이 앉아 있었다. 빗물이 차창을 타고 쏟아져 내렸다. 찌푸린 하늘은 그제야 긴장이 풀린다는 듯 큰 소리로 으르렁거렸다.

짧은 폭풍우가 지나간 뒤, 나는 후진으로 진입로를 빠져나와 조심조심 차도에 들어섰다. 거리는 빗물로 흥건했다. "두 손을 다 써야지." 움푹움푹한 도로에 생긴 웅덩이를 지나느라 차가 덜컹거리자, 아버지가 훈수를 두었다. 우리는 그라피티가 잔뜩 그려진 지하도를 지나 주요 도로에 진입했다. 문득 생각해보니, 아버지가 힉스빌로 이사한 지 몇 달이 다 되도록 우리는 여태껏 같이 차를 타고 시내에 나간 적이 없었다. 그날 아침 우리가 본 바깥 풍경은 이채롭고도 아름다웠다. 힉스빌의 경관을 특별하게 만드는 것은 비단 북적거리는 인도 사원과 음식점만이 아니었다. 버려진 땅에서 외벽이 갈라진 채 금방이라도 허물어질 듯 서 있는 건물들도 그곳만의 특색이라면 특색이었다. 이곳의 침체된 지역 경제를 떠받치는 기둥은 남아시아 이민자들이었다. 인도아대륙에서 뿔뿔이 흩어져 나온 이들의 투자금과 사업가 기질이 힉스빌의 경제를 지탱하고 있었다.

파텔 브라더스° 상점을 지날 때는, 우리 가족이 미국으로 이민 온 1977년 이후 몇 년 동안의 기억이 주마등처럼 머릿속을 스쳐갔다. 그 무렵엔 아버지와 나의 역할이 뒤바뀌어 있었다. 토요일 밤이면 양친은 켄터키주 렉싱턴에서 연식이 오래된 포드 매버릭에 우리를 꾸역꾸역 태우고 크로거 혹은 MRS 푸드타운으로 식료품을 사러 가곤 했다. 라지브 형과 나는 하얀 형광등 빛 아래서 녹슨 금속 카트를 밀며 통로를 잽싸게 누비다, 갓 구운 닭고기 냄새—미국, 풍요의 땅!—에 취한 채 냉동피자며 즉석식품을 마구 집어 담아, 가뜩이나 고단한 어머니를 성가시게 했다. 미국 상점의 물건들은 실로 이국적이었다. 우리가 살던 뉴델리의 시멘트 건물 뒤로 난 좁은 길에서 주름이 쪼글쪼글하고 다리는 우락부락한 남자들이 자전거 수레에 실어 팔던 구아바나 치쿠 따위의 과일과는 달라도 너무 달랐다. 이따금 그 슈퍼마켓에서 인도인 가족을 마주치면, 어머니와 아버지는 가던 길을 멈추고 인사를 건네곤 했다. 그 시절에는

°   Patel Brothers, 인도아대륙과 중동의 향신료와 식품을 주로 판매하는 미국의 슈퍼마켓 체인.

고국에서 온 이민자들과의 만남이 (적어도 우리가 살던 지역에서는) 매우 드물었던 까닭에, 일주일쯤 지나면 우리 집에서 다 같이 저녁 식사를 하는 일이 예사가 됐고, 그러고 나면 나는 으레 그들을 '이모' 혹은 '삼촌'이라고 부르곤 했다.

우리 가족이 미국으로 건너올 수 있었던 건, 과학자나 학자에게 관대했던 미국의 이민 정책 덕분이었다. 비록 나는 성장기 대부분을 영국에서 보냈지만, 이민 전해에는 인도에서 살았고, 우리가 살던 뉴델리의 아파트는 흙먼지 날리던 비포장도로에 있었다. 거리에서는 똥의 훈김과 디젤 배기가스가 피어오르는 가운데 가축들이 어슬렁거렸다. 겨우 일곱 살 때였지만, 당시의 내핍한 생활을 여전히 기억한다. 영국에서 지낸 4년 동안 우리가 누리던 상대적으로 사치스러운 삶은 그런 상황을 더욱더 도드라지게 했다. 나는 양동이와 머그잔에 물을 담아서 몸을 씻었다. 어머니는 내가 쓸 온수를 준비하기 위해 등유 난로에 물을 끓였다. 우리는 모기장을 치고 밧줄로 엮은 침대에서 잠을 청했다. 변소라곤 시멘트 바닥에 뚫어놓은 구멍이 전부였다. 며칠에 한 번씩 어머니는 나를 작은 우유 가게로 보내 갓 짜낸 들소 우유를 받아오게 했는데, 가게 주인은 지저분한 흰색 도티를 입은 채 구장蒟醬(후춧과의 풀) 잎을 씹다가 내 양철통에 우유를 부어준 다음 진흙 바닥에 놓인 환타 상자에 갈색 가래침을 뱉고는 했다. 그러면 나는 어머니에게 받아온 꼬깃꼬깃한 지폐를 허둥지둥 건네주고는 쏜살같이 집으로 돌아갔더랬다. 양철통을 마구 흔들며 황망히 걸음을 옮길 때마다 따뜻한 우유가 철벅거렸다. 내가 집에 도착하면 어머니는 우유를 끓여서 살균하기 위해, 씻을 물이나 마실 물을 끓일 때처럼 난로에 불을 지폈다.

학교에 가는 날이면 아버지는 나를 데리고 새벽부터 집을 나섰
다. 코를 찌르는 하수 냄새가 곁도랑에서 풍겨 나왔다. 길을 건널
때면 아버지는 손가락이 저릴 정도로 내 손을 꽉 붙잡았는데, 지나
가는 소달구지와 어슬렁거리는 흰 소를 피하기 위해서였다. 사람
들로 붐비는 버스 정류장에서, 그리고 가끔은 도중에 지나게 되는
공원에서, 아버지는 푹 익은 바나나를 내게 억지로 먹이시곤 했다.
버스에 오르면 나는 금속제 좌석에 점심 도시락을 내려놓고는 혼
잡한 거리를, 시끄럽게 경적을 울리는 삼륜차들이며 비단 사리를
입은 채 옆으로 앉은 숙녀들을 태워 나르는 피아트의 소형 스쿠터
들을 내다보았다. 그러면서 부디 다음 정류장에 아버지가 다시 나
타나기를 괜스레 빌어보는 것이었다.

가족 모두에게 힘든 한 해였지만, 짐작건대 아버지에게는 유독
더 고된 시절이었다. 굳이 인도로 "돌아간 이유는 애국심 때문"이었
다고, 언젠가 아버지는 내게 말한 적이 있다. "조국에서 일하며 녹
색혁명°에 기여하는" 것이 그 당시 아버지의 바람이었다. 아버지는
녹색혁명에 대한 신념이 굳건했다. 실제로 녹색혁명 덕분에 1960
년대 인도에서는 식물 유전학자들이나 육종가들이 제법 명성을 누
리기도 했다. 기근에 시달리는 나라에서 성장한 아버지는 전문가
로서 농작물, 특히 밀과 기장에 대한 유전자 조작 연구에 심혈을
기울였다. 연구의 궁극적 목표는, 척박한 환경에서 잘 자라고 반점
병에 대한 저항성이 강하며 인도의 가난한 이들을 먹이기에 넉넉

° 　1950~1960년대 개발도상국에서 식량 자급을 위해 벌인 대규모 식량 증산 및 신품
종 육성 등 농업 개혁을 이르는 말.

한 낟알을 생산하게끔 곡물 유전자를 개량하는 것이었다. 체계적이고도 세심한 작업은, 유달리 꼼꼼한 아버지의 성격에 잘 맞았을 뿐더러 사회에 기여해야 한다는 당신의 소신에도 부합하는 일이었다. 아버지는 평소 조너선 스위프트의 『걸리버 여행기』 중에서 "누구든 옥수수 한 알 혹은 포아풀 한 포기가 자라던 땅에서 옥수수 두 알 혹은 포아풀 두 포기가 자라게 만들 수 있는 사람은 인간으로서 더 나은 대접을 받을 자격이 있으며, 그 나라 모든 정치인이 한 일을 합한 것보다 더 필수적인 역할을 해낼 것이다"라는 대목을 곧잘 인용했는데, 이 문장은 설령 녹색혁명까지는 아니더라도 당신의 연구 역정에 있어 거의 강령과도 같았다.

아버지는 이왕이면 인도에 머물고 싶어했다. 인도아대륙에서 농업과학의 발전에 이바지하는 한편, 다수확 작물의 생산과 관련된 연구를 이어가는 편이 낫다는 생각에서였다. 하지만 우리가 귀국하기 직전인 1975년 9월, 당시 총리였던 인디라 간디는 돌연 '국가비상 사태'를 선포하더니 헌법의 효력을 정지하고 야당을 해산시킨 뒤 다수의 정치인과 학자를 체포해 감옥에 가둬버렸다. 과학 연구를 촉진하는 데 필요한 자원과 국가적 의지 역시, 불과 하룻밤 사이에 증발해버렸다. 눈물을 글썽이는 어머니에게 나라에 우환이 생겼으니 당신도 어쩔 수 없다고 말하던 아버지의 모습을 나는 지금도 기억한다. 그예 우리는 부친의 과학적 야망을 좇아 그 땅을 떠나야 했다.

그 시절 미국 대사관은 시멘트 블록으로 벽을 쌓고 주변에 가시철조망을 둘러친 채, 녹음이 우거진 뉴델리의 드넓은 부지에 자리해 있었다. 가을날 아침이었다. 우리는 이민 비자를 신청하러 그곳을 찾아갔다. 타자기와 잡다한 서류가 놓인 낡은 책상 앞에 앉아 있던 사무직원이 아버지를 보며 그날은 발급이 마감되었다고 말했다. "그럼 기다리겠습니다." 아버지는 물러서지 않았다. 몇 시간 후 상급 대사관원이 아버지를 뒤쪽으로 데려가더니, 이민 제한 규정 때문에 애들은 두 명만 비자를 신청할 수 있으니 딸은 두고 가라는 조언을 건넸다. 별수 없이 아버지는 네 명분의 비자만 신청했다. 아직 세 살도 채 안 된 여동생에 대해서는 나중에 비자 면제를 간청해볼 심산이었다. 계책은 먹혀들었다. 결국 마음 약한 출입국 관리소 직원이 어린 딸아이를 남겨두고 갈 수 없다는 양친의 호소를 들어준 것이다.

그리하여 1976년 10월, 아버지는 이른바 '두뇌 유출'의 대열에 합류했다. 인도를 떠나 '우수 과학 인재' 자격으로 미국 이민 길에 오른 것이다. (나머지 가족은 아버지가 안정적 직장을 구할 때까지 석 달 동안 런던에서 친척들과 함께 지냈다.) 관련 절차가 마무리되는 데 걸리는 시간은 애초 4년 정도로 예상됐지만, 아버지와 어머니, 형과 나는 실상 6주 만에 승인을 받았다(여동생에 대한 서류는 추후에 발부되었다).

미국 이민자로서 양친은 여느 이민자와 마찬가지로, 자칫 잘못하여 일을 그르치지 않도록 매사에 신중을 기했다. 하지만 와중에 낙천적 감성만은 잃지 않았는데, 그러한 천성 덕분에 두 분은 성공을 전혀 장담할 수 없는 상황에도 고국을 떠나 낯선 나라에서 새로운 인생을 개척할 수 있었다. 아버지가 돈도 직업도 수입원도 없이 아내와 어린 세 아이를 데리고 대륙과 바다를 건너 이민을 감행했다는 사실을 생각하면 여전히 경외감이 든다. 하지만 그토록 무

모한 위험을 감수했던 남자가 인생의 마지막 행보를 아름답게 정리
할 수조차 없게 된 작금의 현실이 나를 슬프게 한다.

∷

장학재단 오찬회가 열린 곳은 아버지의 자택에서 13킬로미터쯤
떨어진 호프스트라대학 학생회관 내 널찍하고 천장이 높은 강당이
었다. 잘 차려입은 동창회 대표단이 웃는 얼굴로 우리를 맞이했다.
하얀 테이블보 위에는 벌써부터 샐러드와 연어 요리가 차려져 있
었다. 롤빵 바구니와 얼음물 그릇, 소다수 병도 군데군데 눈에 띄
었다. 우리에게 배정된 좌석은, 고가의 장신구와 고급 미용실에서
만진 금발이 돋보이는 어느 우아한 노부인과 그가 데려온 손녀의
옆자리였다. 귀여운 여자아이를 보자 아버지의 얼굴이 환해졌다.
나이는 많아야 열 살쯤 되어 보였다. 아버지는 지갑을 꺼내더니 1
달러짜리 지폐를 집어 아이에게 건넸다. "자, 받으세요, 꼬마 아가
씨." 이렇게 말하며 아버지는 미세하게 떨리는 손을 아이를 향해
내밀었다. 소녀는 쭈뼛쭈뼛 할머니 쪽으로 몸을 기울였다. "나중에
요, 아버지." 나는 아버지에게 팔을 두르며 나직이 속삭였다. 하지
만 아버지는 여전히 손을 내민 채로 내게서 몸을 빼냈다. 노부인은
웃으며 정중히 선물을 받았다. "아이가 참 귀엽네요, 엄마를 닮아
서." 아버지가 말했다.

"아, 후성유전학인가요?" 노부인은 웃으며 그 말을 받아넘겼다.

우리는—더 정확하게는, 아버지만—점심을 들었다. 이제나저
제나 기념식이 시작되길 기다리는 아버지를 나는 묵묵히 지켜보았

다. "좀 먹지 그러니?" 아버지는 다그치듯 샐러드 접시를 내 쪽으로 밀어주었지만, 나는 그걸 한쪽으로 치워놓았다. 배가 고프지 않았다. "아니 어째서, 이 아까운 음식을!" 아버지는 입 안 가득한 염소 치즈와 시금치를 우물거리며 중얼거렸다.

첫 번째 접시를 비운 뒤, 아버지는 같은 테이블에 앉은 내빈들에게 나를 직접 소개하기 시작했다. "제 아들놈입니다. 심장내과 과장이지요. [나는 과장이 아니었다.] 처음부터 수석을 놓친 적이 없어요." 민망해하는 내 앞에서 사람들은 점잖게 미소를 지었다.

"여기요, 아버지. 마실 걸 좀 따라드릴게요." 나는 코카콜라 병을 집으며 말했다.

사실 그리 당황하지는 않았다. 그보다는 오히려 이해를 구하는 표정을 지었던 것 같다. 아버지가 더는 평소의 아버지가 아니며 그렇게 된 게 내 잘못은 아니라는 사실을, 나는 그들에게 알리고 싶었다. 난처한 듯 두 눈을 굴리며 나는 약게도 아버지가 아닌 나 자신에 대한 동정심을 불러일으키는 한편, 그분의 모든 말과 행동이 나도 탐탁지 않으니 그에 대한 책임을 질 사람은 내가 아니라는 점을 분명히 해두려 하고 있었다.

돌이켜 보면, 기실 이 시기에 내가 보인 반응들은 대체로 두려움에서 비롯되었다. 나는 형과 여동생에 비해 아버지와 가장 많이 닮은, 어쩌면 그런고로 아버지와 가장 가까운 피붙이였다. 우리는 동일한 신체적 특징을 공유했다. 둘 다 피부가 (펀자브 사람답게) 까무잡잡했고, 체구는 호리호리했으며, 손발이 큼지막했다. 우리는 비슷한 야망을 품었다. 이를테면 둘 다 대중의 인정을 갈망했고, 책을 쓰는 일에 흥미가 있었다. 우리는 성격적으로도 대단히 비슷했다. 둘 다 책임감과 인내심이 남달랐지만, 독선과 우울감에 더해 다소 불안정하고 고지식한 면도 있었다. 아버지처럼 나 역시 유전학 및 유전이 인간의 운명을 결정짓는 중요한 인자라는 믿음이 확고했다. 그리고 이 같은 철학의 신봉자답게, 나는 지금 아버지에게 일어나는 일들이 훗날 내게도 일어나리라는 걱정을 내려놓을 수 없었다.

고든 선생과의 첫 만남 이후로, 나는 유전이 치매에 미치는 영향과 관련된 글들을 꾸준히 탐독해왔다. 보통 55세 이전에 발생하는 조기발병 알츠하이머병은 본래 유전병으로 알려져 있다. 하지만 아버지의 사례처럼 좀더 전형적인 후기발병 치매 역시 유전적 위험인자를 지닌다. 뇌 속 콜레스테롤 수송에 관여하는 아포자단백질 E(APOE)의 ε4 대립유전자는 후기발병 알츠하이머병 환자의 절반 이상에게서 발견되는데, 이는 일반 인구에서 발견되는 빈도의 두 배가 넘는 수치다. 이 유전자가 한 개 존재하면 알츠하이머병의 발병 위험이 세 배로 높아지고, 두 개가 존재하면 여덟 배로 높아진다. 추가적 연구 결과에 의하면, 뇌에서 주로 면역계의 활동을 조절하는 다른 몇몇 유전자 역시 알츠하이머병의 발병과 관련이 있다.

그러나 유전학이 모든 실상을 말해주지는 않는다. 알츠하이머병의 기원은 곰곰이 들여다볼수록 지극히 복잡하다. 혈관 손상과 조직 염증은 물론이고 독소라든지 노화와 더불어 잦아지는 갖가지 부상 역시 그 요인이 될 수 있다. 하지만 사람들이 같은 수의 뇌세포를 가지고 태어나진 않는다는 사실, 그리고 뇌세포가 많을수록 더 많은 인지예비능cognitive reserve이 생긴다는 사실은 위와 같은 관찰 결과를 교란시킨다. 더욱이 교육이나 사회적 연결성이 인지 예비능 및 뇌가 세포 손상에 대응하는 능력과 관련해 바람직한 영향을 미칠 수도 있다는 사실은 계산을 더욱 복잡하게 틀어놓는다. 그러므로 결국 치매는, 단순히 수학적인 문제일지도 모른다. 다시 말해 유전적 혹은 환경적 상해를 입었을 때 생존하는 신경세포와 파괴되는 신경세포 중 어느 쪽이 다수인가에 따라 발병 여부가 결정되는 질환일지도 모른다.

연회가 서서히 끝나갈 즈음, 법학 교수인 대학 총장이 몇 마디 연설을 하기 위해 강단에 올랐다. 미국 국기 아래서 총장은 고등교육에 대한 접근 경로의 확대라는 사명을 설파하는 한편, 기부자들의 온정에 감사를 표했다. 이어서 보좌관이 후원자들을 한 사람씩 호명하자, 총장은 그들에게 개별적으로 사의를 표하기 시작했다. 이윽고 아버지의 이름이 불릴 차례가 되었다. 나는 심장이 두근대는 것을 느끼며 부친을 모시고 서둘러 강당을 가로질렀다. 미로처럼 배치된 테이블 사이를 통과하는 동안, 나는 땀에 젖은 손으로 아버지의 손가락을 꼭 붙잡았다. 연단 앞에서 걸음을 늦추고 박수를 받는 아버지를 나는 단호하게 앞으로 잡아끌었다. 행여 거기서 무슨 말이라도 하시려는가 싶어 두려움이 앞섰다.

연단 위에서 아버지는 총장과 악수를 나눈 다음, 글귀가 새겨진 감사패를 정중히 받아들었다. 나는 곧장 아버지의 어깨를 손으로 살살 밀면서 우리 테이블로 돌아갔다. 가는 길에 고개를 끄덕이며 인사하는 직원과 다른 후원자들을 향해 답인사를 건네는 것도 잊지 않았다. 자리에 앉았을 때는 안도의 한숨이 절로 새어 나왔다. 과연 그 모든 절차를 아버지가 무사히 마칠 수 있을까 하는 염려가 그만큼 컸다는 방증이었다. 어쨌든 천만다행으로 증정식 자체는 별다른 실수 없이 지나갔다.

하지만 아버지는 당신의 순서가 끝나자마자 느닷없이 식장을 뜨겠다는 의사를 내비쳤다. 오후 두 시가 다 되었으니 그만 집에 돌아가 낮잠을 자고 싶다는 것이었다.

"몇 분만 더 있다 가요. 행사 끝날 때까지만." 나는 조용히 아버지를 붙잡았다.

"내가 피곤해서 그래. 애당초 오래 있을 생각도 아니었고." 아버지는 다른 참석자의 이름이 불리고 있는데도 큰 소리로 말했다.

"제발요, 아버지. 지금 일어나면 모양새가 안 좋아요. 몇 분만 더 있다가, 다 끝나면 나가요." 나는 숨죽인 목소리로 아버지를 달래보았다.

아버지는 잠시 생각에 잠겼다. 어느새 사람들이 우리 쪽을 흘끔흘끔 곁눈질하기 시작했다. "그럼 난 택시를 타고 가마." 이렇게 말하며 아버지는 엉거주춤 자리에서 일어섰다.

나는 아버지의 재킷 소맷자락을 잡아당겼다. "아버지, 제발 좀." 나는 이를 악물고 최대한 소리를 낮췄다. "여긴 제 직장이에요. 그냥 몇 분만 더 기다려달라고요." 급기야 나는 아버지를 향한 경멸감이 목까지 차오른 나머지 이런 말까지 내뱉었다. "택시는 어디서 잡으시게요? 지금 여기가 어딘지도 모르시잖아요."

아버지는 나를 빤히 쳐다보았다. 내 말을 곱씹는 중이거나 돌연 굴욕감을 느낀 까닭인 듯했다. 어느 쪽이든, 아버지는 다시 자리에 앉았다. 당신이 공연한 고집을 부리고 있다는 사실을 불현듯 알아차린 기색이었다.

식이 이어지는 동안 나는 멍하니 식장 저편을 건너다보았다. 아버지에게 (그것도 사람들이 보는 앞에서) 그토록 쌀쌀한 말을 내뱉었다는 사실에 몸서리가 났다. 문득 연단 뒤쪽 난간에 나란히 묶여 있는 포일 풍선이 눈에 들어왔다. 이내 머릿속에서 짤막한 기억 하나가 되살아났다. 일곱 살 때였다. 뉴델리 집 현관문을 벌컥 열고 들어서는 아버지의 손에 헬륨 풍선이 들려 있었다. 나는 아버지가 미처 자리에 앉기도 전에 풍선을 잡아채 아파트 앞으로 달려 나갔다가 그만 손에서 놓쳐버렸다. 당황해서 폴짝거리며 손을 내뻗어봤지만, 풍선은 순식간에 내가 닿을 수 없는 높이까지 두둥실 떠올랐다. 풍선이 멀리멀리 날아가려는 찰나, 아버지는 긴 팔을 쭉 뻗더니 공중에서 풍선에 달린 리본을 낚아채서는 다시 내 손에 쥐여주었다.

낡은 필름 영화처럼 가물가물한 장면을 뚫고, 다시금 귓가에 아버지의 목소리가 들려왔다. "이만 가자, 샌디프, 피곤하구나." 기억도 분노도 온데간데없었다. 파도에 휩쓸린 모래 위 그림처럼 어느새 말끔히 지워진 뒤였다. 나는 다시금 아버지를 달래보았지만, 그리고 몇 분쯤 더 잡아두는 데 성공했지만, 그날 오후 아버지는 도무지 고집을 꺾지 않았다. "가요, 아버지." 결국 나는 옆자리에 앉은 그 고상한 노부인의 동정 어린 시선을 애써 외면하며 자리에서 일어섰다. "집에 가시자고요." 우리는 옆문으로 식장을 빠져나갔다.

집으로 돌아가는 길에 아버지와 나는 서로 말 한마디 건네지 않았다. 차를 몰고 진입로에 들어설 때쯤에는 다시 햇빛이 반짝거리고 있었다. 곳곳에 생긴 작은 빗물 웅덩이가 밝고 푸른 하늘을 되비추었다.

"와줘서 고맙구나, 산자." 아버지는 차문을 열며 말했다. 내가 아직 화를 풀지 않았다는 걸 다 아시는 눈치였다.

"고맙기는요." 나는 들릴 듯 말 듯한 소리로 말했다. 머릿속엔 온통 그곳을 벗어나고 싶다는 생각뿐이었다.

"고맙지, 고맙고말고." 아버지가 말했다. "같이 와줘서, 얼마나 기쁜지 모른다. 넌 참 착한 아들이야."

일순, 마음 가득 온기가 밀려들었다. 오랜 세월을 떨어져 살았지만, 아버지가 건네는 다정한 말 한마디는 여전히 나를 들뜨게 했다. "내일 또 올게요." 내가 말했다.

"몇 시에?"

"글쎄요. 일 끝나면요. 같이 나가서 커피라도 한잔하죠, 뭐."

입고 있던 회색 정장 때문이었을까? 차에서 내릴 때 아버지는 교수 시절과 조금도 달라진 게 없어 보였다. "난 커피는 안 좋아해." 문을 닫기 전, 아버지는 이렇게 말했다. "너 보는 걸 좋아하지."

4장

/

글쎄다,
나중에 이름은 남겠지

'당신'이라는 사람의 기쁨과 슬픔, 기억과 야망,

자아정체감과 자유의지는 사실 여러 신경세포 및 관련 분자의

거대 집합체가 일으키는 작용에 지나지 않는다.

:

프랜시스 크릭°, 『놀라운 가설: 영혼에 관한 과학적 탐구』

°   DNA의 이중나선구조를 발표한 영국의 분자생물학자.

나는 의과대학에 재학 중이던 스물다섯 해 전에, 말기 치매를 앓다가 사망한 고령 남성의 보존 처리된 뇌를 손에 쥐어본 적이 있었다. 다갈색에 무게가 1.4킬로그램쯤 되는 그 장기는 한때 노인의 주의력과 언어능력과 기억력, 즉 그가 유일무이한 인간으로서 살아가는 데 기여한 거의 모든 기능을 주재하던 기관치고는 그리 특별할 것이 없어 보였다. 나는 손끝으로 소뇌를 어루만졌다. 소뇌는 대뇌 반구 아래쪽에 자리하는 덤불 모양 구조물로 우리 몸의 평형과 조정력을 관장한다. 손끝으로 대뇌피질도 찔러보았다. **뇌이랑**이라고 불리는 대단히 복잡한 형태의 주름은 뇌의 표면적을 넓히는(그럼으로써 정보 처리 능력을 끌어올리는) 역할을 한다. 보존을 위해 사용된 이런저런 화학물질 때문에 노인의 뇌는 두개골 안에 들어 있던 시절과 달리 질감이 푸딩처럼 말캉하기는커녕 불에 익힌 간처럼 단단하고 탱글탱글했다. 현미경으로 관찰한 조직 절편에서는 알츠하이머병이 일으킨 특유의 병적 변화가 뚜렷이 드러났다.

뇌의 절편은 센티미터 두께로 잘린 채, 컵 받침 세트처럼 차곡차곡 포개져 있었다. 나는 포르말린으로 고정해 번들거리는 뇌 조각 하나를 집어 들었다. 횡단면을 살펴보니 회색과 흰색 무늬가 선명했다. 그중 회백질은 주로 신경세포체로 구성되고, 백질은 주로 미엘린이라는 지질 성분의 절연체(말이집)에 둘러싸인 신경로로 구성된다. 하지만 그 복잡한 무늬는 한때 그 기관이 지녔던 경이로운 능력에 대해 아무것도 말해주지 않았다. 마이크로칩이나 배선과 같은 내부 구조를 들여다보는 것만으로는 컴퓨터에서 그 각각의 정확한 기능을 유추할 수 없듯이, 인간의 뇌도 마찬가지다. 분명한 건, 내 앞에 놓인 납작한 스틸 용기에 액침돼 있던 네 조각으로 잘린 그 구조물에서 노인의 정서적 삶의 대부분(심장과 소화관 역시 감정 조절에 있어서 일정 부분 역할을 담당한다), 그리고 단언 기억력과 인지력의 모든 부분이 비롯되었다는 점이다.

::

인간의 뇌는 영역별로 기능이 분화돼 있다. 대기업이 지역별 공장을 세워 운송비를 질감하는 것처럼, 뇌는 기억력은 물론 시력이나 언어 구사력, 공간 추론 능력 등 다양한 기능을 담당하도록 특화된 단위들의 집합체로 진화했다.

노인의 내측 측두엽 내면의 구부러지고 두두룩한 조직 안쪽으로는 해마가 자리했다. 해마는 시나몬롤과 비슷한 모양으로 맞접힌 몇 개의 세포층으로 이뤄져 있다. 노인의 해마는 약해지고 위축돼 있었다. 엄밀히 말하면 그렇다는 설명을 들은 것인데, 당시에 나는 정상적 해마를 본 적이 거의 없어서 표본의 상태를 스스로 평가하기란 불가능했다. 헨리 몰레이슨의 사례를 바탕으로 신경과학자들이 알아낸 바와 같이, 해마와 그 주변 구조물들은 장기기억의 부호화를 관장하는 영역이다. 알츠하이머병 초기에는 이 부분이 손상되기 때문에 그 퇴행성 뇌질환의 특징적 증상인 전향성 기억상실─새로운 기억의 형성이 불가능한 상태─이 나타나게 된다. 해마의 주된 신경전달물질은 아세틸콜린이다. 그래서 이를테면 아리셉트와 같은 아세틸콜린 분해효소 억제제가 알츠하이머병 환자의 기억력 저하를 치료하는 데 (비록 그 효과는 미미할지라도) 사용되는 것이다.

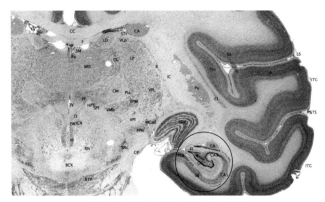

염색된 해마 절편. 시나몬롤 모양이 특징적이다.

해마에서 겨우 1센티미터쯤 떨어진 곳에는 편도체라는 아몬드 모양 구조물이 자리했다. 편도체는 이를테면 두려움과 같은 정서적 반응을 조절한다. 두려움과 기억을 담당하는 구조물이 서로 그토록 가까이 위치하게 된 것은 결코 우연이 아니다. 우리의 안전과 생존을 보장하기 위해서는 우리가 무엇을 두려워해야 하는지를 기억해야 하니까. 실제로 해마는 극심한 두려움을 느끼기 시작하면 과잉활동 상태에 돌입하는데, 이때 가령 공격자의 뺨에 난 점의 형상과 같은 특정 정보들은 생생하고 세세하게 기억하면서도, 공격이 발생한 방의 배치와 같은 여타 정보는 여차하면 날려버리기도 한다. 강력 범죄 피해자들의 대체로 불완전한 기억들을 마주할 때, 우리는 기억의 부호화가 이렇듯 오점투성이라는 사실을 반드시 유념해야 한다.

　일단 형성되어 공고해진 기억은 더 이상 해마에 저장되지 않는다. 그런 기억들은 대뇌피질의 신경세포 안에서 부호화된다. 대뇌피질은 포유동물의 뇌에서 문제 해결이나 지각과 같은 고차원적 기능을 담당하는 영역이다. 내가 기억과 관련한 문헌을 탐독하다 접한 초기 과학 이론을 하나 소개하자면, 스코틀랜드 심리학자 알렉산더 베인은 1873년의 저서 『마음과 몸*Mind and Body*』에 "모든 기억 행위, 모든 신체적성의 발휘, 모든 습관, 기억, 생각의 흐름에 있어 감각 및 운동에 대한 특수한 분류 내지 조정이 이루어지는데, 이는 [뇌 속] 세포 연접 부위의 특수한 성장 덕분"이라고 썼다. 그리고 밝혀진바, 베인의 견해는 본질적으로 옳았다. 오늘날 우리는 기억이 각 신경세포 사이의 시냅스 연결에 의해서 좌우된다고 여긴다. 한 가지 에피소드와 관련된 기억을 부호화하는 데는—인간의 대뇌피질에 존재하는 대략 1000억 개의 신경세포와 1조 개의 시냅스 가운데—어림잡아 1000개가량의 신경세포와 (그 세포들의 접합부인) 시냅스로 구성된 네트워크가 필요하다고 알려져 있다. 그러한 네트워크가 우연하게든 기억하려 애쓰는 과정에서든 자극될 때, 처음 그 네트워크의 구성을 유발한 감각도—시각과 청각, 심지어는 후각까지도—함께 자극을 받는다.

베인의 이론은 가히 기념비적인 개념의 도약이었다. 몇백 년 동안 철학자들은 심적 현상이 기계론적 사건으로 전환될 가능성을 일축하는 한편, 그러므로 마음이 깃들어 있는 장소는 뇌가 아니라고 주장해온 터였다. 일찍이 이러한 심신이원론을 지지한 이들 가운데 가장 유명한 인물은 17세기의 철학자이자 수학자이자 과학자인 르네 데카르트였다. 그는 정신이 육체와 엄연히 다른 초자연적인 상태라고 보았다. 데카르트의 믿음에 따르면, 정신은 육신으로 전환될 수 없는 비물질적인 독립적 실체였다. 돌이 여타의 독립적 실체에 예속되지 않은 채 혼자서 존재할 수 있듯이, 정신도 독자적으로 존재할 수 있다고 데카르트는 주장했다. 그가 쓴 「제6성찰」의 한 대목을 살펴보자. "나는 나 자신에 대해 적어도 한 가지 분명하고도 뚜렷한 관념을 갖고 있다. 요컨대 나는 사유하는, 연장되지 않는 실체[즉, 정신]다. 다른 한편으로 나는 내 육체에 대해 적어도 한 가지 뚜렷한 관념을 갖고 있다. 요컨대 그것은 연장되는, 사유하지 않는 실체다. 그러므로 [내 정신은] 내 육체와 엄연히 다르며 그것 없이도 존재할 수 있다고 [나는] 확신한다."

데카르트는 육신과 영혼이 서로 다른 영역을 점유한다고 여겼다. 그렇지만 1644년 5월 한 성직자에게 보낸 편지에는 "두뇌에 새겨진 자국들은 뇌로 하여금 영혼을 전과 같은 방식으로 움직여 과거의 기억을 수월하게 떠올리도록 해주는데, 이는 종이나 냅킨이 접힌 곳 하나 없이 말끔할 때보다 접힌 자국이 있을 때 다시 그 방식대로 접기가 한결 쉬워지는 것과 같은 이치"라는 내용을 적기도 했다.• 아이러니하게도, 데카르트의 이 견해는 기억에 대한 현대과학 이론을 뒷받침한다.

그 이론의 기본 원리는 앞서 언급한 캐나다 심리학자 도널드 헤브가 1949년 대표 논문 「행동의 체계The Organization of Behavior」를 통해 제시한 바 있다. 노바스코샤주에서 의사 부부의 첫아이로 태어난 헤브는 학자로서 경력의 대부분을 몬트리올에 있는 맥길대학에서 쌓았다. 어린 시절에는 어머니 밑에서 홈스쿨링을 했는데, 그때

• 이와 같은 발상을 최초로 제시한 사색가는 데카르트가 아니었다. 비슷하게 플라톤은 기억을 유리판에 식각한 판화에 비유했는데, 식각이 깊으면 깊을수록 기억의 영구화가 더 공고히 이뤄진다는 논리였다.

의 경험은 훗날 학습과 기억에 대한 헤브의 신념에 깊은 영향을 미쳤다. 공립학교에 입학한 뒤에는 동년배들에 비해 학업 성취도가 월등한 데다 진급도 대단히 빨라서 겨우 열두 살 나이에 고등학교에 진학할 정도였다. 대학에서는 소설가가 될 작정으로 영문학과 철학을 전공했다. 하지만 그런 열망이 별다른 결실을 맺지 못하자, 헤브는 초등학교 교장으로 취직한 다음 저녁이면 맥길대학에 다니며 심리학 수업을 들었고, 그러다 마침내 그곳에서 박사학위까지 따냈다. 하지만 그가 연구를 추진하게 한 통찰력의 근원은, 학식과 지성은 타고나는 것이 아니라 경험의 산물이라던 어린 시절 모친의 진지한 가르침이었다.

헤브는 학자로서 뜻밖의 해부학적 사실 하나를 맞닥뜨리고는 어리둥절해졌다. 뇌 조직이 다량으로 제거되거나 손상되었을 때조차 지적 능력은 별다른 영향을 받지 않는 듯 보였던 것이다. 그의 문장을 빌리자면 "전전두엽이 제거된 사람이 이후에도 지능지수 160 혹은 (심지어) 그 이상을 유지하는 일이 어떻게 가능하단 말인가?"

헤브는 뇌 조직을 잘라낸 후에도 지적 능력이 유지되는 이유가, 남아 있는 신경세포의 효율성과 연결성이—경험에 따른 결과로— 증가하면서 생각이나 지각의 부호화에 필요한 신경세포 및 시냅스의 수가 줄어드는 데 있다고 확신했다. 스페인 신경과학자 라파엘 로렌테 데 노가 제시한 견해를 발판 삼아 헤브는 주관적인 의식적 경험이, 마치 한 줄로 연결된 크리스마스 조명처럼 함께 연결된 신경세포의 집합체 안에서 부호화된다는 가설을 세웠다. 집단적 발화firing는 신경세포들의 네트워크를 강화시키고, 이는 관련 네트워크를 구성하는 시냅스의 구조 및 효능 변화로 귀결되는데, 이러한 과정을 헤브는 '장기강화작용long-term potentiation'이라고 일컬었다.

헤브의 글을 더 읽어보자. "일반적 개념은 오래전에 정립되었다. 두 세포 혹은 세포계가 동시에 반복적으로 활성화되면 '연관성'이 생겨, 한 세포 혹은 세포계 내에서의 활동이 다른 세포 혹은 세포계 내에서의 활동을 용이하게 한다는 개념이 그것이다." 헤브는 문제의 연관성이 생기는 원리에 대해서는 알지 못했지만 그 연관성이 시냅스의 저항성, 즉 신경세포 사이의 소통을 가로막는 장벽을 낮추는 결과를 가져온다는 가설을 세웠다. 이렇게 낮춰진 저항성은 해당 시냅스의 전달력을 '강화'함으로써 관련 신경세포 네트워크가 독립적 실체로서 발화하도록, 그래서 개별적이면서도 영구적인 기억들을 생성하도록 해준다는 것이다. 뇌과학자들이 즐겨하는 말마따나, 함께 발화하는 신경세포들은 함께 배선되어 있다.

현재 통용되는 헤브의 이론에 따르면, 단기기억은 그저 일시적인 체계일 뿐이다. 기억은 보살피지 않으면 약해질 수밖에 없다. 기억을 좀더 지속적으로 저장하기 위해서는 반드시 반복적 발화를 통한 구조적 변화, 이른바 **응고화**consolidation 과정이 이뤄져야 한다. 인간의 해마는 이러한 과정을 진행하는 데 있어 결정적 역할을 담당한다. 정확한 메커니즘은 여전히 오리무중이지만, 짐작건대 대뇌피질의 각기 다른—시각, 청각, 후각—영역들이 하나의 의식적 경험을 계기로 활성화되어 해마에 신호를 보내면 그곳에서 다양한 감각 및 지각이 압축을 거쳐 하나의 완전체로 결합하는 듯하다.

그러고 나면 해마는 흡사 디제이처럼 해당 에피소드를 재생하고 또 재생하는데, 이때 신호를 매번 그 신호들의 발원지인 대뇌피질의 동일한 영역으로 거듭거듭 돌려보낸다. 문제의 경험은 다만 무의식적으로라도 재현을 반복한다. 그러다 마침내 대뇌피질의 회로가 공고해지면, 해마는 비로소 그 과정을 중단할 수 있고, 이제 해당 기억은 대뇌피질에 머물게 된다. 이러한 과정은 흔히 선잠을 자는 동안에 진행되는데, 기억 형성에 수면이 결정적 역할을 한다고 여겨지는 이유가 바로 여기에 있다.

또한 우리 아버지가 점심에 뭘 먹었는지도 돌아서면 잊어버릴 정도로 해마가 망가져가는 와중에도 이를테면 1947년 인도의 분리·독립과 같은 유년 시절의 사건들은 여전히 기억했던 이유 역시, 알고 보니 이 응고화 과정과 관련이 있었다. 어린 시절의 기억은 이미 대뇌피질의 신경세포 네트워크에서 응고화가 이뤄진 상태라, 해마의 영향에서 비교적 자유로웠던 것이다.

응고화의 기간은 기억의 유형 및 특성에 따라 며칠에서 몇 개월, 심하면 몇 년이 걸릴 수도 있다. 더욱이 그 기억은 새로운 정보가 유입되거나 오래된 정보가 반영되면서 변질될 가능성이 있다. 일례로 내가 의대생 시절 신경학 수업 시간에 겪었던 일을 돌이켜보자. 당시 강사는 화면에 잠과 관련된 낱말 열다섯 개를 연달아 잠깐씩 띄우면서 읽어주더니, 우리더러 그중 기억나는 단어를 최대한 많이 적어보라고 지시했다. 내가 적은 낱말은 '평온' '하품' '졸음' '코골이' '선잠' '침대' '휴식' '담요'였다. 우리가 쓰기를 끝마쳤을 때 강사는 '침대'를 적은 사람의 수를 확인했다. 거의 모든 학생이 손을 들었다. 다음으로는 '잠'을 적은 사람의 수를 확인했다. 대다수가 손을 들었다. 하지만 '잠'은 애초에 목록에 없었다고, 강사는 우리에게 일러주었다.

"우리가 기억하는 과거는 우리 짐작보다 훨씬 더 취약하고 기만적이며 은밀하다." 신학자 존 스윈턴은 2012년 저서 『치매: 신의 기억 속에 살다*Dementia: Living in the Memories of God*』에 이렇게 적었다. 기억의 응고화는 일종의 생성 과정이며, 결국은 수정과 조작, 재건으로 귀착된다. 새로운 정보나 지각은 물론 감정까지도 특정 경험을 본래와 다르게 변조할 수 있고, 그로 인해 기억도 덩달아 변경될 가능성이 있다. 기억은 현재 우리가 가진 신념에 맞춰 변형될 수 있다. 그러다 종국에는 기원을 알 수 없는 허구로 채워질 수도 있다. 어머니가 돌아가셨을 무렵, 아버지는 병세가 깊어지다 못해 당신의 죽은 아내가 안락의자에 앉아 있다는 (비상식적인) 주장을 하는 지경에 이르렀다. 그러나 아버지는 그저 무의식적으로 머릿속 기억의 내용을 변경했을 때 누구나 보이는 행동을 과장된 방식으로 보이고 있을 따름이었다.

::

우리 기억은 여러 장소에 존재한다. 책 속에, 하드드라이브에, 스마트폰에, 그리고 우리 정신의 외부에 있는 다른 독립적 실체 안에도 기억은 살고 있다.• 심지어 기억은 한 개 이상의 뇌, 이를테면 한 가족 내 여러 구성원의 뇌 사이에서 공유되기도 한다. 일차적 뇌가 기억하기에 실패하면, 필연적으로 다른 뇌들이 그 일을 담당하게 될 수도 있다.

•   앤디 클라크의 저서 『수퍼사이징 더 마인드: 체현, 활동, 인지적 확장』을 참조하라.

양친이 롱아일랜드로 이사하기 몇 해 전, 안개가 자욱하던 12월 의 어느 날을 나는 여전히 기억한다. 그때 나는 센트럴파크에서 한참을 달린 뒤 아버지에게 전화를 걸었다. 바람이 휘휘 불던 저녁이 었다. 찬비에 흠뻑 젖어 무거워진 낙엽들이 바닥에 수북이 쌓여 있었다. 아버지는 근자에 작고한 당신의 먼 사촌 이야기를 들려주었다. 아버지의 여느 친척들과 마찬가지로 비카스 역시, 내가 인도에서 자랐던 어린 시절 알고 지냈을 법하지만 정작 내 기억에선 말끔히 지워진 인물이었다.

"마음이 안 좋으시겠어요." 내가 말했다.

"그렇지, 아무래도……." 아버지의 목소리가 잦아들었다.

"어쩌다 돌아가셨대요?"

"글쎄다, 내가 모르는 뭔가가 있겠지. 그나저나 친구들이 전부 죽는구나. 얼마 전엔 누굴 좀 보러 델리에 다녀왔는데, 교수 일을 하는 동급생이었지. 한데 그 친구도 죽어버렸어. 가끔은 책상을 싹 치우고 논문도 죄다 없애버리는 게 낫겠다 싶어."

아버지의 죽음이라는 결말, 그토록 끔찍한 경험이 나를 기다리고 있다는 생각은, 달리기로 상쾌해졌던 기분을 일거에 날려버렸다.

"죽는 게 두려우세요?" 나는 물었다.

"두렵지는 않지만, 죽고 싶지도 않아. 할 일이 너무 많거든." 아버지는 망설임 없이 이렇게 대답했다.

"그 이후에는 뭐가 있다고 생각하세요?" 나는 질문을 이어갔다. "새로운 삶, 아니면 그걸로 끝?"

"나야 그걸로 끝이라고 생각하지." 아버지의 대답은 단호했다.

"이후에 뭐가 있는지는 나도 모르고, 아무도 모르지."

빛은 빠르게 이울어갔다. 한 무리의 십 대가 바위에 앉아 키득거리며, 연무 낀 하늘로 담배 연기를 내뿜고 있었다.

"이걸로 끝이라면 아등바등 사는 게 다 무슨 소용일까요?" 내가 물었다.

"글쎄다, 나중에 이름은 남겠지." 아버지는 이렇게 대답했다.

"하지만 정작 본인은 그걸 모를 텐데, 그게 다 무슨 소용이에요?"

소용이 있다고, 아버지는 말했다. 설사 나는 죽어 없어져 나 자신을 기억하지 못할지라도 사람들이 나를 기억하리란 사실을 스스로 아는 데서 위안을 얻는다는 이야기였다.

그리고 때로는 사랑하는 이들이 여전히 우리 곁에 머무는 동안에도 그들을 대신해 우리가 그 짐을 짊어져야 한다는 것을, 나는 오래지 않아 알게 되었다.

5장

/

언젠가 떠날 땐
어차피 다 두고 갈 것들인데

고든 선생을 처음 찾아간 이후로 그해 내내 아버지의 상태는 나날이 더 나빠져, 급기야 경도인지장애라는 진단이 더는 유효하지 않은 단계에 이르렀다. 알로이스 알츠하이머가 그의 이름을 딴 질환의 증례를 처음 발표한 시점으로부터 스무 해가 흐른 1926년, 독일의 저명한 정신과의사 에른스트 그륀탈은 알츠하이머병의 특징적 증상으로 기억상실, 일이나 외모에 대한 부주의, 이해력의 둔화, 극도의 자극과민성 등을 꼽았다. 그리고 양친이 롱아일랜드로 이주한 지 꼭 한 해가 되었을 무렵에는, 아버지에게서 그 모든 증상이 관찰되었다.

아버지는 당신이 앓는 병의 진정한 본질을 정면으로 마주하지 못했다. 나 역시 아버지의 과오를 감쌀 변명거리를 기어이 찾아내려고 드는 게 일이었다. 아버지가 열쇠를 챙기지 않고 집 밖에 나갔다가 문이 잠겨 들어가지 못할 때면, 나는 누구에게나 일어날 수 있는 일이라며 형과 여동생을 안심시켰다. 또한 아버지가 열쇠를 어디에 두었는지 혹은 은행에서 돈을 찾았는지 여부를 기억하지 못할 때면, 아버지의 피로와 어머니의 병환을 들먹여가며 누구든 그런 상황에서는 평소와 다르게 행동할 수 있다는 설명으로 상황을 무마하고는 했다.

2015년 12월, 피아가 2학년 동급생들과 준비한 크리스마스 연극 「이상한 나라의 앨리스」를 관람하러 갔을 때의 일이다. 그날 밤 어머니는 객석을 찾아가 앉는 일조차 힘겨워했다. 그런 어머니를 모시고 빳빳한 카키색 바지며 연청색 원피스 차림으로 꼼지락대는 어린아이들을 요리조리 피해 가파른 계단을 내려가는 일은, 정말이지 고역이었다. 하지만 아버지는 저녁 내내 컨디션이 좋았다. 농담을 던지고, 아이들을 놀리는가 하면, 젊은 엄마들이 떨어뜨린 공연 프로그램 안내지를 호기롭게 집어주기도 했다. 막이 오르자 아버지는 각 장이 끝날 때마다 박수갈채를 보냈다. 하지만 그러다 간혹 무대에서 학생이 연기의 일환으로 박수를 치기 시작하면, 장 중간에도 갈채를 보내고는 했다. 나는 비좁은 객석에서 미심쩍은 눈으로 아버지를 흘긋거리면서도, 일부러 다 알고 저러시는 것이겠거니 하며 스스로를 안심시켰다.

하지만 그해가 저물어갈 무렵에는 실수의 양상이 더욱 심각해졌다. 1월에는 정지신호를 무시한 채 달리다가 교통 위반 딱지를 받았다. 2월에는 당신의 오래된 아우디 차량을 몰다가 (식료품 체인점) 트레이더 조 주차장에 서 있던 승용차 한 대를 들이받았다. 당초에 아버지는 사고를 냈다는 사실마저 완강히 부인했지만, 내가 상대 차량의 깨진 후미등 사진이 실린 경찰 조서를 내밀자 마지못해 당신의 과실을 인정했다. 형과 여동생은 아버지가 운전을 그만두길 바랐지만, 나는 반대했다. 실수는 누구나 저지를 수 있다는 게 내가 내세운 이유였다. 아버지에게 다시 기회를 주는 건 지극히 당연한 처사였다.

그러나 오래지 않아 아버지는 변명의 여지가 없는 과오를 범하기 시작했다. 힌두교 사원에서는 인도 사회의 물질주의적 타락을 거론했다가 다른 참배자들과 언쟁을 벌였다. 물론 아버지는 모국에 대한 애정을 공공연히 드러내왔지만, 그 애국심에는 언제나 인도의 지속적 무능과 제3세계 국가의 부정부패에 대한 경멸이 스미어 있었다. 안타깝게도 그 사원을 열심히 다니는 신자들은 아버지의 이러한 소신을 고깝게 받아들였다. 결국 아버지는 기도회 참석을 금지당했다.

돈 관리에도 갈수록 부주의해졌다. 은행에서 어느 날 700달러를 찾아놓고 이틀 후 다시 2100달러를 찾는 식으로 꽤 많은 현금을 인출한 다음, 집 안 여기저기에 아무렇게나 놔두는 일이 예사였다. 어머니의 간병인들이 수시로 드나드는 집이니 제발 그러지 말라는 형과 나의 당부를 아버지는 좀처럼 들어주지 않았다(혹은 들어줄 수 없었다). 그럼 우리는 몰래 그 현금을 가져다 아버지 계좌에 도로 입금하고는 했는데, 정작 아버지는 그 사실을 알아차리지도 못했다. 그뿐만이 아니었다. 돈이며 장신구가 감쪽같이 사라지는 일도 비일비재했다. 더군다나 내야 할 돈까지 제때제때 지불하지 않았다. 한번은 라지브 형이 식탁에 쌓인 서류 더미에서 〔의류 브랜드〕바나나리퍼블릭이 수금 대행사를 통해 보낸 연체금 청구서를 발견한 적이 있는데, 알고 보니 그쪽에서는 지난 5월부터 아버지에게 연락을 취해온 터였다. 형이 대금을 납부하려고 전화했을 때 전화를 받은 사람은 형을 20분이나 기다리게 하더니, 위임장을 제시하지 않으면 형의 돈을 받는 것은 고사하고 형과 대화하는 것조차 불가능하다고 통보했다. "내가 대금을 납부하겠다는데 그것도 못하게 막더라니까ㅋㅋㅋㅋㅋ 내가 지금 웃고 있지만 속은 진짜 말이 아니다." 라지브 형은 수니타와 내게 이런 문자를 보냈다.

하지만 결국 내 합리화에 제동을 건 것은, 아버지에게서 걸려온 전화 한 통이었다. 2015년 늦가을 오후 병원에서 회진을 돌고 있던 내게 아버지는 불쑥 이런 말을 꺼냈다. "묻고 싶은 게 있는데, 생각이 다르면 말해다오. 너희 엄마를 요양원에 입원시키면 어떻겠니?" 아버지는 마치 반백 년 넘게 고락을 함께한 사랑하는 배우자의 운명이 아니라 저녁 메뉴에 대한 결정을 두고 고민하는 사람처럼 물었다.

"음, 엄마는 지금 어디 계세요?" 나는 충격을 애써 가라앉히며 차분히 되물었다.

"그야, 바로 옆에 있지." 아버지가 어머니 쪽으로 몸을 돌리는 소리가 들려왔다. "샌디프랑 통화하는 중이에요." 아버지가 말했다. "당신을 요양원에 입원시키는 편이 낫지 않겠나 싶어서."

어머니는 통곡하기 시작했다. 듣기에 괴로울 정도로 처절한 울음이었다.

"아니, 당신을 거기 보내겠다는 얘기가 아니라." 아버지는 금세 한 발 물러서며 말을 이어갔다. "그냥 고려는 해보자는 얘기예요. 당신 뜻이 중요하기도 하고. 하지만 거기선 당신을 잘 돌봐줄 거예요. 당연히 우리도 매일 찾아갈 테고."

::

그 전화 통화를 빙자한 지독하고도 무심한 잔혹극을 계기로, 마침내 나는 아버지의 병이 그간 상당히 진행되었다는 현실을 자각하게 되었다. 한 해가 넘도록 나는 나머지 가족들 눈에는 뚜렷이 보이는 진실을 부정해오던 참이었다. 그런 식의 합리화는 아버지에게 (그리고 어쩌면 내게도) 닥칠 미래에 대한 두려움에서 기인했다. 하지만 이제는 달랐다. 어느새 나는 정반대의 (그리고 어쩌면 훨씬 더 해로운) 믿음, 즉 아버지가 더는 정상적 사고를 할 수 없다는 확신에 사로잡혀 있었다.

물론 여전히 아버지의 말을 귀담아듣는 척하긴 했지만, 가령 2016년 공화당 대선 후보라는 사람의 저속한 농담을 지적할 때처럼 정상성이 돋보이는 경우가 아니고서는, 내가 그분의 발언에 별달리 반응하거나 가치를 부여하는 일은 드물었다. 이상하거나 괴상한 발언은 무시하기도 했는데, 사실상 이는 아버지를 무시하는 것이나 매한가지였다. 이따금 아버지가 가족의 옛이야기를 들려줄 때도, 나는 그 얘기들이 무료하거나 무의미하다는 생각에 핀잔을 하거나 그분을 다그치기 일쑤였다. 당연하게도 내 이런 태도는 아버지를 전보다 더 서글프고 쓸쓸하게 만들었다. 물론 일부러 그런 건 아니었지만, 그 사실은 별로 중요하지 않았다. 일단 뇌질환 환자라는 꼬리표가 붙고, 그간의 대화에 대한 내 엄격한 해석을 바탕으로 그 꼬리표에 확실성이 더해지자, 나한테 아버지는 우리 가족 안에서 부차적 인물이 되었다. 끝없이 작아지는 세계에 홀로 갇힌 아버지의 축소된 자아를, 나는 경계선 바깥에서 비통한 마음으로 물끄러미 바라보았다.

비슷한 일은 어머니에게도 일어났다. 파킨슨병(혹은 그로 인해 복용하던 치료제)의 영향으로 환각 증세가 나타나면서부터 형과 여동생과 나는 어머니의 행동이나 감정을 툭하면 그 질환과 연관 지어 해석하려고 들었다. 사회심리학자 톰 키트우드는 그와 같은 습성을 일컬어 '악성 사회심리malignant social psychology'라고 했다. 악성 사회심리는 일종의 이인증depersonalization이다. 어머니가 더는 혼자 힘으로 걸을 수 없다는 사실이라든지, 당신의 간병인들과 아버지가 무시로 벌이는 다툼 때문에 슬퍼하거나 위축되는 모습까지 우리는 (그리고 어머니의 주치의들은) 어렵고도 절망적인 상황에 처한 인간이 보이는 합리적 반응이 아닌 신경 퇴행성 질환의 증거로 받아들였다. 그 시절 나는 한창 심장에 관한 책을 집필 중이었는데, 심리사회적 스트레스가 인간의 건강에 미치는 악영향이 책의 주요 주제 가운데 하나였다. 하지만 정작 양친을 관찰할 때 내 사고의 흐름은 반대 방향, 그러니까 두 분의 건강 상태가 순수하게 세포 병리학적 이상의 결과라는 관점으로 회귀하고는 했다. 양친이 사회적으로 움츠러들고 소외된 건 비단 당신들이 앓던 병환 때문만이 아니라 두 분에 대해 우리가 보인 반응 때문이기도 했다.

2015년이 저물어가던 어느 겨울 저녁, 아버지가 급하게 나를 집으로 불러들였다. 어머니는 울어서 퉁퉁 부은 눈으로 식탁 앞에 앉아 있었는데, 듣자 하니 전달에 새로—정확히는 세 번째로—고용한 간병인 수자타를 담요 몇 장이 빈다는 이유로 심하게 나무라신 모양이었다. "담요는 원래 없었다고 내가 몇 번을 말해도 귓등으로도 듣지를 않는구나." 아버지가 답답하다는 듯 소리쳤다. "그래서 내가 그랬지, 그런 식으로 계속 몰아세우면 수자타도 결국 그만둘 거라고."

나는 의자를 끌어다 어머니 옆에 앉았다. "엄마, 담요는 원래 없었어요." 나는 단호하게 말했다. "수자타가 가져간 게 아니에요. 설사 가져갔대도 상관없고요. 그래 봤자 싸구려 담요일 뿐이잖아요."

"너한테는 싸구려일지 몰라도 나한텐 아니다." 어머니가 쏘아붙였다.

모친을 진정시키기 위해 나는 위층으로 달려가 벽장을 뒤적거렸다. 수북이 쌓인 실크 정장과 내가 선물했지만 여태 상자도 뜯지 않은 안마기, 종교의식에 쓰이는 성물이 눈에 들어왔다. 하지만 담요는 없었다. "아무리 찾아봐도 없어요." 나는 아래층으로 돌아가 결과를 알렸다. 하지만 어머니는 당신이 직접 올라가서 찾아보겠다고 고집하더니, 낙상으로 생긴 통증이 여태 가시지 않은 오른손 대신 왼손으로 난간을 짚어가며 평소보다 더 민첩하게 계단을 올랐다. 나는 같이 안방으로 들어가 예의 그 벽장 선반에서 비닐 가방에 담긴 꾸러미 하나를 내린 다음 지퍼를 열어보았다. "아니, 그건 깃털 이불이고." 어머니가 말했다. 그런 담요를 찾는 게 아니라는 얘기였다.

나는 손님용 침실 벽장을 뒤져보았다. 그리고 이번엔 침대 시트로 싸여 있는 또 다른 꾸러미를 찾아냈다. 시트를 걷어내자, 차곡차곡 쌓여 있던 밝은색 모직 담요가 모습을 드러냈다. 어머니가 애타게 찾던 바로 그 담요들이었다. "아하." 어머니의 의기양양한 외침을 들으며 나는 할 말을 잃은 채 멋쩍게 서 있었다. 어머니는 잰걸음으로 그 방을 빠져나갔다. "이제 아래층으로 가자. 아버지한테 알려야지. 그래야 더는 날 거짓말쟁이 취급하지 못할 게 아니냐."

사락사락 눈이 내리던 그날 밤, 아버지와 나는 어머니가 잠든 뒤 식탁 앞에 가만히 앉아 있었다. 아버지는 살면서 단 한 번도 희망을 잃어본 적이 없었다. 하지만 그런 아버지도 어머니의 병세가 말기에 접어들었다는 것, 여러 문제가 경쟁하듯 우후죽순 불거지면서 한 문제의 해법이 또 다른 문제를 불러오는 단계에 접어들었다는 것을 인정할 수밖에 없었다. "난 말이다, 네 엄마가 너무 가여워." 아버지는 음량을 한껏 낮춰놓은 텔레비전 뉴스를 응시하면서 말했다. "자기 물건에 대한 집착이 너무 강하지 않니. 언젠가 떠날 땐 어차피 다 두고 갈 것들인데."

::

피아의 크리스마스 연극 공연이 끝나고 두 주 뒤에는, 우리 집에서 내 마흔일곱 번째 생일을 축하하는 자리가 마련되었다. 파티에서 아버지와 나는 가벼운 소동을 벌였다. 아버지는 내 손님들에게 연락 가능한 이메일 주소를 물어서 종이에 적어뒀는데, 그 종이들을 잃어버리자 그만 사색이 되고 말았다. 내가 나중에 그 주소들을 이메일로 보내주겠다고 했지만, 아버지는 도리어 역정을 냈다. 어차피 내가 잊어버릴 게 뻔하다는 것이었다. 그러자 나도 화가 난 나머지, 어차피 어디다 놨는지 기억도 못하는데 그런 걸 적어둬봤자 무슨 의미가 있냐면서 비아냥거렸다. 하지만 그래봐야 시시한 말다툼이었고, 그 일만 제외하면 즐거운 생일 파티였다. 케이크를 자르고 가족과 손님들이 우렁차게 생일 축하 노래를 부를 때쯤에는, 언제 그랬냐는 듯 분위기가 화기애애해졌다.

그러나 이틀 뒤 아버지는 출근 중인 내게 전화를 걸어, 당장 집으로 건너오라고 성화를 부렸다. "나중에 가면 안 돼요?" 나는 눈이 내려 질척거리는 롱아일랜드 고속도로를 빠르게 달리며 말했다. "지금은 병원에 출근하는 길이에요."

"이것도 네 일이야." 아버지가 퉁명스레 말했다. "나도 내 어머니한테 그렇게 했다."

나는 마지못해 고속도로를 빠져나와 나들목에서 급히 두 번을 좌회전한 다음, 다시 동쪽으로 차를 몰았다. 그러곤 시계를 확인했다. 첫 번째 예약 환자가 30분 안에 도착할 예정이었다.

"아니, 이제 우리는 열 일 제쳐놓고 아무 때나 재깍재깍 건너가

야 돼?" 나는 꽉 막힌 도로를 헤치고 나아가며 전화로 형에게 투
덜거렸다. "대체 왜? 가봐야 또 장기 기증하고 싶다는 소리나 하실
게 뻔한데?"

"그 전화가 두렵긴 나도 마찬가지야." 라지브 형이 공감을 표했
다. "엄만 그 정돈 아니지만 어쩌겠어, 한 가족인데."

형과 아버지의 관계는 늘 삐걱거렸다. 인도의 전통적 가족 안
에서 맏아들로 살기란 녹록지 않은 일이었다. 라지브 형은 장남에
게 주어진 혜택은 누리면서도 책임을 지는 건 버거워했다. 형은 양
친의 마음에 드는 사람과 결혼해야 했고, 두 분이 자랑스러워할 만
한 직업을 선택해야 했다. 동생들에게 모범을 보여야 했으며, 아버
지의 깊은 신뢰라는 짐을 항상 짊어져야 했다. 형이 열네 살 때 있
었던 일이다. 아버지는 첫 저서 『진주기장과 관련 품종에 대한 세
포유전학 및 육종*Cytogenetics and Breeding of Pearl Millet and Related Species*』의
타이핑 및 교정 작업을 형에게 맡겼고, 「감사의 말」에서는 나와 여
동생을 쏙 빼고 형의 이름만 언급했다. 아버지가 실험실 암실에서
현미경 사진을 현상하는 동안 곁에서 함께 밤을 새운 이도 형이었
다. 토요일 아침 해가 뜨기 전 형이 졸린 눈으로 우리 침실에 들어
올 때 풍기던 시큼한 현상액 냄새를 나는 아직도 기억한다.

아버지가 유독 맏아들을 아꼈던 이유는 라지브 형이 주어진 일
을 제대로, 완벽주의자 기질이 다분한 아버지가 원하는 방식대로
해냈기 때문이다. 죄책감이나 의무감에 의해서든 양친의 신망을
잃을 수도 있다는 근본적 두려움으로 인해서든 형은 매사 투덜대
거나 끙끙거리면서도 기대를 저버리는 법이 없었다.

지나가던 화물트럭이 차 앞 유리에 흙탕물을 튀겼다. "혹시 우

리가 두 분을 사랑하는 방식이 잘못된 걸까? 다른 집 애들은 우리랑 다른가?" 나는 돌연 회한에 잠겨 말했다.

"난 죄책감은 느끼지 않아. 이 정도면 내 할 도리는 다하고 있다고 생각해." 라지브 형은 무덤덤하게 대답했다.

"하지만 형은 해야 되니까 하는 거잖아, 원해서 하는 게 아니라."

"사랑으로 하는 사람이 있으면, 의무감으로 하는 사람도 있는 거야. 난 의무감으로 하는 쪽이고." 형은 이렇게 말했다.

우리의 진의가 무엇이든, 양친이 그리던 노년의 삶은 지금 같은 모습이 아니었다. 그러니까 아들 둘은 직무를 비롯한 갖가지 책임에 치여 고작 잠깐씩 얼굴을 비치는 동안 부부가 외로이 병들어가는 삶을 원하지는 않았으리란 얘기다. 어린 시절 우리는 두 분을 돌보겠다고 약속했었다. 하지만 기실 그 약속은 지켜지지 않았다. 물론 우리에게는 나름의 사정이 있었다. 직장이, 가정이, 우선적으로 처리해야 하는 일들이 있었다. 그러나 따지고 보면, 그 단념 역시 삶의 다른 부분과 마찬가지로 우리의 선택이었다. 시간이 줄어서, 책임이 늘어서, 그리고 어쩌면 의지가 부족해서 우리는 그런 결과를 당연한 듯 받아들였다. 물리학에서 삼중점은 가령 물과 같은 물질의 고체상, 액체상, 기체상이 평형을 이루어 공존하는 상태의 온도와 압력을 뜻한다. 가족 안에서 형과 내가 처한 위치도 바로 이 삼중점과 같았다. 우리의 역할은 아버지이자 배우자이자 간병인이었다. 세 역할이 서로 불편하고도 불안정하게 평형을 이루고 있었다.

고속도로를 내달리는 동안 자연스레 이런 궁금증이 일었다. 만약 양친이 노년기를 인도에서 보냈더라면 지금보다는 더 나은 삶을 살고 있지 않을까? 적어도 두 분이 떠나온 인도에는 도움이 필요할 때면 언제든 손을 보태줄 친척들이—길모퉁이를 돌면 형제가, 한 블록을 내려가면 사촌이—있지 않은가! "인도에서는 확대가족이 일반적이죠." 매부 비니는 두 해 전 여름 아버지의 은퇴 기념식에서 양친을 롱아일랜드로 이사시키는 문제를 놓고 의논하던 중 내게 이런 말을 했다. 미국에서 살다 보면 개인적 목표에 집중하느라 공동체적 책임은 방기하게 된다는 것이 그의 평소 지론이었다. 그런 문화가 우리에게는—그리고 어쩌면 우리 윗세대에게도 한창 때는—유리하게 작용했겠지만, 내 양친처럼 병들고 도움이 필요해진 이들에게는 지독히도 불리하다는 것이었다. 물론 인도 역시 우리가 떠날 때와는 사뭇 달라져 있었다. 밖에서 일하는 여성이 많아지면서, 노인 돌봄은 전국 대도시에 신설 중인 요양시설이나 사적으로 고용한 외부 인력에게 맡겨지는 경향이 뚜렷해졌다. 그럼에도 여전히 인도의 표준적 가족 형태는 확대가족이었다. 예나 지금이나 노인 돌봄이 우선시되는 문화, 아니면 적어도 개인적 목표를 구실로 노인 돌봄을 등한시하기는 어려운 문화가 지배적이었다.

"넌 두 분이 계속 그 집에서 지내길 바란다지만, 이제 더는 그럴 수 없어." 라지브 형이 말했다. 어느덧 나는 힉스빌 방향 출구를 지나고 있었다. "어제만 해도 그래. 아버지가 열쇠를 깜빡해서 집에 못 들어가는 바람에 내가 다시 가봐야 했잖아."

"그건 아버지 잘못이 아니지." 나는 습관적으로 부친을 두둔하고 나섰다. "현관문이 잠겨 있었던 거잖아. 아버지는 차고로 나왔는데."

"샌디프!" 형이 언성을 높였다. "너 정말 아버지가 여전히 스스로를 돌볼 수 있다고 믿는 거야? 하다못해 텔레비전도 못 다루시는데? 마지막 이메일을 보낸 건 또 언제였게? 내가 볼 땐 이제 혼자선 아무것도 할 줄 모르신다니까. 넌 아버지가 운전을 계속해도 된다고 우기는데, 그러다 누구라도 다치면 어떻게 할래? 넌 그 독립에 대한 강박관념에서 좀 벗어날 필요가 있어. 엄마랑 아버진 환경을 옮겨야 해. 수니타도 나랑 같은 생각이고. 넌 아니지만."

집에 도착해서 보니, 현관문이 열려 있었다. 아버지는 여태 잠옷 바람으로 흡사 연설을 준비하는 사람처럼 거실을 이리저리 서성거렸다. 집은 언제부턴가 폐품 처리장을 닮아갔다. 식탁에 수북이 쌓인 오래된 서류들은 아버지가 일부러 살펴보려고 놓아둔 것들이었다. 벽에는 오래된 여행 기념품들이 두서없이 걸려 있었다. 티베트 접시와 스위스 시계에 온갖 복제품까지, 아득한 추억이 담긴 물건들이었다.

아버지는 나를 보자마자 우뚝 멈춰 서더니, 이내 식탁을 가리키며 앉으라고 말했다.

"곧 가봐야 해서……."

"앉으라고." 아버지의 언성이 높아졌다.

식탁 위에는 부친의 노트북 컴퓨터와 함께 제임스 왓슨의 『이중나선』 한 권이 놓여 있었다. 지난 주말, 그러니까 내 생일에 내가 선물로 드린 책이었다. 아버지는 표지에 "샌디프에게 귀한 선물을 받았다!"라는 문장을 친필로 적어두었지만, 그 외에는 책을 건드린 흔적이 전혀 눈에 띄지 않았다.

나는 한 해가 지나도록 포장 비닐도 안 벗긴, 등받이가 높은 의자에 앉았다. "그래서, 무슨 일이신데요?"

아버지는 잠시 생각을 정리하는가 싶더니 그간 마음속에 담아 둔 이야기를 꺼내놓았다. "네가 지금의 네 모습으로 사는 건 일차 적으로 내 덕분이다." 아버지는 잠시 숨을 고르며 말뜻이 충분히 이해되기를 기다렸다. "전적으로는 아니지만 일차적으로는 그래. 내가 아니었으면 넌 의과대학도 무사히 끝마치지 못했을 거야."

일견 이상하게 들리면서도 타당성이 다분한 주장이었다. 내가 의대에 다니던 시절 아버지는 내 이야기를 참을성 있게 들어주었 고, 내가 흔들릴 때마다 한결같이 용기를 북돋아주었다. "왜 지금 그런 얘기를 하세요?" 나는 참을성 없이 물었다.

"네 생일에 말이다, 넌 오로지 엄마 얘기만 하더구나. 내 얘기는 단 몇 마디도 하지 않았어. 어찌나 당황스럽던지."

나는 그날의 건배사를 돌이켜보았다. 그만한 일로 아버지가 서 운해한다는 것이 놀랍기도 했다. "제가 엄마 얘기를 한 게 어때서 요? 지금껏 고생하셨는데 그만한 대접은 받으셔도 되지 않나요?"

"네가 쓴 책 헌사에도 오로지 엄마 이름만 들어갔어. 내 이름은 쏙 빼고 말이다." 이 말과 함께 아버지는 내 두 번째 저서 『의사 노 릇하기Doctored』를 식탁에서 집어 들었다. "둘 다 언급해야지!"

"첫 책 헌사는 아버지한테 바쳤잖아요."

"아니."

"그랬어요! 아버지가 잊으셔서 그렇지."

내 말은 들은 척도 않은 채, 아버지는 내 저서의 책갈피에 끼워 져 있던 편지들을 꺼냈다. "이 집으로 오는 우편물에는 죄다 라지 브 이름이 적혀 있더구나." 이렇게 말하며 아버지는 떨리는 손으로

봉투를 내밀었다.

아닌 게 아니라 형은 수금 통지서가 날아오는 사태를 미연에 방지할 목적으로, 모든 고지서가 자기 앞으로 발송되도록 수령인 이름을 변경해둔 상태였다. "그 문제는 나중에 형이랑 의논하세요." 나는 이렇게 말했다.

"라지브랑 의논하라니, 아니 왜?" 돌연 아버지의 목소리가 격앙되었다. "여긴 내 집이야!"

"맞아요, 아버지 집이죠." 나는 짐짓 차분하게 말했다.

"그런데 왜 온갖 곳에 라지브 이름이 적혀 있느냔 말이다." 아버지는 책 표지 안에 감춰져 있던 수표책을 별안간 꺼내 들더니, 당신 명의로 발행한 수표를 한 장 뜯어내면서 매몰차게 말을 이었다. "자, 이 집 값이다. 파고 집을 판 돈이야. 라지브한테 갖다줘."

그때처럼 아버지가 작고 연약해 보인 적이 없었다. "안 그러셔도 돼요, 아빠. 우린 가족이잖아요." 나는 최대한 부드러운 어조로 이렇게 말했다.

아버지는 내게 보여주고 싶은 것이 있다며 노트북 컴퓨터를 열었다. 나는 벽시계를 힐끔 쳐다보았다. 첫 환자가 접수를 시작하고도 남았을 시각이었다. 로그인 페이지를 노려보는 아버지를 나는 가만히 지켜보았다.

"피곤해 보이세요." 내가 입을 열었다.

"내가 언제는 안 피곤했니?" 아버지가 맞받아쳤다.

"제 말은, 평소보다 더 피곤해 보이신다고요. 왜 그러세요, 정말? 엄마는 좀 어떠세요?"

아버지는 잠시 말이 없었다. "음…… 똑같지 뭐. 어젯밤에는 글

쎄 카펫 위에서 사람들이 자고 있단 소리를 하더구나. 그래서 내가
아니라고, 잘못 본 거라고 그랬지."

나는 적당한 말을 떠올리려고 애썼다. 아버지 역시 나머지 가
족들처럼 갈팡질팡할 때가 많았지만, 그런 와중에도 아픈 어머니
곁을 꿋꿋이 지키는 모습이 나는 존경스러웠다. "늘 감사하게 생각
하고 있어요⋯⋯." 나는 뒷말을 삼켰다. 그런 말들이 어쩐지 공허
하게 들렸다.

"감사는 무슨, 내가 사랑하는 사람인데." 아버지가 서둘러 말을
받았다. "적어도 이 정도는 해줄 수 있어야지. 너희 엄만 우릴 위해
서 너무 많은 희생을 치렀어. 인도에 살 때는 학교에서 학생들도 가
르쳤지. 그 뜨거운 날씨에 버스를 갈아타가면서 말이다. 내가 일이
없어 놀고 있을 때도 곁에 있어준 사람이 너희 어머니야."

나는 잠자코 귀를 기울였다. 그 순간 아버지는 정신이 더할 나
위 없이 맑아 보였다.

"이만하면 잘 산 인생이었지." 아버지가 얘기를 이어갔다. "상이
며 금메달도 제법 받았고, 대학에 내 이름을 딴 센터까지 생겼지
않니. 너희 엄마 인생도 썩 괜찮았고. 하지만 우린 이제 살날이 얼
마 남지 않았다. 요즘은 가끔 우리가 죽는 게 최선이라는 생각이
들어."

나는 의자에서 벌떡 일어섰다. "무슨 소리를 하시는 거예요?"

아버지는 흡사 수천 킬로미터 너머의 물체를 꿰뚫어보는 것처
럼 나를 물끄러미 바라보았다. "예전엔 나도 눈코 뜰 새 없이 바빴
지." 아버지가 말을 이었다. "강의에, 파워포인트에, 이메일에. 그런
데 이젠⋯⋯" 아버지의 목소리가 잦아들었다.

"지금도 하실 수 있는 일이 얼마나 많은데요." 나는 아버지를 다독였다. "전에 말했던 콜드스프링하버 연구소에 같이 가보면 어때요? 거기서 여름학교 수업을 가르칠 수 있을지도 모르잖아요—그런 일이 더는 불가능하다는 걸 알면서도 나는 이렇게 말했다. 아니면 뭐든 다른 식의 활동에 참여해보시는 것도 좋고요."

어머니가 침실에서 아버지를 찾았다. 또 화장실에 가려는 모양이었다. 아버지는 큰 소리로 금방 가겠다고 답하고는 내 쪽을 돌아보았다. "보나 마나 너희는 나를 그리워하지도 않게 될 거야. 이제 너희한텐 너희 가족이 있지 않니."

"그럴 리가요, 당연히 그리워하죠." 나는 소리쳤다. "추억이 있잖아요!"

"뭐, 이삼일이나 일주일은 그럴지도 모르지. 하지만 금세 잊어버릴걸. 그래도 너희 엄만 날 그리워해줄 거야. 우린 일생을 함께했으니까. 가끔 내 화를 돋우기는 해도 나한텐 정말 소중한 사람이야. 언제나 내 편이었지."

내 휴대전화가 웅웅거렸다. "그럼요, 저도 알죠." 나는 한시라도 빨리 그곳을 벗어나고 싶어 이렇게 얼버무렸다.

"넌 몰라." 아버지가 소리쳤다. "너희 엄만 옛날에 중등학교에서 애들을 가르쳤어. 그 뜨거운 날씨에 버스를 갈아타가면서 말이다. 내가 그 얘기를 한 적이 있던가?"

이윽고 다시 차에 오르는 내 모습을 아버지는 현관 앞 계단에서 지켜보다가는, 후진으로 진입로를 빠져나가는 나를 향해 어정쩡하게 손을 흔들었다. 순간 아버지와 더 오래 같이 있고픈 마음이 살며시 찾아들었지만, 환자들이 기다리는 곳으로 떠나야 했다.

그때였다. 오랜 세월 잊고 지낸 감정이 걷잡을 수 없이 밀려들었다. 나는 차문을 열고 계단을 뛰어 올라가 아버지를 끌어안았다. 아버지의 셔츠에 배어 있던 올드스파이스 화장수의 희미한 향내가 흘러간 시간 속으로, 아버지가 다른 남자였던 시절, 내가 아버지를 경외하던 시절로 나를 데리고 갔다. 지금의 아버지를, 비록 늦은 아침때에도 여전히 잠옷을 입고 있지만 한때는 당신의 일에 자부심을 가졌고 꾸준히 스스로를 (그리고 다른 이들을) 잘 다스려왔다는 사실을 자랑스럽게 여기던 그 남자를 보고 있자니, 가슴이 아려 왔다. 아버지는 언제나 비토리오 데시카 감독의 「자전거 도둑」을 떠올리게 했다. 영화 속 아버지처럼 우리 아버지도 다정하고 사심 없으며 보호 본능이 강한 데다 어딘지 모르게 안쓰러운 까닭이었다. 그 순간 나는, 한때 우러르며 존경하던 아버지가 쇠락해가는 모습을 안타까이 바라보면서 영화 속 소년이 느꼈을 법한 감정을 느꼈다.

"고맙구나, 버부." 아버지는 내게 안긴 채 이렇게 말했다. 나는 부친의 까끌까끌한 볼을 어루만지며 입을 맞추었다. 아버지는 내 머리를 쓰다듬으며 엷은 미소를 지어 보였다. "부모를 대신할 수 있는 건 세상에 없단다." 아버지는 마치 그날 아침의 모든 소동이 실은 내게 인생을 가르치려다가 벌어진 일이라는 듯이 이렇게 말했다. "기억하니? 너희 할머닌 내 품에서 돌아가셨어."

눈물이 그렁그렁한 눈으로 나는 다시 차를 향해 발길을 돌렸다. 아버지의 어머니가 아버지 품에서 돌아가시지 않았다는 말은 가슴에 묻어둔 채로.

6장

/

여기서 다루고 있는
질환의 특수성을 부인하기 어렵다

알츠하이머병 관련 문헌을 탐독하는 일은, 노화 및 정신적 쇠퇴를 바라보는 사람들의 관점이 수천 년 세월을 지나며 어떻게 변화했는지에 관한 역사를 되짚는 작업이기도 했다. 인류 역사를 돌아볼 때, 우리 아버지 수준의 건강 상태는 통상 정상적 노화의 한 과정으로 간주되었다. 심지어 까마득한 옛날 고대 이집트에서도 사람들은 고령과 기억상실이 서로 떼려야 뗄 수 없는 연관성을 갖는다고—다만 기억상실은 심장에서 기원한다고—여겼다. 일례로 기원전 24세기에 작성된 이집트의 한 문헌에는 "심장이 기진하여 어제 일을 기억하지 못"하고 "매일 밤 자고 나면 망령기가 더욱 심해"졌다는 어느 나이 지긋한 재판관의 사연이 기록되어 있다.

그리스 사람들도 별반 다르지 않았다. 육체가 늙으면 정신도 퇴화하게 마련이란 인식이 지배적이었다. 기원전 4세기에 플라톤과 아리스토텔레스 역시 노화와 관련된 정신적 쇠퇴를 글로써 논한 바 있다. 아리스토텔레스는 정신적 쇠퇴가 차가운 흑담즙의 축적에 따른 결과라고, 노인들이 "젊은 시절에 발휘하던 정신적 총기를 상당 부분 상실하면서" 고위직을 맡기에 부적절한 사람으로 변하는 이유가 바로 거기에 있다고 믿었다. 이렇듯 담즙을 노화와 결부시키는 관점은 심지어 문명사회로 나아가는 와중에도 끈질기게 지속되었다. 2세기 고대 로마의 철학자 겸 외과의사 클라우디오스 갈레노스는 "노화가 섭식이나 성장과 같은 식으로 자연스러운 과정은 아니"라고 적었다. 갈레노스는 노화 과정을 "불가피한 신체 감염"에 비유하는 한편, 노화와 관련된 기억상실을 뇌 속 "체액이 차가워지는" 데 따른 결과라고 보았다. 물론 갈레노스의 생각은 틀렸다. 뇌의 물리적 변화가 정신에 영향을 미친다는 견해가 실로 획기적인 발상이었다는 점은 논외로 하고 말이다.

기원전 1세기 고대 로마의 정치가 키케로는 고대 철학자로서는 거의 최초로, 노화가 반드시 정신적 쇠퇴로 이어지는 건 아니라는 사실을 간파했다. 「나이 듦의 기술에 관하여On the Art of Growing Old」라는 논고에서 키케로는 '노년성 백치증senile idiocy'이 모든 노인이 아니라 의지가 약한 노인에게만 특징적으로 나타난다고 적었다. 키케로는 활발한 정신생활로 정신의 퇴화를 늦추는 것은 물론 예방할 수도 있다고 믿었다. 등잔에 기름을 공급하지 않으면 불빛이 어두워지는 것이 당연한 이치라는 얘기였다. "노화에 저항하는 것, 세심한 주의를 기울여 노화의 결점을 보완하고 질병에 맞서 싸우듯 노화에 맞서 싸우는 것이 우리의 의무"라고 키케로는 적었다. 또한 "우리의 신체는 격렬히 활동할수록 피로가 축적되어 점차 둔해지지만, 우리의 정신은 꾸준히 운동할수록 더욱더 가볍고 명민해진다"라고 덧붙였다. 키케로의 혜안이 돋보이는 이 글은, 뇌를 자극하는 활동이 인지적 쇠퇴의 속도를 늦추는 데 기여한다는 오늘날 널리 받아들여지는 개념의 시초라 할 수 있다. 그러나 키케로의 사색도 노화 및 정신적 쇠퇴를 대하는 기존의 사고방식에 이렇다 할 변화를 가져오진 못했다.

중세 시대와 근대 초기에는, 보아하니 치매가 큰 흥미나 관심을 일으키지 못한 듯싶다. 그 부분적 이유는, 이를테면 가래톳페스트와 같이 훨씬 더 치명적인 유행병이 인류를 파멸로 몰아갔다는 데 있었다. 그렇다고 미친 사람이나 망령된 노인이 드물었다는 얘기는 아니다. 당대의 미술 및 문학 작품에도 등장할 정도로 그들은 흔하고도 일상적인 존재였다. 일례로 리어왕은 빈약한 추론 능력

124

이라든지 편집증, 지남력 장애, 정신병으로 미뤄볼 때 일종의 치매를 앓고 있었다("내가 누구인지 말할 수 있는 자는 누구인가?"). 윌리엄 셰익스피어의 또 다른 희곡 『뜻대로 하세요』에서는 "우울한 제이퀴즈"가 인간의 일생을 논하며 그 결말을 두고 다음과 같이 암울한 소리를 주저리주저리 늘어놓는다.

> 가장 마지막 장면,
> 이 이상하고도 파란만장한 일대기의 결말은,
> 제2의 어린아이 시절로 오직 망각만 있을 뿐,
> 이도 없고, 눈도 없고, 미각도 없고,
> 아무것도 없는 상태이지요.

제프리 초서와 제임스 보즈웰, 조너선 스위프트 역시 고령으로 인한 정신 쇠약을 글로써 논한 바 있다. 가령 스위프트의 『걸리버 여행기』에는 죽지 않는 사람들 스트럴드블럭이 등장한다. 이들은 노화로 인해 끔찍한 치매성 질환을 앓게 되면서 "완고하고, 괴팍하고, 탐욕스럽고, 뚱하고, 허영심 많고, 수다스럽지만 친구를 사귀지 못하고, 그 어떤 자연스러운 감정에도 무감한" 상태로 변하고 만다. 필시 해마의 퇴화도 일어나는 듯하다. 스위프트의 글 속에서 "그들은 자기들이 한창때 혹은 중년기에 배우거나 관찰한 것들을 그나마도 매우 불완전하게만 기억할 뿐이고 그 외에는 아무것도 기억하지 못한다." 스트럴드블럭은 연장된 노화에 대한 공포를 상징하는 한편, 장수에 과도하게 집착하는 이들에게 경종을 울린다.

아이러니하게도 스위프트는 소설이 출간된 날로부터 10년쯤 후에 인지적 쇠퇴를 몸소 경험하게 되었다. 처음에는 길을 헤매기 시작했다. 그러다가 기억력과 언어 구사력이 감퇴하더니, 지남력까지 상실하기에 이르렀다. 하나같이 알츠하이머병 환자에게 흔히 나타나는 임상적 징후들이었다. 스위프트가 일흔 살에 벗에게 쓴 편지의 한 대목을 보자. "기억력이 극도로 나빠졌어. 귀가 안 들리니 대화를 할 수도 없고. 이러기 시작한 지도 1년이 다 되어가는군. 치료는 완전히 단념했네." 스위프트 전기를 집필한 작가 윌리엄 레키의 1891년 글을 읽어보면, "뒤이어 나타난 증상은 광기가 아니었다. (…) (그보다는) 순전한 백치증이었다". 결국 스위프트의 일을 대신 맡아줄 후견인들이 지정되었다. 레키의 글을 더 읽어보면, 그 무렵 스위프트는 "지력을 남김없이 상실한" 상태였다. "이러한 상태는 백치증이라는 정신적 잠이 죽음이라는 영원한 잠으로 전환되기까지 두 해에 걸쳐 지속되었다."

하지만 대중문학계에서와 달리, 현대과학이 발달하기 전 유럽 학계에서는 치매가 연구에 별다른 영감을 불어넣지 못했다. 인간의 정신을 지배하는 힘은 이성으로 이해할 수 없는, 신비로운 마력처럼 간주되었다. 그 시대에는 지식 전파에 있어 교회의 지배력이 막강했을 뿐 아니라, 경험적 관찰을 근거로 종교적 교리에 이의를 제기하는 사람은, 자칫 이단으로 몰려 사형에 처해질 위험까지 감수해야 했다.

그러나 이처럼 종교적 도그마를 신봉하는 문화는 17세기, 치매가 논리적 연구를 통해 이해할 수 있는 신경정신병학적 문제라는 인식이 점차 확산되면서 마침내 끝을 보이기 시작했다. 일례로 해부학자들은 뇌가 정신장애를 설명해줄 단서라는 판단하에 관련 연구에 착수했다. 스위스 해부학자 테오필 보네의 글에 따르면, 이들 중 일부는 치매 환자의 뇌가 건강한 뇌에 비해 단단하고 건조하다는 사실, 혹은 "과도한 습도나 추위로 인해 압축되어" 있다는 사실을 발견했다. 반면, 보네보다 더 이름 높은 해부학자였던 이탈리아의 조반니 모르가니는 훗날 그들의 주장을 논박하며 다음과 같은 글을 남겼다. "나는 뇌의 단단한 정도가 그리 눈여겨볼 요인이라고는 생각하지 않는다. 알려두건대 내가 확인한 바로는, 정신적으로 장애가 없는 사람 중에도 대뇌가 비교적 단단한 사례는 더러 존재했다." 하지만 그런저런 오해에도 불구하고 뇌를 정신장애의 중점적 원인으로 간주하게 된 것 자체는, 심장을 감정과 정신생활의 근거지로 여기던 기존의 보편적 인식에 견주어볼 때 괄목할 만한 진전이었다.

19세기 중반 즈음에는 정신질환에 대한 과학적 접근이 대세로 자리 잡아갔다. 의사들은 이후 수많은 학자가 관찰한 바와 같이, 치매성 질환으로 사망한 환자의 뇌가 건강한 사람의 뇌에 비해 위축되어 있고 더 가볍다는 사실을 알아냈다. 1860년 프랑스의 정신의학자 베네딕트 모렐은 직접 집필한 교과서 『정신질환 개론 _Traité des maladies mentales_』에서 뇌의 무게 감소는 "인류의 퇴폐를 나타내는 현상"이라고 설명했다. 4년 후 영국 의사 새뮤얼 윌크스는 두개골 크기에 비해 너무 작아진 어떤 뇌에 관하여 묘사하는 글을 썼다. 그에 따르면, "뇌구腦溝들은 서로 만나는 대신 넓게 벌어져 있었고, 각각의 틈은 장액으로 채워져 있었다". 오래지 않아 뇌의 위축은 치매의 핵심적 특징으로 받아들여졌다. 그런데 막상 고령자의 시신을 부검했을 때는 뇌의 위축이 관찰되지 않는 사례가 적지 않았고, 이러한 사실은 치매가 노화의 불가피한 결과라는 사회적 통념을 전복시키는 데 있어 유용한 근거가 되었다.

아울러 정신질환이 의학적 치료를 요하는 질병이라는 인식 역시 19세기를 기점으로 확산되었다. 현대 정신의학의 창시자 격인 프랑스 의학자 필립 피넬은, 도덕적·종교적 결함보다는 유전적·심리적 요인이 정신이상의 발현에 미치는 역할을 중점적으로 들여다보았다. 1806년 출간된 『정신이상에 관한 논고*A Treatise on Insanity*』에서 피넬은 "환자를 마치 길들일 수 없는 존재처럼 쇠사슬에 묶어 독방에 감금한 상태로 우울한 운명 속에 방치하거나, 지나치게 가혹한 방식으로 치료하는" 것을 당연시하는 의료 체계에 불만을 토로했다. 그 시절 치매 환자들은 "백치 [그리고] 뇌전증 및 마비 환자"라든지 매춘부나 이런저런 "성도착자"와 함께 갇혀 찬물 세례나 채

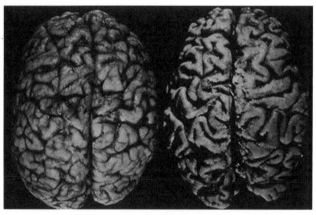

정상적 뇌(왼쪽)와 위축된 뇌. 뇌 위축은 19세기에 비로소 노인성 치매의 특징으로 인식되기 시작했다. 엘스비어의 허락하에 재수록; N. C. Berchtold and C. W. Cotman, Neurobiology of Aging 19 [1998]: 173-189에서.

찍질을 당하는 일이 다반사였다. 피넬의 연구는 이런 환자들에 대한 좀더 인도적인 치료의 시발점이 되었다.

한편 치매의 분류 체계를 형성하려는 움직임도 있었다. 프랑스에서는 정신의학자이자 피넬의 제자인 장에티엔 도미니크 에스키롤이 나이 관련 치매(혹은 '노인성' 치매)를 가령 그 시절 치매 환자의 약 10퍼센트를 차지하던 매독 관련 치매 등 다른 후천성 치매와 구분 지었다. 그의 글에 따르면 노인성 치매는 "기억, 특히 최근 기억이 희미해지면서 시작"되는 질환이었다. 또한 환자는 "집중이 불가능해지고, 의지가 불명확하며, 움직임이 둔해"질 수밖에 없었다. 그 시대에는 흔히 치매를 치우癡愚, imbecility나 우매병愚昧病, foolishness, 백치증이라고 일컬었지만, 에스키롤은 치매와 그 당시 지적장애를 가리키던 용어인 '선천성 백치증congenital idiocy'의 근본적 차이를 날카롭게 짚어냈다. 요컨대 "치매에 걸린 사람은 자신이 예전에 누리던 편익을 박탈당하는 반면, 백치는 애초부터 줄곧 결핍과 고통 속에서 살아왔다"는 설명이었다.

19세기 말엽에는 나이 관련 치매가, 뇌졸중의 원인인 혈관 경화에 따른 혈류 감소의 결과라고 믿었다. 신경병리학자들은 혈관이 지방성 침착물로 채워진 고령 환자의 '혈관성 치매vascular dementia' 증례를 상시적으로 보고하고는 했다. 하지만 혈관성 치매라는 설명이 치매의 모든 사례와 맞아떨어지는 것은 아니었다. 특히 비교적 젊은 연령의 환자에게 발병한 치매와는 상당한 괴리가 있었다. 이를테면 뇌전증 발작과 정신착란으로 1901년 프랑크푸르트 시립 정신병원에 입원한 50세 독일 여성 아우구스테 데터를 괴롭힌 원인이 혈관성 치매일 가능성은 희박했다. 그 병원에서 데터는 어느 비범한 정신과 의사에게 치료를 받게 되는데 그의 이름이 바로, 알로이스 알츠하이머였다.

데터는 결혼해서 딸 하나를 낳고 행복하게 살던 중 뜻하지 않게 찾아온 광기로 인해 무너지기 시작했다. 처음에는 편집증적 망상이 나타났다. 스물여덟 해를 같이 산 남편이자 철도 회사 사무원인 카를이 바람을 피운다며 의심의 눈초리를 보낸 것이다. 이후로 병세는 급격히 악화되었다. 데터는 기억상실증에 시달렸는가 하면 지남력이 완연히 떨어졌다. 오랜 친구들을 흡사 초면인 사람처럼 대하기도 했다. 하루하루의 일들은 일어난 즉시 잊어버렸다. 그렇게 지내기를 몇 달째, 결국 스스로를 돌볼 수 없게 된 데터는 남편을 설득해 프랑크푸르트에 위치한 이른바 '정신이상자의 성'에 입원했다. "나는 본래의 나를 잃어버렸어요." 데터는 의사들에게 그렇게 말했다.

알츠하이머의 글에 따르면, 데터가 "병원에서 보인 행동은 하나같이 순전한 무력함을 드러내는 징후들"이었다. 데터는 "시간과 공간에 대한 지남력을 완전히 상실했다. 때로는 아무것도 이해할 수 없고 모든 것이 이상하게 느껴진다"고 말했다. "때로는 주치의를 손님처럼 맞이하면서 집안일을 미처 끝마치지 못한 데 대한 양해를" 구했다. "때로는 그 남자 의사가 일부러 자신을 무시한다며 큰 소리로 불만을 토로하거나 그의 부도덕한 본심을 간파했다는 투로 비난을 퍼붓기도" 했다.

데터의 걸음걸이와 반사 반응은 정상이었다. 그러나 "기억력이 심각하게 저하된 상태"였다고, 알츠하이머는 적었다. 데터는 "물건들을 보여주면 각각의 이름을 정확히 말해놓고도 거의 곧바로 모든 것을 잊어버렸다." 언어 구사력도 손상되었다. "읽기 검사에서는 행을 건너뛰는가 하면, 단어의 철자를 하나하나 분리해서 읽거나, 의미를 이해할 수 없게 발음했다. 쓰기 검사에서는 독립된 음절들을 여러 번 반복하고, 나머지 것들은 생략하다가, 곧 일체의 글쓰기를 중단해버렸다. 말하기 검사에서는 중요한 어휘가 들어갈 자리를 공백으로 남겨두거나 다른 말로 바꿔서 (가령 컵을 '우유 따르개'라고 하는 식으로) 표현했으며, 때로는 말을 계속하는 것이 명백히 불가능해 보였다."

그 당시 알츠하이머는 임상 정신과의사로 일하고 있었다. 하지만 진정한 관심 분야는 신경병리학이었다. 베를린에서 일반대학을 다니던 시절 알츠하이머는 현미경을 이용한 세포 연구에 탐닉했다. 고향인 바바리아주 운터프랑켄으로 돌아와 뷔르츠부르크대학

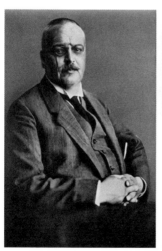
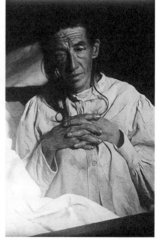

알로이스 알츠하이머와 그의 가장 유명한 환자 아우구스테 데터.

에서 의학을 공부하던 시절에는 세포 염색법을 익혔다. 1887년 학교를 우등으로 졸업한 이후에는—참고로 그의 박사학위 논문 주제는 귀지샘이었다—프랑크푸르트에 있는 시립 정신병원에 들어갔다. 그곳에서 알츠하이머는 신경해부학자 프란츠 니슬을 만나게 되는데, 니슬은 오늘날에도 여전히 사용되는 특수 세포 염색법인 이른바 니슬 염색법을 최초로 고안한 인물이다.

둘은 이내 친구가 되었다. 낮에는 환자들과 씨름했고, 저녁에는 함께 현미경 앞에서 시간을 보냈다. 알츠하이머가 세포 조직의 현미경적 구조를 연구하는 조직학에 관심을 보이자, 니슬은 이 특별한 직장 후배가 연구와 진료를 꾸준히 병행할 수 있도록 용기를 북돋아주었다. 하지만 알츠하이머는 부유한 은행가의 딸인 아내 체칠리가 셋째 아이를 낳은 직후 사망하면서 남긴 거액의 유산으로 재정적 독립을 얻은 뒤에야, 비로소 니슬의 조언을 받아들여 실험 연구에 매진할 수 있었다. 데터가 사망한 1906년께, 알츠하이머는 뮌헨 소재의 왕립 정신병원으로 적을 옮겨 유럽의 선도적 정신의학자 에밀 크레펠린이 이끄는 실험실에서 신경병리학자로 재직 중이었다. 하지만 프랑크푸르트를 떠날 때 병원 측에 미리 요청해둔 덕분에 알츠하이머는 데터가 죽은 후, 그러니까 1906년 봄에 그의 진료기록과 뇌를 받아볼 수 있었다.

조사 과정에서 알츠하이머는 데터의 뇌가 현저히 위축되어 있다는 사실에 가장 먼저 주목했다. 데터의 뇌는 무게도 가벼웠고, 여느 동년배의 건강한 뇌에 비해 대뇌피질도 얇았다. 알츠하이머는 새로 개발한 염색법을 사용해 그 뇌의 조직편을 현미경으로 살펴보았다. 그리고 이상한 점 두 가지를 발견했다. 첫째, "대뇌피질 전체에 걸쳐, 특히 표층에, 수상한 물질의 침착으로 인한 [다수의 자잘한] 병소가 흩어져 있었다". (알츠하이머가 '집적 산물buildup products'이라고 일컬었고) 오늘날 **노인성 반**senile plaque이라고 불리는 축적물이었다. 또한 그 안에 침착되어 있던 수상한 물질은 베타아밀로이드beta-amyloid, 즉 뇌 단백질이 구조적 변화를 겪으며 '끈적해져' 미세한 집합체를 형성한 것이었다. 사실 병리학자들은, 늦어도 19세기 중엽부터 아밀로이드의 존재를 알고 있었다. (신장과 심장, 간을 비롯해 여러 노화된 신체 기관 안에서 다양한 유형의 아밀로이드 축적이 관찰되었으니까.) 하지만 그것이 뇌에서 노인성 반을 구성하는 일차적 성분이란 사실이 비로소 밝혀진 것은 1927년 편광현미경을 통해서였다.

알츠하이머가 특수한 은염색법을 사용해서 발견한 또 다른 이상은, 뇌세포 안에서 관찰된 전대미문의 신경섬유 매듭이었다. "언뜻 정상으로 보이는 세포 내부에서 유달리 굵직하고 견고한 원섬

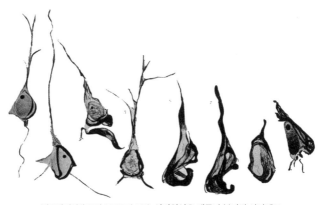

(알츠하이머와 그의 동료들이 그린) 신경원섬유 매듭과 붕괴된 신경세포.

유가 눈에 띄었다"라고, 알츠하이머는 적었다. 훗날 전자현미경으로 관찰한 바에 의하면, 이들 원섬유는 본래 정상적 구조를 띤 채 신경세포 내 영양분을 운송하지만, '타우$_{tau}$'라는 단백질이 잘못 접히면 비정상적으로 변질되어 섬유들이 나선형으로 꼬이면서 신경세포의 기능을 교란시킨다.

알츠하이머는 이들 원섬유가 "하나로 합쳐져 빽빽한 다발을 형성하면서 점차 신경세포의 표면에 접근한다"고 적었다. 그러다 "마침내 핵과 더불어 세포는 붕괴되고 원섬유 매듭만이 남아서 이전에 신경세포가 있었던 자리를 간접적으로 일러준다"는 설명이었다. 통상 50세가 넘은 사람의 뇌 속에는 이 같은 신경원섬유 매듭이 얼마간 존재한다. 그런 매듭이 생기는 것은 일종의 노화 현상으로, 일반적 수명을 영위하는 사람에게는 치매를 유발하지 않을 공산이 크다. 하지만 아밀로이드 반이 존재하는 상태에서 신경원섬유 매듭은 훨씬 더 치밀하면서도 더 파괴적으로 변한다. 그리고 아우구스테 데터의 뇌가 바로 그런 상태였다. 데터의 뇌는 붕괴되었다. 신경세포체는 모양이 혜성처럼 퍼져 있었고, 비정상적 단백질 덩어리로 인해 불룩해진 상태였다. 그러한 변화는 데터의 대뇌피질 신경세포 가운데 무려 3분의 1에서 관찰되었다.

알츠하이머의 관찰 결과는 그의 멘토이자 당대 유럽에서 가장 유명한 정신의학자였던 에밀 크레펠린의 호기심을 자극했다. 오래전부터 크레펠린은 정신장애가 뇌의 병적인 이상에서 기인한다는 가정하에 이를 증명하고자 했다. 한데 알츠하이머가 제시한 결과는 그러한 소신과 부합하는 내용이었다. 크레펠린은 후배의 연구 결과를 과학계에 널리 알려야 한다는 생각에 발표를 독려했고, 이에 알츠하이머는 1906년 11월 3일 튀빙겐에서 열린 독일 정신의학자 학술대회에 참가해 관련 내용을 최초로 공표했다. 하지만 알츠하이머의 발표는 그 자리에 있던 백 명가량의 청중에게 별다른 관심을 불러일으키지 못했다. (오히려 강박적 수음에 대한 그다음 강연이 더 많은 주의를 끌어 모으는 듯했다.)

몇 달 후 알츠하이머는 자신이 독자적으로 규명한 '특이 병변'을 소개하는 논문을 출간했다. 글에서 그는 "모든 정황을 고려할 때 여기서 다루고 있는 질환의 특수성을 부인하기 어렵다"라고 주장했지만, 그 논문 역시 변변한 주의를 끌지 못했다.

그럼에도 크레펠린은 알츠하이머가 모종의 중요한 발견을 해낼 것이라고 확신했다. 고로 1910년 크레펠린은 몸소 집필한 영향력 있는 교과서 『정신의학*Psychiatrie*』 제8판에서 알츠하이머의 연구 결과를 바탕으로 아우구스테 데터의 사례를 소개하는 한편, 문제의 병적 상태에 '알츠하이머병'이라는 이름을 붙였다. 크레펠린은 알츠하이머병의 여러 기본적 특징을 요약했는데, 거기에는 "이해력 감소, 정신의 탄력성 저하, 정서적 관계의 제약, 기력의 약화, [그리고] 극도의 통제 불능성"이 포함되어 있었다.

"환자들의 정서적 삶은 갈수록 피폐해진다"라고, 크레펠린은 적었다. "생의 고락을 인식하는 능력이 현저히 감소"한다는 것이었다. 대부분의 사례에서 "나타나는 가장 특징적인 증상"으로 크레펠린은 "지각력 및 기억력 저하"를 꼽았다. 이때 주목할 부분은 "최근의 사건들에 대해서는 기억력에 여러 불가해한 허점이 드러나기 시작"하지만, "어린 시절의 경험은 놀랍도록 생생하게 기억해낸다"는 점이었다. 단, 크레펠린은 알츠하이머병의 임상적 의의가 아직은 분명하지 않다고 선을 그었다. 하지만 크레펠린의 남다른 명성 덕분에 알츠하이머병은 공식 명칭으로 자리 잡았고, 이듬해에는 미국과 유럽 등지에서 〔동종의〕 정신적 결함을 가진 환자의 진단명으로 사용되기에 이르렀다.

그렇지만 치매의 메커니즘을 이해하는 과정은 수십 년이 지나도록 지지부진했다. 진척이 이토록 더디었던 부분적인 이유는, 데터의 치매가 너무 젊은 나이에 발병했다는 사실에 있었다. 이는 풀리지 않는 의문을 남겼다. 당시 '알츠하이머병'은 아우구스테 데터처럼 비교적 젊은 치매 환자를 가리키는 용어였는데, 정작 데터의 증상은 고령 환자들이 보이는 증상과 유사했으니 말이다. 한데 만약 알츠하이머병이 고령자에게 발병하는 비교적 흔한 치매와 동일한 질환이라면?

알츠하이머도 크레펠린도 두 질환이 동일하다고는 생각지 않았다. 또한 병리학자 가운데 상당수는 알츠하이머형 치매 환자에게서 나타나는 아밀로이드 반이나 신경원섬유 매듭, 신경세포의 소멸 양상이 노인성 치매처럼 환자 연령대가 상대적으로 높은 사례와 비교할 때 더 심각하다는 입장을 견지했다. 신경학자들은 행동적 측면에서도 차이가 있다고 주장했다. 예컨대 알츠하이머병 환자들은 좀처럼 가만히 있지를 못하고 떠돌아다니는 경향이 상대적으로 심하다는 것이었다. (하지만 알고 보니 이는 젊은 환자일수록 몸이 더 건강해서 더 오래 생존하는 까닭에 말썽을 일으킬 시간이 상대적으로 더 많다는 사실과 관련이 있었다.)

그런 이유로 대다수의 전문가는 알츠하이머병이 비교적 젊은 사람에게 발생하는 희귀질환이라고 여겼다. 일례로 1941년 영국의

신경병리학자 윌리엄 헨리 맥메너미는 "알츠하이머병은 노인성 치
매와 조직학적 소견이 유사하지만 증상은 대체로 그에 비해 광범
위하고도 심각한 중년기 정신병으로 보는 편이 가장 바람직"하다
고 썼다. 또한 "아직 [그 질환의] 본질적 [원인 요소는] 전혀 밝혀지지
않았다"라고 덧붙이면서, 다만 "그 기원이 유해하거나 퇴행성이어
서, 보통은 고령자에게 발병하는 치매 유형과 결부되는 결과들을
[뇌 조직에] 불러일으킨다고 추측"했다. "요컨대 이들 질환의 관계를
최종적으로 규명하는 일은 여전히 숙제로 남아" 있다는 얘기였다.

한편 미국에서는 사람들의 수명이 길어지면서 치매의 발병률이
치솟는 추세였다. 20세기 중엽에는 미국 내 정신병원에 수용된 고
령의 치매 환자 수가 수만 명에 달했다. 1946년 의회는 치매를 비
롯한 정신과적 장애를 본격적으로 연구하기 위해 국립 정신보건원
National Institute of Mental Health을 설립했다. 이후로 20년에 걸쳐 수천
명의 치매 환자가 열악한 정신병원을 벗어나 요양병원으로 옮겨졌
다. 하지만 여전히 의료계는 그들을 괴롭히는 정확한 원인을 모르
는 상태였다.

그럼에도 1970년대 초엽에는 마침내 (중년기에만 발병한다고 줄
곧 여겨지던) 알츠하이머병과 (고령자에게 발병하는) 노인성 치매가
실은 동일한 질환이라는 공감대가 형성되기 시작했다. 일례로 브
롱크스에 있는 알베르트아인슈타인의과대학 신경학과 수훈 교수
로버트 카츠먼은 1976년 『신경학 아카이브*Archives of Neurology*』에 실
린 한 논설에서 두 질환의 차이가 임의적이라고 주장함으로써 커
다란 반향을 일으켰다. "좀더 심도 있는 연구가 필요하긴 하겠으
나, 임상의도 신경병리학자도 전자현미경 전문가도 사실상 환자의

연령을 제외하고는 두 정신장애의 차이를 명시할 수 없다"는 것이었다.

유럽발 자료에 대한 검토를 근거로, 카츠먼은 최소 100만 명가량의 미국인이 알츠하이머병을 앓고 있을 가능성이 높다고 역설했다. 그의 계산에 의하면, 해마다 6만에서 9만 명의 미국인이 알츠하이머병으로 목숨을 잃는 실정이었다—뇌기능을 상실한 사람은 폐렴에 걸리기도 하고, 누워만 지내다가 다른 질환에 감염되거나, 음식을 삼키는 능력을 잃어버리기도 한다. 이는 곧 알츠하이머병이 미국에서 네 번째 혹은 다섯 번째로 흔한 사망 원인이라는 뜻이었지만, 인구 현황 통계를 설명하는 기준표는 이러한 현실을 외면하고 있었다. 카츠먼의 글에 따르면, "노인성 치매 환자의 사망 진단서에는 기관지폐렴이나 심근경색, 폐색전, 뇌혈관발작을 비롯해 사망 당시 발생한 급성적 문제가 기록된다. 그리고 일면 [암] 환자에게는 그 같은 문제로 인한 생의 마감이 오히려 다행스러운 사건일 수도 있다. 하지만 기술된 여러 문제 가운데 마지막 진단명을 사망 진단서에 주된 사인으로 기입하는 관행은 노인성 치매의 존재를 공식적으로 지워버린다". 그러므로 "이제는 연령에 따른 임의적 구분을 중단하고 병명을 알츠하이머병으로 일원화해야 마땅하다"는 게 카츠먼의 결론이었다.

만약 카츠먼의 의도가 알츠하이머병이 일반적이고도 치명적인 공중 보건 문제임을 사람들에게 납득시키는 것이었다면, 결과는 성공적이었다. 이전까지 비교적 드문 질환으로 여겨지던 알츠하이머병을 불과 몇 년 만에 미국 노인들 사이에서 네 번째로 흔한 사망 원인으로 인식되게 만들었으니까.[*] 1979년 시카고에서는 알츠하이머협회Alzheimer's Association라는 전미 시민단체의 출범을 목적으로 일단의 가족들이 만남을 가졌다. 때마침 의회는 국립 노화연구소National Institute on Aging 설립에 박차를 가했고, 1984년에는 그 산하 기관인 알츠하이머병 연구센터Alzheimer's Disease Research Center를 전미 여섯 개 지역에 세워 알츠하이머병의 근본적 메커니즘을 조사하기 시작했다. 1980년대와 1990년대에는 리타 헤이워스나 로널드 레이건과 같은 유명 인사가 알츠하이머병을 앓고 있다는 사실이 알려지면서, 질환에 대한 대중의 이해가 자연스레 깊어졌다. (레이건의 인지력은 두 번째 임기 중에 이미 현저히 떨어져 있었다.) 그때 이후 치매 연구에 대한 연방정부의 재정 지원은 30억 달러 이상으로 증가했다. 2011년의 수치와 비교하면 거의 여덟 배나 많은 액수다. 하지만 여전히, 암 연구에 지출하는 액수에 비하면 50퍼센트에도 못 미치는 수준이다.

오늘날 우리는 치매에 여러 유형이 존재한다는 사실을 안다. 그리고 알츠하이머병은 그중에서도 가장 흔한 유형이다. 알츠하이머병은 통상적으로 노년기에 발병하지만, 1~2퍼센트는 (아우구스테 데터의 사례처럼) 비교적 젊은 환자에게서 나타나며 그 기원은 일차적으로 유전이다. 알츠하이머병은 오랜 시간에 걸쳐 서서히 발생한다. 대표적 특징인 아밀로이드 반과 신경원섬유 매듭이 형성되는 시기는 인지력 저하가 나타나는 시점보다 10년 이상 앞선다고 알려져 있다. 그러니까 우리 아버지가 고든 선생에게 첫 진료를 받은 2014년 11월 무렵에는 이미 뇌에서 신경세포 및 시냅스 손상이 상

•   메드라인에서 검색한 결과에 의하면, 1975년 출간된 논문 가운데 '알츠하이머'를 키워드로 포함시킨 논문은 고작 42편에 불과했다.

당히, 또한 짐작건대 비가역적으로 진행되었을 거라는 얘기다.

알츠하이머병은 뇌의 다양한 영역에 영향을 미칠 수 있다. 보통은 장기기억의 처리를 담당하는 해마에서 시작되지만, 더러는 측두-두정엽에서 시작되어 언어 구사력 결핍을 유발하기도 하고 전두엽에서 시작되어 판단력 결핍이나 탈억제 행동으로 이어지기도 한다. 처음 손상된 영역이 어디든, 병증은 먹물처럼 번져 나간다. 그러다 후기에 이르면 대부분의 환자에게서 매우 유사한 결함이 나타난다.

치료제로 승인된 약물들은, 이를테면 아리셉트처럼 보통은 (기억상실과 같은) 증상을 완화하는 데 초점이 맞춰져 있다(게다가 약효도 극히 미미한 수준이다). 그런 약물들은 알츠하이머병의 진행을 늦추지도, 되돌리지도 못한다. 2021년 미국 식품의약국FDA은 외부 전문가 자문 위원회의 반대를 무릅쓰고 항아밀로이드 제제인 아두카누맙aducanumab을 승인했다.• 아두카누맙과 아두카누맙 유사 약물들은 아밀로이드 반을 표적으로 삼아 제거한다. 그러므로 만약 아밀로이드가 알츠하이머병 환자에게서 나타나는 뇌 손상의 주

• 2019년 아두카누맙의 제조사인 바이오젠Biogen은 중증 환자를 대상으로 두 번의 임상시험을 종료하며 그 약이 속임약(플라세보) 효과밖에는 발휘하지 못한다고 결론지었다. 하지만 몇 달 후 바이오젠은 비교적 많은 양의 아두카누맙을 초기 알츠하이머병 환자에게 투약할 때 인지력 저하가 완화된다는 것이 더 폭넓은 자료 분석 결과 밝혀졌다며 돌연 그 약제를 부활시켰다.

식품의약국에 자문을 제공한 위원회는 이런 식의 자료 해석을 단호히 배격했다. 환자의 희망뿐만이 아니라 주요 연구 프로그램에 대한 이론적 설명까지 물리쳐가면서 말이다. 환자의 뇌에서 베타아밀로이드 덩어리를 제거하는 요법으로 더 나은 임상적 결과를 기대할 수 있을 거라는 이론적 설명은 수십 년 동안 알츠하이머병 치료제 연구를 떠받치는 근간이었다. 그러나 아두카누맙을 비롯한 약물 임상시험을 통해 축적된 증거는 이러한 가설에 의문을 제기하는 한편, 치매라는 일상적 질환을 다루는 데 있어 그간 의학계가 취해온 접근 방식을 재고할 필요성을 부각시켰다.

된 원인이라면, 그런 약제들로 알츠하이머병의 진행을 늦추는 효과를 기대할 수 있다. 하지만 아직 항아밀로이드 제제는 기대만큼 확실한 임상적 효능을 발휘한 예가 없다(더욱이 일부 환자는 오히려 인지력이 나빠지기도 했다). 만약 특정 약물이 아밀로이드를 없애긴 하지만 유의미한 임상적 효능을 발휘하진 않는다면, 치매 환자에게서 나타나는 뇌 손상의 주요 원인은 아밀로이드가 아닌 다른 병리적 요인이라고 가정하는 편이 합리적이다. 현재로서는 타우 매듭을 표적으로 삼는 약물에 대한 연구가 진행 중에 있다.

치매 연구가 진척될수록 이제는 알츠하이머병이 단지 반과 매듭의 문제라는 도그마에서 탈피해 개념을 한층 포괄적으로 정리해야 할 때라는 점이 분명해진다. 알츠하이머병의 원인은 아밀로이드 반이나 신경원섬유 매듭이 아닐지도 모른다. 그보다는 가령 염증 같은 병적 과정의 부산물일지도 모른다. 최근에는 **미세아교세포** microglia, 즉 낯선 병원체와 죽은 뇌 조직을 파괴하는 뇌 면역세포가 과활성되면 뇌의 퇴행성 변화가 빨라질 수 있다는 가설이 여러 증거로 미루어 유력하다고 받아들여지는 추세다. 치매 연구 분야의 권위자 루돌프 탄지는 "미세아교세포가 단순한 문지기가 아닌 살인자가 될" 수도 있다고 말했다. 이런저런 연구 단체 및 업체가 미세아교세포의 염증성 활동을 제어하는 유전자들에 영향을 미칠 방법을 알아내기 위해 부단히 노력 중이다. 실제로 항염증약(소염제)이 알츠하이머병의 발병 위험을 낮추는 데 상당히 유효하다는 것이 여러 소규모 연구를 통해 확인되었다. 그런가 하면 헤르페스 바이러스라든지 잇몸 질환을 일으키는 박테리아와 같은 감염원이 아밀로이드의 집적을 유발하는 요인일 가능성을 제시한 연구도 있었다. 어쩌면 이들 가설은 항생제 따위의 효용성 등에 관한 연구 및 치료의 새로운 지평을 열어줄 것이다.

하지만 환자가 알츠하이머병으로 진단될 때쯤에는 이미 세포사가 너무 많이 진행된 상태라 아밀로이드 반이나 신경원섬유 매듭을 겨냥한 치료가 이렇다 할 효능을 발휘하지 못할 공산이 크다. 따라서 근래의 연구 프로그램은 신경세포를 배양하고 신경세포 간 시냅스 연결을 복구하는 데 주안점을 두는 추세다.

미래에 어떤 일이 일어나든 변함없는 사실 하나는, 지난 40년 동안 개발된 치매 치료제 수백 종이 알츠하이머병을 다스리는 요법으로서 그 효능을 입증하지 못한 채 폐기물 신세로 전락했다는 점이다. 치매는 주변에서 흔히 발생하는 만성 질환 가운데 유독 효과적 치료법이 전무한, 의학계의 여전한 골칫거리다. 오늘날 의료진이 환자에게 해줄 수 있는 치료는 기실 1901년 알츠하이머가 아우구스테 데터에게 해주었던 치료와 별반 다르지 않다. 그토록 척박한 치료 현실을 마주한 환자와 그 가족들은 남달리 뛰어난 회복 탄력성을 발휘해야만 한다.

7장

/

결국 이런 날이
오는구나

아버지의 기억력이 감퇴할수록, 어머니의 운동능력과 평형감각 역시 차츰 저하되었다. 어머니의 병은 아버지의 병과 나란히 진행되고 있었다. 지난 50년 동안 어머니의 삶이 그랬던 것처럼. 어머니는 넘어져서 발이 부러지는 바람에 한나절을 응급실에서 지냈다. 멍하니 허공을 바라보는 시간이 많아졌고, 그러다 반응이 사라지면서 다시금 공황 상태에 빠지곤 했다. 혹시 뇌졸중일까 싶어 응급실에 모시고 간 적도 여러 번이었다. 망상 증세도 나타났다. 페이스북에서 따로 애인을 사귀지 않았느냐며 아버지를 추궁하기도 했다. 처음에는 아버지도 웃어넘겼지만, 의심이 내처 계속되자 종국에는 실의에 빠지고 말았다. "그 오랜 세월을 함께 지내고도 나를 아무 여자나 만나고 다니는 사람으로 보다니, 내가 물에 빠져 죽어버리든지 해야지." 아버지의 푸념이었다. 마침내 어머니는 입주 간병인을 들이자고 제안하기에 이르렀다. 매일의 기본적 활동을, 몸을 씻고 음식을 먹고 걷고 옷 입는 일을 도와줄 사람이 필요하다는 것이었다. 그러면서 내게 이런 말씀을 하셨다. "하고 싶은 일이 있으면 한 살이라도 젊을 때 실컷 해봐야 한다. 몸이 망가지는 건 생각보다 순식간이야."

어머니의 증상을 관리하기 위해 우리는 약을 몇 가지 더 써보기로 했다. 저혈압에 대해서는 플루드로코티손을, 환각에 대해서는 쎄로켈을 처방했는데, 말하자면 원래 쓰던 약의 부작용을 치료한다는 미명하에 새로운 약을 추가하는 셈이었다. 하지만 별다른 효과는 보지 못했다. 차라리 처음부터 약물을 조절하지 않았더라면 어머니의 고생이 덜했을지도 모를 일이었다. 파킨슨병은 어머니가 평소 즐기던 삶을 앗아갔다. 아이들을 훌륭하게 기르고 집안을 살뜰하게 돌보는, 늘 힘에 부쳤지만 온전했던 그 삶을 송두리째 거둬가버렸다. 하지만 그런 와중에도 어머니는 결코 '왜 하필 나인가?'라고 묻지 않았다. 그러나 우리는 '왜 하필 어머니인가?'라는 물음을 늘 입에 달고 살았다.

병세가 차츰 깊어지는 와중에도, 어머니는 "이 정도 상태만 유지해도 괜찮을 것 같다"고 버릇처럼 이야기하곤 했다. 어머니는 건강이 악화되면 그에 맞춰 기대치를 조절할 줄 아는 분이었고, 그런 와중에도 정신은 거의 온전한 상태를 유지했다. 하지만 그런 모습을 지켜보는 입장은 괴로웠다. 2016년 초봄의 어느 날 실용주의자인 형은 어머니가 별안간에 돌아가셨으면 하는 바람을 드러냈다. 여든세 살 생신 직후에 심근경색으로 돌아가신 외할아버지처럼 말이다. 그리고 내 기억으로는 어머니도, 부친이 고통을 느낄 새도 없이 순식간에 유명을 달리했다는 사실을 감사히 여겼다. 하지만 나는 형에게 원망의 말들을 쏟아냈다. 아직은 어머니를 잃을 마음의 준비가 되어 있지 않았다. 나는 어머니가 되도록 오래오래 우리 곁에 머무르기를 바랐다.

그로부터 2주 뒤 집에서 함께 저녁을 먹을 때였다. 형수 반다나와 이야기하던 어머니는 친목에 소비할 에너지가 더는 남아 있지 않은 사람 특유의 건조하면서도 무뚝뚝하고 담담한 어조로, 끝이 가까워졌다는 말을 꺼냈다. 자연스레 눈물이 터져 나왔지만, 솔직히 놀라지는 않았다. 그 무렵 어머니는 거의 온종일 안락의자를 벗어나지 못했다. 다년간 의사로 일한 경험 덕분에 나는 적지 않은 환자가 죽음이 가까워졌을 때를 육감으로 인지한다는 사실을 알고 있었다. 예컨대 심장마비나 치명적 감염이 일어나기 전에 환자

146

들은 최후가 임박했음을 감지하고는 한다. 비록 의학적으로 설명할 길이 요원하대도, 의사들 대개 그러한 육감을 진지하게 받아들인다. 하지만 그날 밤 나는 어머니의 예감을 대수롭게 여기지 않았다. 외려 걱정하시지 말라며 어머니를 달래기까지 했다. 그러나 어머니는 걱정하고 있지 않았다. 평소 아버지보다 더 오래는 살고 싶지 않다는 이야기를 종종 하셨으니까. 요컨대 어머니는 소원 성취를 목전에 두고 있었다.

그로부터 3주쯤 지나, 어머니는 영면에 들었다. 그날 아침 라지브 형은 자기 차 안에서 내게 전화를 걸어 왔다. 여덟 시가 가까워진 시각이었다. 형은 보통 그 시간에 전화하는 사람이 아니었다. 출근 준비를 하던 나는 뭔가 잘못되었음을 직감했다. "엄마가 좀 안 좋아." 형이 차분히 말했다. "네가 가서 들여다보는 게 좋겠다."

나는 애들을 등교시키고 가겠다고 했지만, 형은 완강했다.

"지금 가. 엄마 방금 돌아가신 것 같아."

햇살이 눈부신 4월의 어느 날이었다. 구름 한 점 찾기 어려운 담청색 하늘 아래 포근한 산들바람이 불고 있었다. 도로를 빠르게 달리며 나는 아버지에게 전화를 걸었다. 아버지는 침착하게 전화를 받았지만, 내 목소리를 듣더니 이내 흐느끼기 시작했다. 운전 조심하라는 당부만 겨우 건네시고는, 더 이상 말을 잇지 못했다. 할 수 없이 나는 간병인 하원더를 바꿔달라고 했다. 하원더는 어머니 침상 건너편에 놓인 간이침대에서 잠들었다가 새벽 다섯 시쯤 신음 소리를 듣고 깨어났다고 했다. 어머니를 불러도 대답이 없자 하원더는 직접 살펴봐야겠다고 생각했다. 그런데 그가 침대에서 일어나려는 찰나, 어머니는 깊은 숨을 세 번쯤 들이쉬더니 이내 잠잠해지셨다. 하윈더의 짐작으로는, 그대로 다시 잠든 듯싶었다. 전에도 악몽을 꾸다가 그러신 적이 있었으니까. 하지만 날이 밝아 깨우러 갔을 때, 어머니는 반응이 없었다. 숨이 멎었고, 피부는 창백하고도 차가웠다. "그렇게 생을 마감하신 거예요." 하윈더는 이렇게 말했다. 뒤이어 밖에 구급차가 도착했다고 외치는 아버지의 목소리가 들려왔다.

전날 밤에도 나는 어머니를 찾아뵈었다. 여느 때처럼 어머니는 아버지의 강권으로 하루 두 번씩 감독하에 러닝머신 위를 걷는 중이었는데, 그날따라 평소보다 걷기를 힘들어하며 기구에서 슬며시 내려오는 것이었다. 어디가 편찮으시냐고 묻는 나에게, 어머니는 가슴 왼쪽이 살짝 눌리는 느낌이라고 털어놓았다. 나는 그 압박감을 얼마 전 낙상의 후유증쯤으로 여겼다. 그리고 미치도록 꽉 막힌 도로 위에서 어느 스쿨버스를 눈앞에 두고 서 있던 그때, 나는 비로소 그날의 흉통이 관상동맥 협착으로 인한 협심증의 징후였을 수 있다는 사실을 깨달았다. 이는 곧 어머니가 수면 중에 심장마비로 운명했을 가능성이 높다는 뜻이었다. 어머니의 뇌가 베풀지 않은 자비를 어머니의 심장이 베풀었다고 할까.

이윽고 집에 도착해서 차를 대는데, 진입로가 썰렁했다. 현관으로 달려가봤지만, 문은 굳게 잠겨 있었다. 미친 듯이 초인종을 눌러도 안에서는 아무런 인기척이 없었다. 라지브 형에게 전화를 걸었다. 알고 보니 어머니는 3킬로미터 남짓 떨어진 플레인뷰 병원으로 이송된 상태였다. 의료진은 구급차에서 심폐소생술을 시행하려 했지만, 때마침 도착한 형이 그들을 만류했다. 그럼에도 의료진은 소생술을 강행하려 했는데, 생전에 심폐소생술 포기 동의서를 작성해두지 않은 까닭이었다. 하지만 형은 병원 신분증까지 들이대가며 끝끝내 물러서지 않았다. 그들이 어머니를 괴롭히게 내버려둘 마음이 추호도 없었던 것이다. 똑똑히 보라고, 어머니는 이미 떠나셨다고, 형은 그들에게 말했다.

응급실에서는 커튼이 드리워진 공간으로 나를 안내했다. 라지브 형과 하원더, 그리고 아버지가 그곳에 앉아서 어머니 곁을 지키고 있었다. 어머니는 보라색 모포를 덮은 채 이동식 침상 위에 누워 계셨다. 손톱에는 빨간 매니큐어가 칠해져 있었고, 결혼한 여성임을 상징하는 빈디가 여전히 붉고도 선명하게 이마를 장식하고 있었다. 아버지는 퉁퉁 부은 얼굴로 침상 옆 스툴에 앉아, 두 팔로 시신을 감싼 채 어머니의 팔을 베고 있었다. 그러다 어머니의 손을 어루만지는가 하면, 발을 주무르시곤 했다. 아버지는 어머니와의 마지막 모습을 "훗날 기억할 수 있게" 사진으로 찍어달라고 라지브 형에게 부탁했지만, 심신이 무너져 내린 형은 그 부탁을 들어줄 수 없었다. 별수 없이 내가 사진을 찍었다. 아버지는 어머니의 손을 꼭 잡았다. 어머니의 피부는 창백하고도 어두웠다. 두 분 사이에는 빨간색 티슈 상자가 놓여 있었다. 어머니의 입은 여태 벌어진 상태였다. 장례식을 치러야 할 텐데 여기 사람들이 닫아주기도 하느냐고 아버지는 내게 물었다. "정말 예쁜 사람이었다." 이 말끝에 아버지는 감정을 주체하지 못한 채 울음을 터뜨렸다.

습하고 단조로운 날들이 이어졌다. 할 일이 참 많았다. 일가친지에게 소식을 알려야 했고, 조문객을 받아야 했고, 장례식과 화장 절차를 준비해야 했다. 슬픔에 잠겨 있을 시간은 여간해선 주어지지 않았다. 하지만 일단 세부 계획을 조율한 뒤에는 슬픔이 거센 파도처럼 밀려들었다. 그리고 잠시 물러났다가는, 다시 부딪치고 또 부딪쳐 오는 것이었다. 이태 전 친구 모친의 장례식에서 한 동료가, 양친이 돌아가시기 전에는 절대로 진정한 어른이 될 수 없다는 말을 내게 해준 적이 있었다. 그리고 나는 이제야 비로소 그 말뜻을 이해할 수 있었다. 요컨대 두 어른이 살아계시는 동안에는 우리를 아이로 여기는 사람이 항상 존재한다는 뜻이었다. 어렸을 적 어머니는 힌두교 신화 속 한 남자의 이야기를 들려주시고는 했다. 남자는 어머니를 물에 빠트려 죽이는 조건으로 온 세상과 무한한 부를 약속받았다. 이윽고 얼음장처럼 차가운 강물에 자신을 가라앉히는 아들을 향해 어머니는 간곡히 당부했다. "아들아, 물에서 물러서려무나! 그러다 감기 걸릴라."

장례식 날엔 비가 내렸다. 롱아일랜드에는 화장 시설을 갖춘 장례식장이 딱 두 곳뿐이었다. 그중 우리가 선택한 장례식장은 힉스빌에서 32킬로미터 남짓 떨어진 론콘코마라는 작은 마을의 어느 쇼핑센터 건너편에 자리한 곳이었다. 이슬비가 차 앞 유리 위로 부슬부슬 내리던 그 아침, 아버지와 나는 그곳에 도착했다. 솜털 같은 안개가 나무 우듬지를 감싸고 있었다. "결국 이런 날이 오는구나." 차에서 내리기 전, 아버지는 말했다.

장례식장에 놓인 어머니의 관 주위로, 새하얀 꽃다발들이 희부연 불빛을 받아 아른거렸다. 시신에는 생전에 아끼시던 실크 살와르 카미즈가 입혀졌다. 어머니가 목 놓아 울던 그 밤 내가 손님용 침실에서 찾아낸 담요 중 한 장이 관에 함께 들어 있었다. "어차피 다 두고 갈 것들"이라고, 겨우 석 달 전인 그날 아버지는 말했었다. 그리고 이제, 우리는 여기에 있었다.

　서로 다른 뇌 질환을 앓고 있던 양친의 비극적이고도 불합리한 공생은 마침내 결말을 맞았다. 아버지를 괴롭힌 정신의 병과 어머니를 괴롭힌 육신의 병은 상보적이면서도 대척적이었다. 하지만 따지고 보면 두 병은 그 주인과 마찬가지로 물질적 기원은 하나였다.

　장례식에는 대략 40분이 소요되었다. 힌두교 사제의 지시에 따라 형과 나, 그리고 전통에는 어긋나지만 우리 요구에 따라 여동생까지, 산스크리트어 기도문을 복창하며 쌀과 물을 비롯해 어머니가 내세로 가는 길에 요기할 만한 것들을 불속에 던져 넣었다. 파고를 필두로 전국 각지에서 조문을 온 수많은 친지가, 앉을 자리가 부족하리만큼 식장을 가득 매웠다. 아버지는 맥없이, 우울하게 그들을 맞이했다. 하지만 순간순간 밝아지기도 했는데, 그럴 때면 나는 아버지가 뇌 손상으로 인해 적절히 애도하는 능력마저 잃어버린 건 아닌지 궁금해지곤 했다. 아버지를 한쪽으로 모시고 가서 슬퍼하라고, 생애 가장 큰 상실을 마주한 사람답게 애도를 표하라고 다그쳤던 일은 지금도 그날의 가장 고통스러웠던 기억으로 내 머릿속에 남아 있다.

　의식을 마친 뒤 라지브 형과 나는 매부 비니 그리고 형의 처남인 가우탐과 함께 하얀 널지붕을 얹은 본관 뒤편의 화장터로 어머니의 옻칠한 목관을 운구했다. 우리는 관을 받침대 위에 내려놓았다. 사제가 큰 소리로 독경을 하는 사이 소각로의 강철 문이 열렸다. 화구 안으로 보이는 푸른 불꽃이 쇠 격자를 핥고 있었다. 장례식장 사람들이 받침대에서 관을 들어올렸다. 그들이 화구로 다가가 별도의 의식도 없이 관을 스르르 불길 속으로 떨어뜨리는 모습을, 아버지는 그제야 흐느끼며 지켜보았다.

그때였다. 문이 닫히기 시작한 순간, 아버지가 슬픔을 가누지 못하고 그만 소각로를 향해 달려들었다. 기겁한 사람들이 저지하지 않았더라면, 어머니를 따라 불 속에 그대로 들어가버렸을지도 모를 일이었다.

2부

흔적들

8장

아버지를 친할머니처럼
요양시설에 가둬두고 싶어?

어머니의 유해는 두 달 가까이 양친의 벽장을 지켰다. 유해를 인도
의 하리드와르에 흐르는 신성한 갠지스강에 뿌릴지 롱아일랜드의
앞바다인 대서양에 뿌릴지를 결정하기가 쉽지 않았다. 결국 우리
는 먼 길을 떠나지 않는 쪽을 택했다. 라지브 형이 힉스빌에서 남
서쪽으로 16킬로미터 남짓 떨어진 프리포트에서 동력선 한 대를
빌렸다. 전몰장병기념일이 갓 지난 어느 화창한 아침, 우리는 어머
니의 유해를 물속에 가라앉히기 위해 길을 나섰다. 배 위에서 사제
는 여행 가방을 열어 향이며 솜뭉치며 항아리며 먹을거리며 필요
한 물품들을 꺼내 정연히 내려놓았다. 갈색 슬랙스에 노란 셔츠를
입은 아버지가 그 모습을 덤덤히 지켜보았다. 아버지는 결코 종교
적으로 독실한 사람이 아니었다. 그럼에도 나는 이 종교적 의식을
끝으로 어머니의 귀천이 불러온 애끓는 고통이, 힘겨웠던 두 달을
뒤로하고 아버지에게서 그만 물러가기를 바랐다.

　어머니의 죽음을 대하는 아버지의 반응은 지난 두 달에 걸쳐
차츰 기계적으로 변해갔다. 이를테면 "좋은 여자였다" 혹은 "상실
감이 크다"와 같은 표현이 고작이었는데, 마치 충격적 경험에 대한
기억은 시나브로 사라지고 그 기억에 대한 기억들이 원래의 기억
을 대체해버린 듯했다. 한 해쯤 전부터 아버지의 지나온 삶에 대
한 기억들은 시간과 장소로부터 분리되어 저마다의 특색을 잃어가
고 있었다. 아버지는 여전히, 이를테면 어머니가 개를 무서워했다
는 특정한 사실은 기억하면서도, 그 사실을 알게 된 구체적 계기
에 대해서는 기억하지 못했다. 이렇듯 구체적 기억이 대략적 기억
으로 전환되는 현상은 해마의 정상적 변화에 따른 노화의 전형적
인 징후다. 해마는 헨리 몰레이슨의 사례에서 보듯, 뇌가 구체적 기

억을 축적하고 유지하는 데 있어 핵심적 역할을 담당한다. 고령자들은 예컨대 어릴 때 곧잘 캠핑을 다녔다는 사실은 기억하면서도, 특정 날짜에 특정 장소에서 경험한 구체적 사건에 대해서는 기억하지 못할 수 있다. 일반적으로 해마가 가장 먼저 손상되는 알츠하이머병 환자에게선 이러한 변화가 적잖이 두드러진다. 그러다 결국 병변이 대뇌피질로 번지면서, 대략적 기억마저 차차로 사라지는 것이다.

힌두교 사제가 형과 내 머리 위로 길고 붉은 실 가닥을 늘어뜨렸다. 의식이 시작되었다. 사제는 붉게 이긴 틸라크를 우리 이마에 칠했다. 곧이어 향을 피우고 솜뭉치를 기름에 담갔다. 라지브 형과 나는 밀가루와 물, 우유를 섞어 만든 반죽을 도넛 구멍 크기로 동그랗게 열여섯 알 빚은 다음, 도토리며 쌀이며 갖가지 씨앗을 비롯한 먹을거리와 하리드와르에서 공수해 온 신성한 물을 곁들여 금속제 접시 위에 올려놓았다. 마지막 길을 떠나는 어머니에게 양식이 되어줄 것들이었다. 배가 파도를 헤치고 전속력으로 질주하는 통에, 속이 울렁거렸다. 나는 사제가 차려놓은 식상에 허리를 기댄 채 넘어지지 않으려고 안간힘을 썼다. 사제가 항아리 뚜껑을 돌려 열었다. 우리는 어머니의 유해가 담긴 비닐봉투 위에 신성한 물을 뿌렸다. 이어서 봉투를 열어 물과 우유를 조금 붓고, 접시에 담아둔 양식들을 쏟아 넣었다. 그런 뒤에는 봉투의 내용물을 하얀 고리버들 바구니에 모조리 옮겨 담았다. 유해는 짙은 회색빛이었다. 그 재가 어머니의 육신이 남긴 전부라는 사실이 좀처럼 믿기지 않았다. 우리는 비워낸 봉투까지 바구니에 담았다. 그러곤 먼지가 가라앉기를 기다렸다.

배가 속도를 늦추다 이내 멈춰 섰다. 유해를 뿌리는 일은 맡아들인 라지브 형의 몫이었다. 하지만 꼭 그런 이유가 아니더라도 어차피 나는 지독한 뱃멀미 탓에 그 일을 감당할 형편이 못 되었다. 사제가 여름 열기 속에서 대머리를 반짝이며 기도문을 읊조리는 동안, 라지브 형은 어머니의 유해가 담긴 고리버들 바구니를 긴 막대 끄트머리에 달린 금속 고리에 걸었다. 사제의 입에서 산스크리트어 음절들이 흘러나왔다. 그사이 형은 의례적 절차는 생략한 채 말없이 뱃전 너머로 몸을 구부리더니 바구니를 내려 물속에 담갔다. 금속 추를 달아두었던 덕분에 침몰은 제법 순조로웠다. 아버지는 햇살 속에서 눈을 가늘게 뜬 채 난간 옆 의자에 앉아, 초록빛 물속으로 바구니가 가라앉으며 내용물이 먹구름처럼 퍼져나가는 모습을 지켜보았다. 기도를 해야 하니 두 손을 모으라는 사제의 음성이 들려왔다. 사제가 열성적으로 기도문을 읊조리는 동안, 우리는 침묵을 지켰다. 이윽고 기도가 끝나자 선원이 밧줄로 바구니를 건져 다시 배에 실었다. 선장은 뱃머리를 해안 쪽으로 되돌렸다.

집으로 가는 길에 아버지는 내 차에 몸을 맡겼다. 둘 다 피곤한 상태였고, 나는 이제 겨우 속이 가라앉기 시작한 참이었다. 베토벤 피아노 소나타 8번 「비창」을 틀고는 아버지를 살펴보았다. 아버지는 시선을 정면으로 향한 채 음악에 가만히 귀를 기울였다. 창을 내리자, 더운 바람이 밀려들었다. 아버지는 한동안 말이 없었다. 지나가는 차들의 비명과 울부짖음 외에는 사위가 적막했다. 그러다 문득 아버지가 말했다. "우리는 평생을 함께했단다. 그 사람이 늘 그립구나."

::

　나는 우리 병원에서 구성한 유가족 모임에 아버지를 모시고 갔지만, 아버지는 두어 번 참석하는가 싶더니 발길을 끊어버렸다. 표면적 이유는 다른 참가자들과의 공통점이 거의 없다는 것이었다. 그러나 내가 볼 때 진짜 이유는 따로 있었다. 아버지에겐 혼자만의 삶을 꾸려가려는 노력일랑 일말이라도 기울일 마음이 없었던 것이다. 쉰한 해에 가까운 세월 동안 충실히 곁을 지킨 배우자가 세상을 떠난 마당에, "훌훌 털어버리고" 새로운 인생을 일군다는 것은 지극히 미국적인 발상이라는 게 그분의 생각이었다. 지난 1년 반 동안 당신이 꾸짖고 윽박지르던 여인은 이제 신화적인 존재로 격상되었다. 아버지의 가뜩이나 변변찮았던 기억력은 마지막 몇 년에 걸친 아내의 쇠퇴는 지워버리고 내 기억 속 어머니와 그리 다르지 않은, 더 행복했던 지난날 꿋꿋이 당신 곁을 지키던 강인하고도 겸손한 여인만을 덩그러니 남겨놓았다. 어머니의 사진이 집 곳곳의 탁자와 벽을 장식했다. 아버지가 어디로 고개를 돌리든, 시선 끝에는 언제나 그 사진들이 있었다. 고로 아버지는 텔레비전을 볼 때도, 하원더가 차려준 음식을 심드렁하게 깨작거릴 때도 어머니의 웃는 얼굴을 바라볼 수 있었다. 어머니의 간병인이던 하원더는 합의하에 한시적으로 그 집에 머물며 아버지를 보살폈는데, 아버지는 그이가 차려준 음식을 한사코 입에 대려 하지 않았다.

　그해 봄은 외로웠다. 어머니가 돌아가신 연후 손을 내밀었던 일가친지는 대부분 소식이 뜸해졌다. 그 부분적 이유는 그때껏 아버지가 사회성과는 동떨어진 삶을 살아왔다는 데 있었다. 배우자의

온화한 성품에 기대어, 아버지는 교우 관계를 다지거나 스스로의
잘못을 바로잡는 일에 웬만해선 공을 들이지 않았다. 적어도 사람
들 마음속에서는 어머니가 죽었을 때 아버지도 함께 죽은 듯했다.
부족한 사회성은 상황을 더욱 악화시켰다. 아버지는 언제나 어긋
난 방식으로 일을 벌였다. 가령 밤중에 잔디를 깎아 이웃의 단잠을
깨운다든지, 단란한 친목 모임에서 카슈미르 분리주의와 같은 논
쟁적 사안을 화제로 끄집어내는 식이었다. 어렸을 때, 아버지는 질
레트 면도날로 우리 손톱을 깎아주면서 혹여 살이 베일까 봐 손가
락을 아프게 비틀고는 했다. 우리가 질색하든 말든 손톱을 깎아줄
수만 있다면 그런 건 개의치 않았다. 이 일화는 아버지의 성격을
단적으로 보여준다. 그러니까 아버지는 당면한 과제에 무섭도록
집중하는, 엄격하고도 냉철한 사람이었다.

어머니는 아버지를 '푸타'(पुट्ठी, 궁둥이)라는 다소 낯간지러운 애
칭으로 부르시곤 했다. 하지만 어머니가 사라진 세상은 아버지에
게 그리 관대하지 않았다. 아내를 먼저 보낸 남편으로서 아버지는
대부분의 시간을 홀로 지내며 인도 텔레비전 방송을 보기도 하고,
가벼운 산책을 다니기도 하고, 틈틈이 낮잠을 청하기도 했다. 나는
일주일에 한 번씩 아버지와 함께 밖에서 점심이나 저녁을 먹었고,
한 달에 한 번 정도는 아이들의 학교 행사에 부친을 모시고 갔다.
하지만 동행할 어머니가 부재하는 상황에서 이러한 외출은 그다지
큰 흥미를 끌지 못했다. 어떤 때는 아버지의 뇌에 변변히 기록되지
도 않는 듯했다. 그해 5월, 어머니의 장례를 치르고 6주쯤 지났을
무렵의 일이다. 그날 저녁 우리는 피아의 봄 음악회에 다녀왔다. 음
악회가 끝난 후 집으로 돌아온 아버지는 침실로 향하던 중에 나를

멈춰 세우더니, 피아의 음악회가 언제냐고 물었다. 아버지는 그 음악회를 손꼽아 기다리고 있었다.

안타깝게도 아버지는 생명윤리학자 스티븐 포스트 등이 초인지적 세계hypercognitive world라고 일컫은 사회 안에서 인지력이 손상된 사례였다. 초인지적 세계에서는 수많은 정보가 어지러이 난무한다. 고로 이 세계에서는 지성과 이성의 가치가 무엇보다 우선시된다. 지성과 이성을 갖추지 못한 사람은 주변부로 밀려난다. 끝없는 대화를 따라잡지도 이어가지도 못하는 사람은 투명인간 취급을 받는다. "우리는 합리주의와 자본주의가 낳은 문화 속에서 산다. 그러므로 정신적 명료성과 경제적 생산성이 인간의 삶이 지닌 가치를 결정한다." 포스트는 『알츠하이머병에 대한 도덕적 도전The Moral Challenge of Alzheimer Disease』에 그렇게 썼다. 그런가 하면 작가 켄트 러셀은 "세계가 점점 더 빠르게 회전하면서 그 안에 속해 있던 이들은 결국 원심분리기 속 침전물처럼 떨어져 나가게" 된다는 글을 적었다. 내 아버지에게도 뇌의 변성과 더불어, 바로 그런 현상이 발생했다. 교우 관계를 유지하거나 사회적 합의를 존중하거나 역사를 공유하는 이들과 유대감을 형성하는 능력을 상실하면서, 아버지는 바깥 세계에서 흡사 투명인간이나 다름없는 존재가 되었다.

앞서 언급한 영국의 사회심리학자 톰 키트우드의 글에 따르면, 이른바 '악성' 사회 환경에서는 장애를 가진 사람의 인간성을 암묵적 메시지 또는 노골적 무시를 통해 폄하하는 경향이 있다. 그러한 환경은 보통 서구 문화권처럼 독립성과 개인주의를 예찬하는 사회에 조성되지만, 겉보기에 노인을 공경하는 문화가 비교적 깊이 뿌리내린 사회에도 얼마든지 조성될 수 있다. 예컨대 아프리카의 일부 국가에서는 치매를 사악한 주술 탓으로 돌리며 환자들을 따돌리거나 박해한다. 콜롬비아공화국에서는 치매를 '우매병'이란 뜻의 라 보베라La Bobera라고 부르며 불길한 징조로 치부하거나 그 원인을 미신에서 찾고는 한다. 한자 문화권에서는 알츠하이머병을 '노망' 또는 '망령'이라고 일컫기도 한다. 그런 세계에서 치매 환자로 존재한다는 것은 곧 저주받은 삶을 의미한다.

안타깝게도, 치매 환자들이 흔히 직면하는 사회적 고립은 인지적 쇠퇴를 더욱 가속화하는 작용을 한다. 어머니를 떠나보내고 몇 달 후, 나는 『일반 정신의학 아카이브Archives of General Psychiatry』에 게재된 2007년 논문 「알츠하이머병의 고독과 위험Loneliness and Risk of Alzheimer Disease」을 읽게 되었다. 논문에서 연구자들은, 먼저 시카고와 인근 지역의 여러 교회 및 사회복지 단체, 노인 요양 시설에서 치매에 걸리지 않은 사람 823명을 모집했다. 실험 참가자들이 느끼는 고독의 심도를 평가하기 위해 연구자들은 이를테면 "나는 사람들이 곁에 있던 시절이 그립다" "나는 자주 버려졌다고 느낀다" "나는 진정한 친구를 가졌던 시절이 그립다"와 같은 문장이 적힌 다섯 문항짜리 설문지를 제시하고는 동의 여부를 답변으로 기입해 달라고 요청했다.

다른 면면에 대한 평가도 이뤄졌는데, 가령 평소 지인들과의 교류는 얼마나 빈번한지, 독서와 같이 인지력을 향상시키는 활동에 능동적으로 참여하는 빈도는 어느 정도인지, 슬프거나 우울하다고 말하는 일은 얼마나 잦은지를 확인하는 내용이었다. 참가자들의 인지기능은 숙련된 정신과의사들이 주기적으로 평가했다. 사망한 이들에 대해서는 부검을 통해 뇌 손상 정도를 평가했고, 이때 뇌졸중 여부라든지 아밀로이드 반, 타우 매듭에 관한 평가도 함께 진행되었다.

연구 결과 76명의 피험자에게서 알츠하이머병이 발병했는데, 사회적 지지가 굳건한 이들에 비해 고독한 이들의 발병 위험도가 두 배가량 높았다. 인지적 활동과 신체적 활동을 조절한 이후에도 말이다. 한편 인종이나 수입, 장애 정도, 뇌졸중 위험 인자의 유무는 그러한 연관성에 영향을 미치지 않았다. 이에 연구자들은 임상적 알츠하이머병의 동인이 비단 신경병리학적 문제에만 국한되지 않는다는 결론을 내렸다.

물론 위 연구에는 한계가 존재한다. 실험 참가자가 대부분 백인이었던 데다, 관찰 기간이 평균 3년에 불과했으니까. 하지만 그렇다고 결론을 송두리째 부정할 수는 없었다. 요컨대 사회적 활동이 빈번할수록 치매 위험도는 낮아질 공산이 컸다.

이와 일치하는 결과가 여러 부검 연구에서 확인되었다. 다시 말해 (가령 아밀로이드 반이나 신경원섬유 매듭의 양을 근거로 평가한) 뇌손상 정도와 치매의 임상적 중증도는 생각만큼 관련이 깊지 않았다는 얘기다. 뇌신경의 손상도는 경미한 데 비해 '과도한 장애'가 나타나는 환자가 상당히 많았을뿐더러, 아밀로이드 반이나 신경원섬유 매듭이 대량으로 형성되었음에도 인지력이 놀라우리만치 온전했던 반대 사례 역시 그에 못지않게 많았다. 이러한 모순이 발생하는 이유로는 가령 상대적으로 높은 교육 수준이나 우수한 지능 등등의 '인지예비능'이 곧잘 거론된다. 반면에 가령 인간관계나 환경, 가족의 지지와 같은 '심리사회예비능psychosocial reserve'의 역할에 대해서는 여러 연구를 통해 그것이 신경병리학적 요인 못지않게 중요할 가능성이 입증되었음에도 불구하고 이를 인정하지 않으려는 분위기가 만연해 있다.

우리 아버지가 사별 후에 경험한 고독은 특히 더 해로운 유형으로 간주된다. 2020년 『미국의사협회지Journal of the American Medical Association』에 게재된 한 논문에서 하버드 뇌 노화 연구실Harvard Aging Brain Study의 연구자들은, 인지력이 손상되지 않은 성인 가운데 양전자단층촬영을 통해 뇌에 고밀도의 베타아밀로이드 반이 존재하는 것으로 확인된 257명을 대상으로 연구를 실시했다. 그들은 나이와 성별, 사회경제적 지위, 아밀로이드 수치 등의 인자를 적절히 조정한 뒤 조건이 비슷한 참가자들을 3년이라는 기간에 걸쳐 비교 관찰했을 때, 배우자와 사별한 사람은 배우자를 잃지 않은 사람에 비해 정신적 쇠퇴가 세 배가량 빠른 속도로 진행된다는 사실을 발견했다. 그뿐 아니라 배우자와 사별한 참가자 중에서도 애초에 아밀로이드 반 수치가 가장 높았던 이들에게서 정신적 쇠퇴가 가장 급격히 진행되었는데, 이는 사별과 베타아밀로이드라는 두 요인이 복합적으로 작용하면 인지장애의 위험도가 상승할 수도 있다는 방증이었다.

실제로, 배우자와 사별하고 사회적으로 고립된 상태에서 발생하는 만성 스트레스는 뇌기능을 심하게 떨어뜨린다고 알려져 있다. 예컨대 해마는 스트레스 호르몬인 코르티솔에 특히 민감하다. 코르티솔 수치가 높으면, 단기기억의 형성은 물론이고 그것을 장기기억 저장소로 옮기는 데도 지장이 생길 수 있다. 또한 스트레스 호르몬에 반복적으로 노출되는 상황은 해마와 (작업기억을 관리하는) 전전두엽을 위축시키고 흉터를 유발한다는 사실이 쥐와 인간

연구를 통해 확인되었다. 더욱이 그러한 스트레스는 아밀로이드 반이나 신경원섬유 매듭과 더불어 신경염을 유발할 수도 있다.

내가 이토록 장황한 설명을 늘어놓는 까닭은, 아버지의 사회적 고립이 치매의 결과인 동시에 원인일 가능성도 있다는 얘기를 하기 위해서다. 생물학과 심리학을 연결하는 통로는 양방향으로 뚫려 있다. 심리 상태는 뇌 손상을 반영할 수 있지만, 그와 동시에 유발할 수도 있다.

슬프게도, 아버지의 고립을 유발한 악성 사회심리는 심지어 가족에 의해서도 발산되었다. 마음 같아서는 나도 바깥세상에 비하면 우리가 아버지에게 관대했다고 말하고 싶다. 하지만 실상은 그러지 못했다. 아버지의 깜빡거리는 정신은, 아버지를 영원한 현재 속에 가두는 한편 당신의 자식들을 영원한 체념 속에 가둬버렸다. 아버지가 이런저런 질문을 해올 때면 우리는 어차피 대답을 기억하시지도 못하실 텐데 그런 게 다 무슨 소용이냐며 아버지를 타박하고는 했다. 정말이지 잊고 싶은 장면들이다. 때로는 아버지에 관한 대화를 마치 아버지가 그 자리에 없는 것처럼 우리끼리만 나누기도 했다. "아버지는 통제가 안 돼." "아버지는 기억도 못하실걸." "아버지는 지금 어린아이나 마찬가지야." 그런 말들을 우리는 아버지의 면전에서, 때론 심지어 아버지를 향해서 내뱉고는 했다. 그러고 난 뒤에는 후회하고 또 후회하면서도 우린 도무지 자중할 줄을 몰랐다. 물론 우리는 아버지가 그저 손상된 뇌가 아닌, 그 이상의 존재라는 사실을 알고 있었다. 다 알고 있었지만 막상 그것을 사실로 받아들이기란 쉽지 않았다.

::

　　7월의 어느 아침, 어머니가 돌아가신 지도 석 달쯤 지났을 무렵 온 가족이 모처럼 한집에 모였다. 미니애폴리스에 사는 수니타는 노인생활지원시설도 살펴볼 겸 지난주에 비행기를 타고 힉스빌로 건너와 있던 참이었다. 여동생은 아버지를 장기적으로 보살필 방안을 마련하고 싶어했다. 당분간은 어머니의 간병인이던 하윈더가 계속 일을 맡아주기로 했지만, 그도 당장 남편이 당뇨와 신장병을 앓고 있었던 데다 일가친척은 모두 인도에 사는 터라 얼마나 오래 버텨줄지 장담하기 어려운 상황이었다.

　　하윈더가 미국에 온 이유는 돈을 벌어 고향 집에 부쳐주기 위해서였다. 둥실둥실한 몸집에 성격이 사근사근한 그는 남아시아 출신 노동자 계급의 여느 여성들과 마찬가지로 노인 간병 시장에 뛰어들었다. 미국에서 워낙 수요가 높은 직종이기도 했고, 노인에 대한 돌봄과 공경을 당연시하는 인도 문화도 그 결정에 얼마간 영향을 끼쳤다. 하지만 수니타는 하윈더가 인도로 돌아가버렸을 때 벌어질 상황을 미리부터 걱정하고 있었다. 우리가 제때 적당한 사람을 구하지 못하면, 아버지를 도대체 어디로 모셔야 한단 말인가? 여동생은 이참에 그런저런 문제들을 해결할 심산이었다.

　　그날 아침 하윈더가 주방에서 아침 식사를 준비하는 사이, 나는 식탁 앞에 앉아 아버지의 오래된 서류 더미를 찬찬히 살펴보았다. 몇 주 동안 나는 아버지가 쌓아둔 수많은 문서와 기념품을 내다 버렸다. 이제는 아버지에게 아무 쓸모가 없는, 또한 냉정히 생각해보면 어머니에게는 결혼생활 내내 짐이나 다름없었을 물건들이었다. 그 잡동사니는 내게 아버지의 손상된 뇌를 연상시켰다. 그 것들을 없애지 않고서는 아버지도 우리도 새로운 삶을 시작할 수 없을 것만 같았다.

"공과금은 어차피 라지브 형이 내고 있으니까, 이런 건 다 버려 서도 돼요." 나는 오래된 전화요금 영수증을 들어 보였다.

"놔둬라." 아버지는 언성을 높이며 내 손에서 영수증을 채가려 했다.

"그냥 하게 두세요, 아빠." 수니타가 나를 두둔하고 나섰다. 이번 만큼은 나도 물러설 생각이 없다는 걸 알아차린 기색이었다. 때마 침 주방에서 나온 하윈더가 오전 낮잠 시간이라며 아버지를 서둘 러 위층으로 모셔 갔기에 망정이지, 안 그랬으면 한바탕 소동이 벌 어졌을 터였다.

아버지가 시야에서 사라지자, 나는 얼른 쓰레기봉투를 채우 기 시작했다. 잠에서 깨어날 때쯤이면 아버지는 그곳에 서류 더미 가 있었다는 것조차 기억하지 못하리라는 계산에서였다. 그때 내 가 갖다 버린 서류 중에는 오래된 은행 입출금 내역서와 신용카드 고지서, 각종 신문기사 인쇄물, 온라인에 널려 있는 1950년대 과 학 논문 복제본이 섞여 있었다. 그 수북한 기사 스크랩과 복사물 들은 한때 아버지를 아버지답게 살게 하던 것들이었다. 그런 물건 들을 떠나보내자니 한편으로는 서글픈 마음이 들었다. 넬슨 만델 라와 마하트마 간디와 마틴 루서 킹, 알베르트 아인슈타인과 프랜 시스 크릭과 바버라 매클린톡°, 프레더릭 더글러스와 라빈드라나

트 타고르를 위시한 아버지의 정치적, 지적, 문화적 영웅들에 관한 서류철이 이내 흰색 쓰레기봉투 밖으로 비어져 나왔다. 한때 나는 그 모든 서류를 아버지가 돌아가시면 치우려고 계획했었다. 하지만 언제부턴가 나는 아버지가 이미 떠나신 것처럼 느끼고 있었다.

식탁에 있던 서류들을 치운 뒤에는 아버지의 서재로 올라갔다. 이제 아버지는 그 방에 드나드는 일이 거의 없었다. 러버 시멘트 냄새가 코를 찌르는 가운데 책상 앞에 구부정하게 앉아 전공 논문에 실을 삽화를 준비하던 아버지의 모습을, 나는 여전히 선명하게 떠올릴 수 있었다. 저녁을 차려놓고 아버지를 애타게 부르던 어머니의 목소리가 귓가에 들리는 듯했다. (그렇게 책만 쓰고 있으면 밥이 나오느냐고 어머니는 입버릇처럼 이야기했었다.) 포마이카 테이블 위에는 이런저런 논문 복제본과 현미경 사진이 놓여 있었다. 서류 캐비닛에서는 수십 년 묵은 (부동산 회사) 콜드웰뱅커의 입출금 내역서와 아버지가 한때 소유했던 작은 부동산의 명도 통지서, 오래된 논문과 청구서 들이 추가로 발견되었다. 생물학의 미래를 주제로 아버지가 기고한 1969년 『힌두스탄 타임스*Hindustan Times*』 칼럼 사본들도 눈에 띄었다. '기억들'이라고 표시된 폴더에는 은퇴하시던 2014년 즈음 지인들에 관한 정보를 손수 기록해둔 쪽지들이 들어 있었는데, 거기에 아버지는 갈수록 떨림이 심해지는 필체로 "오래전에 은퇴" "여전히 미시건 그 집에서 거주 중" "11월에 절도" 따위의 내용을 적어두었다. 연락처를 정리해둔 폴더도 그 수가 급격히 늘어나 있었다. 짐작건대, 여러 정보를 잊지 않으려고 애쓰는 와중에 이미 확보해둔 정보가 무엇인지를 망각하다 보니 그런 결과가 빚어진 듯했다. 나는 중복된 정보가 담긴 서류들을 골라내 싹 버리기로 마음먹었다.

아버지가 그간 보관해온 기록물들은 세세하기가 이를 데 없었다. 살면서 나누었던 거의 모든 대화를, 무의미하기 짝이 없는 것들까지도 손 글씨로 일일이 기록해놓은 듯했다. 1972년에 첫 운전면허증을 발급받으며 주고받은 서신도 있었다. 지난 몇 년간 인도의 여러 고아원에 전달한 기부금 내역이 담긴 영수증들도 눈에 띄었다. 좋아하는 글귀들을 종이에 옮겨 적은 것들(그리고 그 옮겨 적은 것들을 다시 옮겨 적은 것들)과 도서관을 차려도 될 만큼의 신문 인쇄물도 자리를 차지하고 있었다. 또한 보아하니 아버지는 임신한 브리트니 스피어스에게서 특별한 매력을 느낀 듯싶었다.

소중히 모아둔 편지들도 있었다. 과학계 인사들과 주고받은 서한은 사교적인 내용, 이를테면 학회에서 동료들과 만날 약속을 정한다거나 그들의 성취를 축하하는 (와중에 아버지 자신의 성취를 그들에게 상기시키는) 내용이 주를 이뤘다. 한편 비교적 심각한 편지도 굉장히 많았는데, 그런 편지들은 빨간 줄이 쳐진 폴더에 가령 "외국인 과학자들에 대한 착취"라든가 "지적 노예" "전미유색인종지위향상협회/평등고용보장위원회"와 같은 표제를 달아 따로 챙겨둔 상태였다. 우리 가족이 미국에 도착하고 3년이 지난 1980년, 불공정한 시스템에 맞서 종신 교수직을 따내기 위해 분투하던 아버지에게 어느 인도 과학자가 격려차 보낸 편지에는 다음과 같은 내용이 담겨 있었다. "프렘, 그 문제에 관해서는 전에도 함께 이야기한 적이 있지만, 다시 한번 말하겠네. 우리는 우리의 권리를 위해서 담대히 싸우고 또 싸워야 해. 왜, 그런 말도 있잖아. 겁쟁이는 결코 미인을 차지할 수 없다고. 우리 상황도 마찬가지야. 우리가 필사적으로 싸우지 않으면, 아무것도 이룰 수 없어."

한편 어머니 앞으로 배달된 편지도 있었다. 아버지의 안식년 동안 버클리에서 동료로 지낸 캐시라는 과학자가 띄운 그 편지에는 다음과 같은 내용이 담겨 있었다.

이 나라에 도착한 이후로 두 분은 사회의 일원으로 자리 잡기 위해 노력했지만 정당한 보상을 받지 못했어요. 물론 미국은 제 조국이고, 저는 이 땅을 사랑합니다. 미국은 크고 다양성이 있는 나라죠. 정말 여러 면에서 놀랍고 근사한 곳이기도 하고요. 우리에겐 비전과 지혜와 인간애를 갖춘 평범한 사람들이 제정한 훌륭한 헌법이 있어요. 그럼에도 편견과 고집, 두려움, 빈곤과 무지는 너무도 자주 그 영광을 더럽혔고, 이 나라에서 생기와 장래성을 앗아갔지요.

저는 [프렘 씨가 새 직장에서] 행복하고 생산적인 미래를 시작하게 되기를 진심으로 바랍니다. 아마 프렘 씨는 그분 성과에 걸맞은 지지와 인정을 받게 될 거예요. 더없이 뛰어난 끈기와 결단력에 자긍심과 정직성까지 갖추었으니까요. 이런 것들이, 그리고 사랑하는 가족의 헌신과 지지가 프렘 씨에게 계속해서 나아갈 용기를 주었다고 저는 확신합니다. 하지만 오늘 제가 만난 프렘 씨는 기운이 없고 슬퍼 보였어요. 그 슬픔의 이유가 무엇인지 저는 알지 못합니다. 어쩌면 (아무리 밝은 미래가 기다린다고 해도) 과거에 작별을 고해야 할 때 느껴지기 마련인 그런 슬픔일 수도 있겠고, 아니면 회한으로 인한 슬픔일 수도 있겠죠. 잃어버린 시간에 대한 회한,

자신을 착취하고 부당하게 대우하는 사람들에게 맞서야 했던 지난날에 대한 회한 말이에요. 프렘 씨에게 주어져야 마땅하다고 저희 모두가 확신했던 [또 하나의] 직책이 결국 주어지지 않았다는 사실을 알게 된 이후로, 그분은 전처럼 스스럼없고 밝은 웃음소리를 들려주지 않네요. 아무쪼록 월요일쯤에는 프렘 씨가 평소의 낙천적인 모습으로 돌아와 있기를 빕니다.

그 편지들은 우리가 자라던 시절의 기억을 다시금 떠올리게 했다. 당시 아버지의 직업적 분투는 집안 공기를 그야말로 좌지우지했다. 우리는 아버지가 학자로서 더 나은 경력을 쌓길 바라며 인도를 떠나 왔지만, 아버지는 미국에서 당신 스스로 기대하던 유의 성공을 결코 이루지 못했다. 도리어 대학의 종신 교수직 심사 체계에 내재하는 인종주의로 인해 성과를 부정당했다. 어쩔 수 없이 아버지는 장기적 안정성이 보장되지 않는 박사 후 연구원 직위에 만족해야 했고, 이러한 처지를 비관한 나머지 일터의 동료들과 끊임없이 갈등을 빚었다. 언제부턴가 아버지는 인생의 난제를 마치 이솝 우화처럼 다루기 시작했다. 인생의 문제들을 이를테면 부커 T. 워싱턴°과 같은 명사가 남긴 신념, 끈기, 노동의 가치에 관한 격언에 빗대어 단순화하려는 경향을 보였다.

아버지가 항상 입에 올리던 격언 중에는 다음과 같은 것들이 있었다. "가장 행복한 사람은 가장 좋은 것을 모두 가진 사람이 아

° 아프리카계미국인 공동체 지도자로 혹인 자립운동에 앞장섰지만, 백인 우월주의에 대해 투쟁하기보다는 타협적인 태도를 보였다고 알려져 있다.

니라, 자기에게 주어진 모든 것으로 최선을 다하는 사람이다" 혹은 "성공의 척도는 사람이 인생에서 어떤 지위에 도달했느냐가 아니라 어떤 장애물을 극복했느냐 하는 것이다" 혹은 "노동은 예배다" 혹은 "사람이 물에 빠져 죽는 이유는 물에 빠졌기 때문이 아니라 그 물속에 계속 머물러 있기 때문이다" 혹은 "나는 행운의 철저한 신봉자다. 내가 더 열심히 일할수록 더 많은 행운이 따라온다고 믿는다". (때로는 격언을 이상하게 뒤섞어버리기도 했는데, 가령 이런 식이었다. "바다 한가운데서는 말을 갈아타지 마라.") 아버지는 집중력과 결의가 있으면 무슨 일이든 해낼 수 있다고 믿었다. 박사 후 연구원으로서 온종일 일에 매진하던 시기에도 골방에서 수많은 과학 논문과 광학 현미경 사진을 벗 삼아 첫 교과서를 집필할 정도였다. 또 정신은 얼마든지 벼릴 수 있으며 만족은 마음 상태에 달려 있다고도 믿었다. 아버지의 침실 벽을 굳건히 지키던 「성 아우구스티누스의 사다리The Ladder of St. Augustine」라는 헨리 롱펠로의 향상심 넘치는 시, 정확히는 그 시의 사본 몇 장이, 지금은 사용되지 않는 그 서재에 다른 서류들과 함께 쌓여 있었다.

위대한 이들이 정복하고 점령한 고지들은
갑작스런 비상을 통해서가 아니라,
동료들이 자는 밤중에
힘겹게 올라 쟁취한 것이었다.

책상 서랍에서는 코닥 봉투에 담긴 오래된 사진 몇 장을 발견했다. 그 안에는 양친이 젊은 시절, 아마도 신혼부부일 때 찍은 흑백

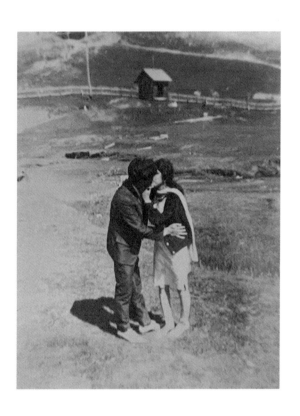

사진도 한 장 들어 있었는데, 인도 북부 카슈미르 지방의 구릉지로 보이는 어느 들판에서 두 분은 살며시 입을 맞추고 있었다. 생경한 장면이었다. 그도 그럴 게, 살면서 나는 양친이 서로 입맞춤하는 모습을 딱 한 번밖에 본 적이 없었다. 언덕 비탈에 서 있어서였을까? 슬랙스와 스포츠 재킷을 입고 어머니의 입술에 닿기 위해 상체를 숙인 아버지는 거짓말처럼 키가 작아 보였다. 살와르 카미즈에 가벼운 카디건을 걸친 어머니는 발리우드 영화에 등장할 법한 얌전하고 수수한 신부의 모습을 연상시켰다. 풍경은 거칠고 황량했다. 멀리 보이는 작은 헛간을 제외하고는 생명의 흔적이 느껴지지 않았다. 사진을 바라보고 있자니 문득 궁금증이 일었다. 이 사진을 찍어준 사람은 누구였을까?

노출 과다 탓인지 아니면 세월 탓인지 빛바랜 또 한 장의 사진 속에는, 1977년 1월 미국에 갓 도착했을 때 살던 켄터키의 작은 옛집에서 눈을 맞으며 뛰노는 어린 시절 우리 모습이 담겨 있다. 형은 얼음으로 뒤덮인 진입로 가장자리에서 티셔츠와 갈색 재킷을 입고 스니커즈를 신은 채 한껏 멋있는 척을 하며 서 있었다. 나는 그 뒤에서 눈덩이를 굴리며 다가가고 있었다. 네 살배기 여동생은 빨간 겨울 코트를 입은 채 우리의 익살스런 모습을 보면서 키득거린다. 어머니는 진입로에 세워둔 차 안에 앉아 있었는데, 조수석 문이 열려 있는 것으로 보아 우리의 장난을 꾸짖는 와중인 듯했다. 그 사진은 내 마음 가득 향수를 불러일으켰다. 하지만 어딘지 모르게 이상한 점이 있었다. 그리고 나는 이내 그 이유를 알아차렸다. 사진 속 진입로의 방향이 내가 기억하는 모습과 반대로 되어 있었던 것이다.

그 집에 대한 내 기억의 대부분은 눈 내리던 날들과 관련이 있었다. 그해 켄터키의 겨울은 유난히 혹독했으니까. 나는 여동생과 한방을 썼고, 형은 주방에서 요란한 라디에이터 옆에 놓인 접이식 침대에 누워 자그마한 트랜지스터라디오를 틀어놓고는 켄터키대학 농구 경기 중계를 듣다가 잠이 들고는 했다. 우리는 흠집 난 나무 테이블에서 식사를 했는데, 라지브 형과 나는 그 탁자 위에 노끈과 연필 두 자루로 간이 네트를 설치한 다음 탁구를 치기도 했다. 어쩌다 인도에서 전화라도 걸려 오면, 어머니는 친정 어머니나 아버지의 부고라고 지레짐작하고는 그저 목 놓아 울기부터 했다. 지독히도 추운 집이었지만, 내 기억으로 우리는 단 한 번도 불평하지 않았다. 카터 대통령이 시민들에게 에너지 위기 대응의 일환으로 밤에는 온도조절기의 설정 온도를 섭씨 12도까지 낮출 것을 독려했다는 아버지의 설명을, 우리는 곧이곧대로 받아들였다.

봄이 오자 아버지는 그 집 뒤쪽에 자리한 2000제곱미터 남짓 되는 땅을 손수 갈았다. 그 비옥한 땅에 상추며 고추며 토마토를 심은 뒤 플라스틱 라벨을 사용해 체계적으로 표시도 했다. 이웃과 우리를 분리하는 나무 울타리 곁으로는 콩이며 오이를 심었다. 덩굴은 하루빨리 자라서 울타리 너머로 탈출이라도 하려는 듯이, 부서진 널판을 타고 무서운 속도로 뻗어나갔다. 아버지는 비트와 가지도 심었는데, 채소밭이 차다 못해 얼마 남지 않은 잔디밭마저 덩굴손이 모조리 삼켜버릴 지경이었다.

이른 저녁이면 우리는 나란히 서서 채소에 물을 주고는 했다. 형을 제치고 내가 그 자리에 아버지와 함께 있다는 생각에 절로 우쭐해지는 시간이었다. 물 주기가 끝나면, 나는 호스 끝을 하늘로

176

향하게 한 다음 차가운 물방울이 땀에 젖은 피부를 오싹하리만큼 시원하게 적셔주기를 기다렸다. 그러면 아버지는 바보짓 좀 그만하라며 내게 고함을 지르곤 했다.

그해에 관한 내 기억의 주요 무대는 바로 그 뒷마당이었다. 그곳에 있던 잔디깎이의 엔진은 내 허벅다리에 동전만 한 화상 자국을 남겼다. 장작을 쌓아두는 용도의 자그마한 헛간에는 삽과 원예 도구를 비롯한 갖가지 녹슨 집기가 자리를 차지하고 있었다. 마당 한복판을 지키던 커다란 참나무에는 타이어로 만든 그네가 걸려 있었다. 그 나무 아래서 접의자에 앉아 있던 아버지의 모습을, 손가락에 말라붙은 진흙이며 시원한 맥주잔을 타고 흐르던 물방울을, 나는 여전히 떠올릴 수 있다. 그때 아버지는 돌아올 가을의 넉넉한 수확을 기대하고 있었다.

아버지의 예측은 옳았다. 어머니는 거둬들인 채소들을 냉동 보관했고, 우리는 가을 겨울 내내 그 채소들을 먹었다. 학교에 다니기 시작했을 때는 아버지가 뉴델리에서처럼 매일 아침 걸어서 나를 버스 정류장에 데려다주었다. 눈이 오면 우리는 잔디밭에서 눈싸움을 했다.

생각해보면 놀라운 일이다. 그 시절에 경험한 일들을 거의 50년이 지난 지금까지도 이토록 많이, 또 세세하게 기억하고 있다니. 한데 그 기억들은 과연 믿을 만할까? 그때 주방 창문 너머로 채소밭이 보였던가? 그 창문에는 정말 새하얀 주름 장식 커튼이 드리워져 있었나? 심리학자들의 설명에 따르면, 기억의 구성은 서로 대립하는 두 가지 원칙이 팽팽하게 긴장하는 가운데 이루어진다. 그 중 한 가지는 **대응**correspondence의 원칙이다. 우리는 기억을 우리가 경험한 본래의 사건과 일치시키기 위해서 부단히 노력한다. 그리고 이것이 우리가 기억을 바라보는 일반적 관점이다. 즉, 우리는 기억이 과거에 일어난 사건의 정확한 복제물이라고 여긴다. 반면에 **응집성**coherence의 원칙은, 우리가 기억을 현재의 세계 그리고 우리 자신을 보는 관점과 조화를 이루게끔 변형시키는 것이다. 응집성을 꾀하는 과정에서 기억은 현재 우리가 지닌 가치관 내지 믿음을 뒷받침할 수 있도록 재구성된다. 말하자면 믿음으로 인해 특정 사건을 그것이 실제 일어난 방식과 다르게 인지할 소지가 다분하다는 뜻이다. 그때 그 주방 커튼이 지금 하얗게 기억되는 것은, 우리 가족이 미국에서 보낸 첫해를 내가 45년 후에 돌이켜보면서 느끼는 향수가 반영된 까닭일 수도 있다. 그러므로 이른바 자전적 기억°은 서로 충돌하는 두 가지 힘, 즉 과거를 있는 그대로 대변하려는 힘과 과거를 오늘날 우리가 요하는 관점에 부합하도록 재구성하려는 힘이 균형을 이루는 과정에서 형성된다.

::

"지난주에는 아버지 때문에 지옥에 다녀왔어." 형이 말했다. 나는 테이블 앞에 앉아서 가족의 오래된 사진들을 정리하다 말고 형을 올려다보았다. "처음에는 나더러 엄마 보석을 훔쳤다고 하시더라. 그러고는 사라지셨는데, 알고 보니 혼자 한양마트에 가셨다가 길을 잃은 거였어. 하원더는 기겁을 했고. 그게 다가 아니야. 욕실

°　자기 삶에 관한 개인적 기억으로, 역사적 사건에 대한 기억과 경험적 사건에 대한 기억으로 구성된다.

문을 밖에서 잠가버리는 바람에 내가 건너와서 열어드려야 했지.
컴퓨터도 두 번은 사용을 못하시니까 내가 와서 봐드려야 했고. 정
말 고문이 따로 없다니까."

"옆집에 도움을 부탁하는 건 어때? 시간 내주는 만큼 사례는 해
드리기로 하고." 내가 제안했다.

"샌디프, 아버진 심지어 아들인 네가 일을 대신 봐주는 것도 불
편해하시는 분이야. 하물며 다른 사람은 어떻겠니? 아버진 나만 찾
으셔. 솔직히 이젠, 나도 지친다."

"그러니까 너무 형이 다 해드리려고 하지는 마." 나는 이렇게 말
했다. 형 특유의 과시적 자기 연민이 내 신경을 거스르고 있었다.

"나도 안 그러려고 했지." 라지브 형이 대답했다. "하지만 아버지
가 시도 때도 없이 찾으시잖아. 밤 아홉 시에도 불려왔다니까. 이
메일 확인이 안 된대서. 그런데 와서 보니까 딱 한 번만 클릭하면
되는 거였어. 비밀번호를 잊어버리셨더라고. 하물며 엄마 이름인데
도 말이야. 그런데도 아버진 고마워하기는커녕, 이메일 계정을 엉
망으로 만들어놨다면서 나를 타박하시더라."

"형, 그런 말은 너무 마음에 두지 마." 나는 종잇장을 구기면서
말했다. "아버지는 치매 환자잖아."

"아무리 치매 환자라도 그렇게까지 황당하게 행동하시면 안 되
지." 형이 쏘아붙였다.

하윈더가 막 세탁한 옷가지를 바구니에 담아 들고 지하실에서
올라왔다가는, 옷들을 개켜서 정리할 양으로 방향을 틀어 위층으
로 올라갔다.

"이런 말 꺼내는 게 나도 속상하지만, 아버지를 돌볼 다른 방

법을 찾아봐야 해." 여동생이 말을 보탰다. "『인디아 어브로드_India Abroad_』 같은 지역 신문에 광고를 내서 고만고만한 아주머닐 구할 게 아니라."

수니타는 지난주에 노인 생활지원시설을 몇 군데 둘러보고 온 참이었다. 여동생은 글렌코브 근처에 있는 아트리아라는 곳을 마음에 들어했는데, 방 두 개짜리 아파트인 데다가 영화관에 오락실에 단지 내 상점까지 각종 편의시설이 훌륭하게 갖춰져 있다고 했다. 간호사가 하루 24시간 상주하는 시스템이었고, 조리된 식사와 더불어 가사 돌봄 서비스도 제공되었다. 하지만 고가의 비용이 문제였다. 수니타가 원하는 조건으로 계약하려면 한 달에 약 9000달러의 비용을 지불해야 했다. 더욱이 아버지는 장기요양보험에 가입하지 않은 상태였다. 이는 곧 우리가 그 비용을 갹출해야 한다는 뜻이었다. 다행히 아버지가 저축해둔 돈과 정부에서 나오는 연금으로 대부분은 충당이 가능했지만, 나머지 금액은 우리 셋이 분담해야 한다고 여동생은 알려주었다.

"내 생각엔 그게 최선이야." 수니타는 내가 또 다른 서류 더미를 훑어보는 동안 설명을 이어갔다. "지난주에 비용을 따져봤는데, 알고 보니 내가 야간 간병인 급여를 계산에 넣지 않았더라고. 하원더가 낮에만 일하겠다고 하면 결국엔 들어갈 비용인데 말이야." 수니타의 계산 결과는 대략 이랬다. 야간 간병인 급여가 하룻밤에 150달러라고 치면, 한 달에 4500달러 정도가 든다. 이미 우리는 하원더에게 매일 130달러씩 매주 6일분의 급여를 지불하고 있다. 만약 하원더가 개인 간병인으로 일주일 내내 24시간 상주하게 된다면, 총 경비는 식비와 팁을 제하고도 한 달에 어림잡아

8400달러에 육박할 것이다. "그렇게 따지면 결국 노인 생활지원시설에 들어가는 비용이랑 별다른 차이가 없어." 수니타는 이렇게 결론지었다. "안 그래? 혹시 내가 놓친 부분이 있으면 말해줘."

"문제는 돈이 아니야." 라지브 형이 말했다. "아버지가 말년을 편안하게 지내시는 게 중요하지."

"그게 편안하게 지내는 거야?" 내가 건조하게 말했다. "아버지를 친할머니처럼 요양시설에 가둬두고 싶어?"

"물론 그러기는 싫지." 여동생이 언성을 높였다. 그러곤 이내 손을 저으며 말을 마저 이었다. "하지만 이런 식으론 해결이 안 돼. 만에 하나 하원더가 일을 관두면, 다른 사람을 구해야 할 거야. 그러다 그 사람도 관두면, 또 같은 상황이 반복될 거고."

"수니타 말이 맞아." 라지브 형이 거들고 나섰다. "하루도 안 돼서 네 명이 그만둔 적도 있는 거 생각 안 나?"

"생활지원시설에 들어가서 지내시면, 사람이 그만둘까 봐 걱정할 일은 없어지잖아." 수니타가 말을 받았다. "당연히 돈은 조금 더 들겠지. 하지만 우리 입장이 확고하면, 아버지도 분명 반대하진 않으실 거야." 수니타는 황급히 방 안을 두리번거렸다.

"아버진 인도 음식을 드셔야 하는데." 내가 퉁명스럽게 말했다.

"인도 음식이 뭐?" 여동생이 맞받아쳤다. "지금 인도 음식이 중요해, 아니면 마음의 평화가 더 중요해? 인도 음식은 오빠들이 일주일에 두 번씩 갖다드리면 되잖아."

나는 어느새 꽉 찬 쓰레기봉투들을 집어 들고는 현관으로 향했다.

"오빠, 난 이제 이틀 뒤면 떠나." 수니타가 말했다. "그래서 가기 전에 이 문제를 매듭짓고 싶어. 물론 하원더가 며칠 사이에 그만두진 않겠지. 그래도 어쨌든 우린 결정을 내려둬야 해. 만약 하원더가 그만두면 아버지를 어떻게 모실 건지, 아버지의 기억력이 갈수록 나빠지면 또 어떤 조치를 취할 건지. 계획을 세워둔다고 나쁠 건 없잖아."

나는 현관문을 열었다. 데일 듯이 뜨거운 날이었다. 독립기념일을 맞아 내걸어둔 미국 국기가 여전히 곳곳에서 나부꼈지만, 대기는 퀴퀴하면서도 잠잠하기가 그지없었다. 나는 손에 든 봉투들을 연석으로 끌고 간 다음, 보도 가장자리에 섬처럼 자리한 풀밭 위 쓰레기 더미에 던져 넣었다. 그런 다음에는 입고 있던 반바지 주머니에서 아트리아 노인생활지원시설 안내 책자와 관리자 명함을 꺼내, 그중 한 쓰레기봉투 속에 쑤셔 넣었다. 그러고는 내 차에 탔다. 긴 아침이었다. 나머지 정리는 다른 날로 미뤄야 할 듯싶었다.

9장

/

이제부터 무급으로
일하겠대요

그해 가을 책 강연회차 네덜란드로 여행을 떠난 나는 암스테르담에서 남동쪽으로 16킬로미터 남짓 떨어진 소도시 베이습으로 가서 요양원 한 곳을 방문했다. 2009년에 문을 연 호혜베이크는 지극히 혁신적인 치매 간병 방식을 개척한 곳으로 정평이 나 있었다. 이른바 '치매 마을'로 세워진 그 요양원은 주민이 약 150명에 달하는데, 그중 대다수는 24시간 내내 도움의 손길을 요하는 말기 치매 환자로, 카메라와 간병인이 곳곳에서 주의 깊게 지켜보는 가운데 경내의 이런저런 건물이며 야외 공간을 자유롭게 돌아다닐 수 있었다. 지난 10년간 프랑스와 캐나다 미국 등지에도 비슷한 형태의 요양시설이 들어섰다. 비록 근시일 내에 아버지를 보호시설로 옮기게 되리라고는 생각지 않았지만, 나는 그와 같은 참신한 생활 지원시설이 제공하는 것들의 이모저모를 이해하고 싶었다.

베이습 기차역에서 내려 1.6킬로미터 남짓을 걸으며 그 나른한 도시를 가로지르는 동안, 운하를 따라 늘어선 선착장 딸린 대저택들과 실용적인 아파트 단지가 시야를 지나쳐 갔다. 소슬하고 적막한 날이었다. 자기 집 정원에서 조용히 일하는 남자가 한 명 눈에 띄긴 했지만, 유치원에서 뛰노는 아이들 소리 외에는 아무런 인기척도 들리지 않았다.

요양시설 입구에 다다르자, 호혜베이크의 설립자 중 한 명인 레오가 나를 맞았다. 현재 그는 상임고문직을 맡고 있었다. 50대 초반의 이 잘생기고 성실한 남자는 그날 회색 신사복을 말쑥하게 차려 입은 채 나를 데리고 잰걸음으로 마을을 가로질렀다. 우리는 중심가를 따라 걷다가 커다란 뜰(일명 '도시 광장')과 분수대를 지나 실내 상점가로 들어간 다음, 그곳에서 카페에 앉아 담소를 나눴다.

잔잔한 재즈 음악이 스테레오 스피커를 타고 흘러나왔다. 레오는 본인이 마실 탄산수와 내 몫의 다이어트 콜라를 주문했다. "하루 하루가 달라요." 레오는 인적이 드문 창밖의 보도를 유심히 내다보았다. "어제는 길에 사람들이 바글바글했는데, 오늘은 날씨가 썰렁하니 다들 집에서 나오질 않네요."

레오의 설명에 따르면, 그 마을 주민들은 숙련된 간병인이 한 명씩 배치된 스물세 채의 개인 주택에서 예닐곱 명이 '가족'을 이루어 살고 있었다. "우리는 가족을 구성하는 게 바람직하다고 판단했어요. 본래 인간은 그런 식으로, 비슷한 관심사와 사고방식을 가진 타인들과 더불어 살고 싶어하니까요." 레오를 비롯한 공동 설립자들은, 자기네 어머니나 아버지가 치매에 걸려 장기적 돌봄을 요할 때 스스로가 보호자로서 무엇을 원하게 될지를 자문해보았다고 했다. 그들이 도출한 해답은 양친이 마음 맞는 벗들과 우정을 쌓을 수 있는 집이었다. "집은 익숙한 세계"라고 레오는 말했다. "똑같은 의자에 몇 시간이고 앉아 있어야 하는 기억력 치료 병동과는 다르다는 얘기"였다.

자연스레 나는 파고에 있는 엘림 재활·돌봄센터 병동을 떠올렸다. 소중한 우리 마야 할머니가 1994년 숨을 거두기 전까지 생애 마지막 두 해를 보낸 곳이었다. 마흔다섯에 남편을 여읜 할머니는 의지가 남다른 여성으로서 주변 사람들에게 (그리고 며느리인 우리 어머니에게) 막강한 영향력을 행사했다. 우리는 1층에 있는 기억력 치료 병동으로 면회를 가곤 했는데, 그곳이 결국 할머니의 마지막 집이 되었다. 할머니는 늘 머리에 얇고 흰 스카프를 두른 채, 둥그렇게 배치된 여러 휠체어 중 한 대에 구부정하게 앉아 있었다. 의식이 흐릿한 와중에도 할머니는 막대 같은 손가락으로 염주를 세어가며 기도문을 나지막이 중얼거렸다. 나는 그곳이 싫었다. 세라믹 바닥도, 역겨운 소독약 냄새도, 약제가 든 푸딩을 강제로 먹일 때 입소자들이 내는 고함 소리도, 하나같이 불행과 절망의 기운을 풍기는 것들이었다. 하지만 우리 양친은 과일을 비롯해 할머니와 불운한 입소자들이 좋아할 만한 먹을거리를 살뜰히 챙겨서 날마다 그곳을 찾았다. 나이 든 사람을 공경하는—혹은 적어도 치매 병동에 가두지는 않는—문화권에서 성장한 어른들답게 두 분은 그곳의 노인들과 정답게 지냈다. 애석하게도 아버지는 할머니가 생애 마지막 몇 년을 요양원에서 보냈다는 사실을 까맣게 잊은 듯싶지만 말이다.

들기로 레오는 이 일대 1만6000여 제곱미터의 땅에 호혜베이크가 들어서기 전까지 인근 요양원에서 관리자로 근무한 경력이 있었다. (해당 요양원은 호혜베이크의 설립과 동시에 철거되었다.) 수준 높은 편의시설에도 불구하고 호혜베이크는 네덜란드의 전통적 요양원들과 실상 동일한 예산으로 운영되고 있었다. 입소자별로 한 달에 약 6000유로를 지불하는데, 그중 대부분은 네덜란드 정부가 지급하는 보조금으로 충당된다고 했다. "환자 한 명당 6000유로라고요?" 나는 이렇게 되물었다. 레오는 **주민 한 명당**이라고 정정하는 한편, 그렇긴 한데 지출 내역이 다르다고 힘주어 말했다. "동일한 금액으로 훨씬 더 많은 일을" 실행할 수 있다는 얘기였다.

시설에 입주하기에 앞서 주민들과 그 가족들은, 그들이 그간 어떤 삶을 살아왔고 취미와 가치관은 무엇이며 앞으로 어떤 삶을 원하는지에 대해 인터뷰하는 시간을 갖는다. "그분들이 살아온 배경, 선호하는 생활방식을 알아보는 겁니다." 이렇게 말하며 레오는 마치 균형을 맞추듯 손을 위아래로 움직였다. "이를테면 네덜란드 음식과 국제적 요리, 지역 뉴스와 세계 뉴스 사이에서 선택권을 드리려는 거죠."

그 마을은 이른바 **회고 요법**reminiscence therapy이라는 치매 돌봄 모델을 장점으로 내세우고 있었다. 회고 요법은 주민 개개인이 기억력을 잃어가기 이전에 익숙하게 영위하던 일상을 재현하는 데 그 목적이 있다. 주민들이 마을에 들어와 살 집의 분위기와 구조를, 각자가 젊은 시절에 추구하던 생활방식이 반영된 방향으로 다듬는 것이다. 자전적 기억의 보편적 특징 가운데 **회고 절정** reminiscence bump이라는 것이 있다. 개개인의 인생에서 한창때인 열 살부터 서른 살 사이에 발생한 사건들이 가장 오래도록 기억되는 현상을 일컫는 말이다. 가령 학교 수업이나 독립, 결혼처럼 이 시기에 겪은 중요한 사건들은 심지어 치매를 앓는 사람들의 머릿속에도 남아 있을 때가 많다. 이러한 기억들과 그 기억들이 만들어진 환경은 인간이 자아정체감을 유지하는 데 도움이 될 수 있다.

그 마을 가구들의 대표적 생활양식은 원래 일곱 가지였지만 현재는 네 가지로 줄었고, 가격은 모두 동일하다. '상류 부르주아형' 가구에 속한 주민들은 대개 상류층 혹은 부유층으로 예의범절을 중시하며 비교적 늦은 밤에 잠들어 아침 늦게 일어나는 편이다. 클래식 음악을 자주 듣고, 식사로는 네덜란드 전통식보다 프랑스 요리를 선호한다. 반면에 '도시형' 가구에서는 현대 음악을 즐겨 듣는다. 건물 벽은 보통 키치적인 핑크색으로 칠해져 있고, 주민들은 와인보다 맥주를 더 좋아하는 경향이 짙다. '장인형' 가구는 한

때 노동자였거나 소규모 가업에 종사했거나 농장에서 일하던 사람들이 살기에 적합한 공간이다. 그곳 주민들은 들에서 일하던 시절과 마찬가지로 아침 일찍 일어나는 습관이 몸에 배어 있다. 실내는 소박하게 꾸며져 있고, 주민들은 포크 음악을 즐겨 들으며, 식사는 이국적인 맛을 배제하고 감자를 주재료로 한 전통식이 대세다. '문화형' 가구는 한때 여행에 탐닉했고 미술과 음악에 조예가 깊었거나 여전히 깊은 주민들을 배려하여 설계되었다.

낮 시간에 주민들은 여느 마을에서처럼 이리저리 돌아다닐 수 있다. 약 250명에 달하는 간병인들이 슈퍼마켓이나 미용실 같은 데서 일하거나 정원을 가꾸면서 그들을 주의 깊게 지켜본다. 주민들은 술집에 가서 맥주를 마실 수 있다. 연못가 벤치에 앉아서 오리나 행인을 구경할 수도 있다. 길을 잃으면 언제나 주변 누군가가 나서서 집을 찾게 해준다. (그 요양시설의 출입문은 하나뿐이다.) 일각의 우려에도 불구하고 호헤베이크의 설립자들은 사람들이 안전을 얼마간 포기하고서라도 자유를 얻고 싶어할 것이라 믿었다. "사람들은 말하죠, '만에 하나 주민들이 난간을 타고 넘어가서 분수대에 빠지면' 어떡할 거냐고." 레오는 어이없다는 듯이 말했다. "그런데요, 치매에 걸린 사람들은 바보가 아닙니다. 울타리를 뛰어 넘어서 연못에 빠지는 행동은 하지 않아요."

때때로 주민들은 쇼핑몰이나 인근 소도시로 특별한 당일치기 여행을 떠난다. 하지만 통상 전형적인 하루의 중심 일과는 저녁 식사를 차리고 먹는 것이다. 주민들은 원하면 얼마든지 솜씨를 발휘해 소스를 젓고 채소를 자르는 등 식사 준비를 도울 수 있다. 아니면 여느 가정에서처럼 편안히 앉아서 요리가 완성되길 기다리며 코끝에 닿는 음식 냄새를 즐길 수도 있다. 간병인은 모두 최소 3년 이상 치매 및 노인질환에 관한 전문 교육을 수료한 이로, 주민들이 일반적인 가사 활동에 꾸준히 참여할 수 있도록 노력을 기울인다.

우리가 이야기를 나누는 동안 근처 테이블에는, 회색 슬랙스에 진회색 코트를 걸친 노부인이 홀로 앉아 있었다. 레오에게 듣기로, 세네갈 출신의 그 주민은 호혜베이크에서 함께 살던 남편이 얼마 전 세상을 떠난 뒤 늘 혼자서 그 카페를 찾는다고 했다. 나가는 길에 우리는 그의 테이블에 들러 인사를 건넸다. "혹시 궁금한 게 있으면 어려워 말고 여쭤보세요." 레오가 권유하듯 말했다. 부인의 부스스한 백발은 한 송이 민들레를 닮아 있었다. 나는 부인에게 언제부터 호혜베이크에 살았느냐고 물어보았다. 하지만 레오가 곧바로 끼어들더니 "질문이 다소 어렵네요"라면서 가볍게 주의를 주었다. "시간에 대해 답하시긴 어려울 거예요." 그 대신 레오는 부인이 자유로이 답할 수 있도록 근황에 관한 질문을 건넸다. 부인은 (아마도) 어린 시절 서아프리카에 살 때 집에서 키우던 닭에 얽힌 이야기를 두서없이 들려주었다. 레오는 고개를 수시로 끄덕여가며 참을성 있게 이야기를 들어주었다. 카페를 빠져나온 뒤, 그 부인이 대체 무슨 얘기를 한 거냐고 묻는 나에게 레오는 이렇게 대답했다. "저도 몰라요."

우리는 좀더 걷기로 했다. 아직 초저녁인데도 공기는 얼음장처럼 차가웠다. 독서 클럽을 지나 살짝 들여다본 모차르트 방에는 금박을 입힌 거울과 시대적 가구며 악기들이 놓여 있었다. 마을 편의시설은 보기 드물게 훌륭했다. 하지만 나는 궁금해졌다. 과연 주민들도 그 시설이 구현 혹은 재현하고자 하는 삶의 진가를 알아볼 수 있을까? 레오를 비롯한 이들이 다스리려 애쓰는 그 질환이 오히려 그들이 채택한 간병 방식의 근거를 약화시키는 것은 아닐까? 나는 미리 호헤베이크에 관한 이런저런 불만 사항을 온라인에서 읽어보고 온 참이었다. 예컨대 그 마을의 편의시설들은 일반적인 마을과 비교할 때 대부분 주거 구역과 상당히 멀리 떨어져 있어, 보행이 불가능한 주민들은 찾아가기조차 어려운 곳이 많았다. 만약 그게 사실이라면, 호헤베이크는 겉만 번듯하고 속은 부실한 가짜 마을 아닐까? 그 시설의 최대 수혜자는 간병인들이나 면회 오는 가족들이지, 정작 돌봄을 받아야 할 주민들은 근본적 혜택에서 소외되고 있는 것 아닐까?

당연하게도, 레오는 내 의문에 반론을 제기했다. "가짜라니요!" 나를 출구로 데려다주며 레오는 이렇게 말했다. 주민들은 각자 능력이 허락하는 선에서 실제로 마을 활동에 참여한다는 해명이었다. 물론 일부 주민은 집 밖으로 나갈 수 없었지만, 그런 이들은 어차피 불원간에 사망할 공산이 컸다.

하지만 내 의문은 여전히 풀리지 않았다. 그렇다면 공들여 꾸민 집이며 정원사인 척하는 간병인은 또 어떻게 받아들인단 말인가? 진실이 아닌 것을 진실이라고 믿게 할 목적, 그러니까 진짜 집은 먼 곳에 있고 그곳에 다시는 돌아갈 수 없는데 마치 집에 있는 것처럼 착각하게 할 목적으로 설계된 환경이란 점에서, 그건 결국 영화 「트루먼쇼」의 무대 장치나 마찬가지 아닌가?

"그건 속이는 게 아니죠." 레오가 맞받아쳤다. "치료적 속임수라는 겁니다. 치매를 있는 그대로 받아들이는 거예요."

레오의 설명이 이어졌다. "가령 어떤 환자가 딸을 찾는데 우리는 딸이 오지 않을 걸 알고 있다고 칩시다. 그럴 때 이렇게 말해주는 거예요. '두어 시간만 기다리면 올' 거라고." 요컨대 주민의 관점을 군이 교정하고 또 교정하느니 차라리 인정하고 들어가는 편이 낫다는 주장이었다. 만약 어떤 주민이 집에 가고 싶어하지만 현실적으로 불가능하다면, 그 사람의 주의를 딴 데로 돌리는 편이 낫다고 레오는 설명했다. 설령 그 주민이 '버스 정류장'에서 기다리다 지친 나머지 자신이 무엇을 기다리고 있었는지조차 잊어버릴 때까지 내버려두는 한이 있더라도 말이다.

"그 밑바탕에는 인도주의적인 이유가 깔려 있어요." 레오는 마치 아이를 상대로 산타클로스가 존재한다고 이야기하는 것처럼 말했다. "그게 속이는 걸까요?" 레오가 수사적으로 물었다. "그럴 리가요." 급기야 그는 당시 미국 대통령의 이름까지 입에 올렸다. "트럼프를 보세요. 자기만의 현실 속에서 살고 있잖아요. 결국 우린 그걸 받아들이게 됐고요. 치매 환자들에게도 그렇게 인내심을 가지고 적당히 맞춰주면 안 될 이유가 있나요?"

늦은 저녁 암스테르담 중앙역으로 돌아왔을 무렵에는 피곤이 밀려들었다. 나는 커피숍에 들러 마리화나를 한 대 피운 다음 걸어서 호텔로 돌아갔다. 그날 저녁 물길 위엔 불빛이 아른거렸다. 매년 겨울 열리는 빛 축제를 맞이해 정교하게 설치된 조명이 운하를 비추고 있었다. 미로처럼 복잡하게 얽힌 자갈길을 배회하던 나는 그예 길을 잃었다. 구불구불한 길들이 재미있는 각도로 교차하고 있었다. 딴에는 열심히 노력했지만, 그 길들이 어떻게 연결돼 있고 내가 방금 전까지 어디 있었는지를 도무지 기억해낼 수 없었다. 지도로 볼 때는 절대 닿을 수 없을 것 같던 장소가 모퉁이를 돌면

눈앞에 나타났고, 내 추론이 어디서부터 잘못됐는지를 도대체 알 수가 없었다. 고로 나는 방향감각을 상실한 와중에도 상황의 심각성을 감지할 능력만은 잃지 않은 덕분에, 지나가는 사람들을 아무나 붙잡고 도움을 청했다. 같은 것을 묻고 또 물었고, 설명을 듣고도 금세 잊어버리는 바람에 다른 행인을 멈춰 세우기도 했다. 그렇게 거의 한 시간을 헤맨 끝에, 마침내 나는 숙소인 호텔에 도착했다. 그래도 그 길에 마주친 불빛과 그림, 유리 조각상 들은 눈부시게 아름다웠다.

::

몇 해 전 영국 알츠하이머학회는 치료적 속임수(혹은 '정당화 치료validation therapy')와 관련해 다음과 같은 성명을 발표했다. "우리는 치매에 걸린 사람을 조직적으로 속임으로써 일정 부분 진정한 신뢰 관계를 구축하여 그 사람의 목소리를 듣고 권리를 증진시킬 수 있다는 의견에 대하여 회의적이다." 형과 여동생은 이 주제를 놓고 나와 잦은 충돌을 빚었다. 나보다 실용주의적 성향이 강한 두 사람은, 아버지가 (그리고 그들 자신이) 비통한 기분에서 얼마간 벗어날 수만 있다면 속임수를 쓰는 것도 나쁘지 않다고 여겼다. 둘은 아버지가 듣고 싶어하는 이야기를 아버지에게 들려줄 의향이 있었다. 진실을 말하는 것이 되레 아버지의 화를 돋운다면 그런 곤경을 굳이 감수할 필요가 없다는 게 두 사람의 생각이었다.

하지만 나는 반대 입장이 확고했다. 나는 아버지와의 건강한 관계가, 아버지의 심신이 쇠해진 상태라 해도 오로지 진실과 신뢰를 바탕으로만 형성될 수 있다고 믿었다. 사소한 거짓말들은 그 의도가 아무리 좋을지라도, 우리와 아버지 사이의 가뜩이나 약해진 연결고리를 더욱더 약화시킬 것이었다. 물론 형과 여동생의 심정도 이해 못할 바는 아니었다. 어머니가 돌아가신 뒤 아버지를 돌보는 데 있어 우리를 가장 괴롭힌 문제는, 아버지의 기억력 저하나 되풀이되는 질문이 아닌 아버지의 행동이었다. 아버지는 성질을 부리고, 악담을 퍼붓는가 하면, 때때로 폭력을 행사하기도 했다. 앞서 언급했다시피 인간의 뇌에서 감정을 조절하는 영역인 편도체는 해마와 겨우 몇 밀리미터쯤 떨어져 있다. 한 영역의 질환은 삽시간에 다른 영역으로 옮아간다. 그러므로 기억상실은 흔히 감정 폭발을 동반하는데, 이때 감정 폭발은 그것을 촉발한 사건에 비해 과도하게 발현되고는 한다. 거짓말과 속임수는 그러한 일촉즉발의 순간들을 손쉽게 모면하는 지름길이었다. 더욱이 아버지가 진실과 거짓의 차이를 구별하지도, 무슨 말을 들었는지 기억하지도 못하는 상황에서 그깟 거짓말이 대수이겠는가?

하지만 나는 여전히 거짓말이 아버지를 상대하는 데 있어, 도덕적으로나 실제적으로나 바람직하지 못한 전략이라고 믿었다. 아버지는 이미 편집증 환자였다. 자식들의 정직성을 의심하고 또 의심했다. 아버지는 라지브 형이 당신의 돈을 빼돌리고 있다는 믿음에 사로잡힌 상태였다. 만약 우리의 거짓말이 발각된다면, 아버지의 불신은 더 깊어질 수밖에 없었다. 하지만 더욱 중요한 문제는, 그러한 거짓말들이 아버지의 (그리고 우리의) 존엄성을 무너뜨린다는 점이었다. 거짓말은 아버지를 더는 존중하지 않아도 되는 사람으로 전락시켰다. 진실을 말하는 것은, 설령 그것이 고통과 화를 불러올

지라도 아버지에게 존중을 표하는 나만의 방식이었다. 그렇게 나는 우리가 여전히 아버지를 우리 세계의 일원으로 여긴다는 것을 분명히 알리고 싶었다.

내가 이러한 견해를 갖게 된 데는 비단 아들로서의 관점만이 아니라 의사로서의 관점도 적잖이 작용했다. 의학사적으로 의사들은 환자들을 속이고는 했다. 이를테면 말기 질환 진단과 같은 나쁜 소식은 되도록 전달을 보류하는 식이었다. 그런 식의 온정주의는 한때 의료계에서 널리 받아들여졌다. 19세기 중반 미국의사협회American Medical Association의 윤리 강령에 따르면, 의사들에겐 "환자를 낙담시키고 우울하게 할 만한 모든 것을 피해야" 할 "신성한 의무"가 있었다. 하지만 시대가 바뀌었다. 이제 의료계를 지배하는 윤리적 만트라는 환자의 자기결정권이다. 오늘날 환자들에겐 주체적으로 치료를 감독할 권리가 있으며, 그러기 위해서는 반드시 충분한 정보를 제공받아야 한다. 의사로서 우리는 이제 환자에 '대한' 치료보다는 환자와 '함께하는' 치료를 지향한다.

아이러니하게도 치매 치료에서는 수십 년 전까지 거짓말이 파렴치한 행위로 간주되었다. 의사들이 여전히 온정주의에 입각해 평범한 환자들에 대한 속임수를 정당화하던 시절이었음에도 말이다. 그 대신 '현실감각 훈련reality orientation'이라는 것이 유행했는데, 치매 환자로 하여금 엄청난 괴로움을 감수하고서라도 현실을 직시하게 하는 요법이었다. 이를테면 사랑하는 사람이 정말로 죽었다거나 환자 자신이 현재 요양원에 살고 있으며 다시는 집에 돌아갈 수 없다는 사실을 똑바로 일러주는 것이다. 하지만 1990년대에 영국 여성 페니 가너가 치매에 걸린 모친 도러시를 두고 새로운 접근법을 주창하면서, 문제의 정당화 치료는 비로소 각광을 받기 시작했다. 정당화 치료는 간병인에게 환자의 생각에 장단을 맞출 것을 권장한다. 그 생각이 아무리 잘못됐거나 망상적이거나 현실과 상충된다 해도 말이다. "도러시가 하는 모든 말에 동조하는 터무니없이 단순한 전략은 거짓말처럼 성공을 거두었지만, 그 외에는 모조리 실패로 돌아갔다." 가녀의 사위 올리버 제임스는 가녀의 요법을 논하며 『행복한 치매Contented Dementia』라는 저서에 그렇게 적었다. 가녀는 환자보다 더 앞서서 허구적 이야기를 꺼내지도 말고 환자의 마음을 위로하는 망상에 맞서 싸우지도 말 것을 간병인들에게 당부했다.

의사로 일하는 동안 나는 심지어 선의에서 비롯된 온정주의도 얼마든지 해로울 수 있다는 사실을 알게 되었다. 의사와 환자의 관계는 신뢰를 기반으로 형성된다. 한데 온정주의적 개입은 그 관계를 위태롭게 할 뿐만 아니라 의사라는 직업에 대한 믿음을 약화시킬 소지가 있다. 가령 여러 연구 결과에 의하면, 의사에게 속았던 환자는 설사 그 속임이 선의에 의한 것이었더라도 극심한 좌절감에 더하여 자살 충동까지 느낀다고 한다. 우리가 누구든, 의사든 자식이든 간병인이든, 한 사람이 감당할 수 있는 진실이 무엇인지를 멋대로 결정할 권한은 우리에게 없다.

::

하지만 진실을 말하는 것은 자칫 양날의 검으로 작용할 수 있다. 그러니까 진실을 말하는 데 열중한 나머지, 가령 쇠약해지는 아버지를 최선을 다해 보살필 아들로서의 책임과 같은 여타의 도덕적 의무에 소홀해질 수도 있다는 얘기다. 내가 볼 때 개인적 윤리관은 돌봄의 현실과 상충될 여지가 다분하다.

어느 토요일 아침, 호헤베이크에 다녀온 지도 1년이 지났을 무렵, 나는 갑작스레 쏟아지는 문자 메시지에 잠에서 깨어났다.

수니타: "아빠가 하원더를 또 쫓아냈나 봐. 지금 친구를 불러서 나가겠대."

라지브: "무슨 일이야?"

수니타: "딱히 하는 일도 없으면서 매일 130달러나 받아 챙긴다고 하원더를 닦달하시더래. 하원더 지금 울어, 나랑 통화하면서."

라지브: "어떡하지, 나는 지금 학회에 와 있는데."

수니타: "하필 밖에서 욕을 하고 계셔서 동네 사람들도 다 듣고 있나 봐. 하원더한테 필요 없으니 나가라고 하신대. 안 그래도 어제 하원더가 그러더라고. [다른 일]자리 구하면 곧바로 그만둘 거라고. 이런 환경에서는 더 이상 일을 못하겠대. 작은오빠, 하원더가 급여를 받고 있단 얘기를 아버지한테 도대체 왜 한 거야??"

나: "아버지 돈이니까. 하원더가 무급으로 일한다는 말을 아버지가 믿으실 것 같아? 설령 믿는다 해도 죄책감 때문에 어떻게든 보수를 지급하셨을걸. 최선의 방법은 아버지에게 진실을 말하는 거야. 하원더가 일한 만큼의 보수를 받고 있다는 진실."

라지브: "모르는 소리 좀 하지 마. 아버지는 수표를 지급할 때마다 하원더랑 옥신각신하실걸."

나: "그럴 땐 하원더가 한 이틀쯤 나가 있으면 돼. 아버지 스스로 하원더가 얼마나 필요한 사람인지 깨달을 때까지." (사실 이렇게 쓰면서도 그 말을 내가 믿고 있는지조차 확신할 수 없었다.)

라지브: "아니, 그건 절대로 해결책이 아니야. 아버지는 기억도 못하실걸. 기억은커녕 또 같은 일을 반복하실 게 뻔해."

나: "만약 또 그러시면, 하원더가 또 삼사 일 나가 있으면 되지."

수니타: "그 불쌍한 아주머니가 지금 울고 있다니까. 미안한데, 평소 같으면 나도 작은오빠 말을 따르겠지만 이번엔 안 되겠어. 지금부턴 우리 모두 아버지한테 하원더가 무급으로 일한다고 말하는 거야. 급료는 큰오빠가 아버지 계좌에서 지불하면 되잖아."

나: "그런 말도 안 되는 가스라이팅이 어딨어? 그래봐야 혼란만 가중될 거야. 결국 아버지는 당신이 미쳐간다고 생각하실걸. 세상에 공짜로 일하는 사람은 없다는 것쯤 아버지도 알아. 그냥 다 털어놓자니까, 하원더가 보수를 받고 있다고!"

라지브: (몇 분 후) "방금 아버지랑 얘기해봤는데, 본인은 하원더를 고용한 적이 없고 급료를 지불한 적도 없다고 하시네. 여기에 대해선 어떻게 대응할래?"

나: "형, 난 거짓말은 안 해. 아버지는 우리가 당신 돈으로 무슨 일을 하는지 알 권리가 있어. 만약 하원더가 그만둬야 한다면, 그만두게 해. 그래도 우리 아버지잖아. 아버지는 형이 생각하는 것보다 더 많은 걸 이해하신다니까."

라지브: "무슨 소리야. 넌 아직도 예전처럼 생각하는데 말야. 아버진 이제 휴대전화도 사용할 줄 모르셔."

나: "형이야말로 무슨 소리야. 아버지는 하원더가 없을 때의 기분을 기억할 거고 못되게 굴지 말아야 한다는 교훈을 얻게 될 거야."

라지브: "그런 방식은 절대 안 통해. 아버지는 기억을 못 한다니까!"

나: "형 방식은 완벽하게 통했고?"

나는 침대를 빠져 나와 욕실로 걸어갔다. 지난주에 호출당직을 서고 난 터라 머리가 여태 몽롱했다. 거울 앞에서 눈을 비비며 졸음을 쫓아냈다. 몇 분 뒤 전화기에서 또다시 알림음이 울렸다.

라지브: "방금 굽타랑 상의해봤는데, 데파코트 용량을 늘려보라네."

형의 친구이자 정신과의사인 아다시 굽타 선생은 어머니가 돌아가시기 전부터 주치의로서 아버지의 행동을 살펴주고 있었다. 크고 새하얀 치아와 숱 많은 눈썹을 가진 이 쾌활한 남자는 아버지가 최근에 어떤 분노 발작을 일으켰고 편집증은 또 얼마나 심해졌는지에 관한 우리 이야기를 참을성 있게 들어주었다. 지난 두 해에 걸쳐 굽타는 아버지에게 이런저런 약들을 처방했다. 처음에는 우리의 감독하에 기분안정제 라믹탈을 매일, 그리고 항불안제 클로노핀을 필요에 따라 복용하게 했다. 하지만 라믹탈은 아버지의 가슴과 등 곳곳에 발진을 일으키는 바람에 라투다로 교체되었고, 그로 인해 아버지는 입을 과하게 쩝쩝거리기 시작했는데, 이는 라투다의 알려진 부작용인 이른바 지연성 운동장애tardive dyskinesia의

거의 확실한 징후였다(게다가 그 약은 구입 비용만 매달 410달러가 들었다). 결국 굽타는 아버지에게 우울증 치료제로 렉사프로와 웰부트린을 처방했고, 기분안정제로는 라투다 대신 데파코트를 쓰기 시작했다. 데파코트는 아버지의 정신운동이 느려지면 용량을 줄였다 분노가 다시 시작되면 늘려야 했으며, 때로는 일정 기간 복용을 완전히 중단해야 했다. 이에 더하여 굽타는 그동안 매주 지지치료 시간을 가졌다. 하지만 나는 그 치료에 별달리 의미를 두지 않았는데, 그도 그럴 게 아버지는 지지치료 중에 주고받은 이야기를 심지어 모임 직후에도 전혀 기억하지 못했다.

나: "제발, 데파코트는 이제 그만! 좀비처럼 사느니 두어 달에 한 번씩 폭발하시는 게 나아."

라지브: "4주 사이에 벌써 네 번째 발작이야."

나: "데파코트도 아버지 화를 돋우기는 마찬가지야. 저번에 미니애폴리스에 갔을 땐 정말 끔찍했다고. 그 약은 더 쓰지 말자."

라지브: "굽타 말로는 이제 안 그러실 거래. 사별의 아픔으로 인한 단기적 현상이라나. 아무튼 난 굽타가 하자는 대로 해볼 생각이야. 아버지는 기분을 안정시킬 필요가 있어."

나: "행복해질 필요가 있는 거겠지."

라지브: "우리가 하원더에게 보수를 지급한다는 걸 알린다고 아버지가 행복해질까?"

나는 얼굴에 찬물을 끼얹었다. 그러고는 치약을 조금 짜서 이를 닦기 시작했다. 문자 메시지 알림음이 몇 번 더 들려왔다. 눈을 가늘게 뜬 채 거울에 비친 내 모습을 바라보았다. 출근을 준비하는 아버지를, 헛기침으로 목청을 가다듬는 아버지를, 개수대에 요란하게 침을 뱉는 아버지를 나는 볼 수 있었다. 예전에는 아버지가 너무 안쓰러웠다. 아버지의 엄격한 인생이, 당신을 속박하는 것들에서 좀처럼 놓여나지 못하는 삶이 더없이 애처로웠다. 그런데 지금 우리는 너무도 달라진 상황을 마주하고 있었다.

옷을 차려입은 뒤, 다시 전화기를 집어 들었다.

수니타: "아버지가 당신이 실수하신 것 같다고, 지금은 다 괜찮다고 그러시네. 하윈더 목소리도 들리는데, 자기는 아니래. 그만두고 싶대."

라지브: "수니타, 하윈더한테 전화 좀 해봐. 아버지 진심은 그게 아니라고 전해줘. 샌디프, 너도 한번 건너가봐. 하윈더가 가버리기 전에. 이 과정을 처음부터 다시 겪을 순 없잖아. 부탁이야, 아버지한테 하윈더가 무급으로 일한다고 말해줘. 혹시 우리가 대신 지급하기로 했냐고 물으시면, 딱 잘라서 아니라고 하고."

라지브: "난 이제 뭐가 진실이고 뭐가 허구인지도 모르겠다. 뭐랄까, 그냥 지금은 지칠 대로 지쳐서 뭘 해야 할지 갈피가 안 잡혀. 아버진 하루에도 열 번씩은 나를 찾으시지. 아버지 대신 온갖 대금을 지불하고 실수를 바로잡아야 하지. 이 동네로 이사하신 후로 나한테 말도 없이 개설한 계좌 때문에 대금 추심을 당한 적도 여섯 번이야. 아버지를 대신해서 전화통을 몇 시간씩이나 붙들고 있어야 했다니까. 난 이제 정말 어째야 할지 모르겠다. 아버지 운전면허는 돌아오는 생신에 만료될 예정이야. 이젠 내가 차량관리국까지 상대해야 할 판이라고. 젠장, 난 그 문제는 모른 척할 거야. 아버지한테 계속 운전을 맡겼다가는 언제고 사람을 치실 게 뻔해."

수니타: "부탁인데, 이참에 둘 다 생활지원시설에 대해 검토해보는 건 어때? 글렌코브에 있는 그 시설에선 스테파니란 사람이 아직도 이메일을 보낸다니까. 둘이 아빠랑 차분히 앉아서 진지하게 설득을 해봐."

라지브: "나는 생활지원시설로 옮기자는 의견에 전적으로 찬성이야."

수니타: "나도 좋아서 이러는 건 아냐. 무엇보다 아버지는 자유로운 삶을 원하시니까. 하지만 지난 1년 동안 우리도 할 만큼 했어. 아쉽게도 그 결과는 좋지 않았고."

수니타: (몇 분 후) "작은오빠는 왜 반응이 없어?"

라지브: "또 무음으로 해놨나 보지."

집을 나설 무렵, 하늘은 온통 구름으로 뒤덮여 있었다. 노던스테이트파크웨이에 늘어선 나무들은 잎이 다 떨어져 빛이 우중충했다. 나는 알 수 없는 불안을 느꼈다. 가을이면 늘 느끼던 감정이었지만, 그해에는 유독 더 심해진 듯했다. 머릿속에서는 차가 보이지 않는 힘에 이끌려 롱아일랜드 서부의 한 기점에서 아버지 집으로, 내가 두려워하게 된 장소이자 유해한 교점을 향해 달리고 있었다.

힉스빌로 운전해 가는 동안, 어쩌면 요양원은 필연적인 결론일지도 모른다는 생각이 들었다. 미국에서는 치매를 앓는 성인 여섯 명 중 한 명이 요양시설에서 지낸다(생활지원시설에서 얼마간 독립적으로 지내는 사람은 그보다 더 많다). 하원더가 결국 그만둔다면, 아버지의 독립적 생활은 그길로 끝날 수밖에 없었다. 그 상황에서 새로운 입주 간병인을 찾기란, 그러니까 적어도 하원더처럼 인도 음식을 요리하며 아버지를 정성껏 돌볼 사람을 구하기란 불가능에 가까웠다. 하윈더는 신이 내려준 사람이었다. 집안일을 돌보고 식사를 준비하는 와중에도 하윈더는 아버지를 러닝머신 위에서 운동시키는가 하면, 같이 걸어서 한양마트에 가거나 트레이더조에 함께 다녀오기도 했다. 심지어 하윈더의 친구들도 그 집에 찾아올 때면, 마치 준비한 듯 친근한 분위기를 조성해주었다. 하윈더는 아버지의 두 아들이 하지 못하는—혹은 안 하고 싶어하는—일들을 도맡아주었다. 만에 하나 하윈더가 짐을 싸는 날엔, 아버지는 우리의 뜻에는 아랑곳없이 결단코 요양원에 들어가려 하지도 우리 중 누군가와 함께 살려 하지도 않을 터였다. 보나 마나 아버지는 당신의 모친이 그랬듯 기억력 치료 병동에 갇힌 채 생을 마감할 것이 틀림없었다. 롱아일랜드에는 호혜베이크와 같은 마을이 존재하지 않았다.

진입로에 들어서는데, 차고 문이 열려 있었다. 하윈더가 나와서 나를 맞이했다. 그때껏 울고 있었는지, 황갈색 두 뺨 위로 분홍빛 눈물 자국이 선명했다. 아버지에게 쫓겨난 하윈더는 차고와 지하실을 거쳐 손님방 벽장에 몰래 숨어든 다음, 내가 나타날 때까지 아버지를 지켜봤다고 했다. "아직 아침도 안 드셨어요." 이 말에 이어 하윈더는 내게 멍든 피부를 보여주었다. "글쎄 내 팔을 움켜잡더니 뭐라고 하셨는 줄 아세요? 내가 돈을 너무 많이 받는대요. 나 같은 건 필요가 없대요. 나더러 무식하고 못된 년에다가 하인이래요. 그래서 말씀드렸죠. 저는 아버님의 하인이 아니지만, 아버님은 정부의 하인이었다고. 이 땅에서는 우리 모두가 하인이라고."

덧문은 잠겨 있지 않았다. 내가 안으로 들어갔을 때, 아버지는 식탁 앞에 앉아서 노트북 컴퓨터를 뚫어져라 쳐다보고 있었다. 나는 냉랭하게 인사를 건넸다. 아버지로 하여금 뭔가 잘못했다는 기분을 느끼게 하고 싶었다. 그날은 내가 열이틀 만에 모처럼 병원에 나가지 않고 집에서 쉬는 날이었다. 그런 날에 아버지는 또다시 돈 때문에 하원더와 다툼을 벌였고, 별수 없이 나는 이 황금 같은 주말에 그 문제를 처리하러 이곳에 와 있었다. "대체 무슨 일이에요?" 나는 식탁 앞에 앉으며 이렇게 말했다.

"무슨 뜻이냐, 무슨 일이냐니?"

"그냥 여기 앉아만 계시잖아요. 점심은 드셨어요?"

아버지는 고개를 가로저었다.

"그럼 드셔야죠." 나는 호통치듯 이렇게 말한 뒤, 일어나서 부엌으로 향했다. "하원더는 어디 갔어요?" 내가 물었다. 그러곤 아버지가 미처 대답하기도 전에 곧바로 말을 이었다. "틀림없이 또 성질을 부리셨겠죠. 하원더가 여기 없는 것도 그래서고요."

"멋대로 추측하지 마라……"

"아뇨, 그러셨어요. 전 알아요."

하원더는 로티를 포일에 싸서 조리대에 남겨두었다. 카레 가루로 조리한 콜리플라워와 오크라도 타파웨어 보관 용기에 담겨 있었다. 나는 그 남은 음식들을 전자레인지에 데워 식탁으로 가져갔다. "자, 드세요."

아버지는 고개를 가로저었다. "배가 안 고파."

"하원더랑 다투느라 허기를 잊으신 거예요."

"확인해봐라, 아직 여기 있을지도 모르니까." 전에도 하원더는 아버지에게 쫓겨난 이후에 불쑥 나타난 적이 몇 번이나 있었다. 그러니 이번에도 그럴 거라고 믿는 게 아버지 입장에서는 자연스러웠다.

"없어요, 떠났다고요." 나는 퉁명스럽게 말했다.

"그래, 난 상관없다. 아무렇지도 않아." 아버지가 말했다.

"아니요! 아버지 자신을 좀 보세요. 아직 옷도 안 갈아입으셨잖아요."

아버지는 여태 카레 얼룩이 묻은 흰색 언더셔츠 바람이었다. "셔츠라도 갖춰서 입으셔야죠." 그 순간 나는 아버지가 얼마나 의존적인 사람이 되었는지를 당신에게 일깨워줄 필요성을 느꼈다. 얼마간은 가학성에서 비롯된 감정이었다. 오랜 세월 형을 편애하며 나를, 내 견식과 능력을 폄하하던 아버지에 대한 기억이 노도처럼 밀려들었다.

"아버지한테 말하는 본새가 그게 뭐냐? 숫제 바보 취급을 하는구나."

"바보 취급하는 게 아니에요. 우리는 아버질 도와줄 사람을 기껏 고용했는데, 아버지가 그 사람을 내쫓아버렸잖아요."

"난 안 그랬다."

"그러셨어요. 제가 알아요."

"네가 어떻게 알아?"

"하원더가 다 말해줬으니까요. 아버진 그분을 학대했어요."

"어째서 내가 그이를 학대했다는 거냐?"

"소리 지르고, 밀치고, 못된 년에 과부라고 하셨잖아요."

"네가 그 자리에 있었니?"

"하원더가 다 녹화해놨어요." 아버지를 원격으로 감시하기 위해 라지브 형은 그 집에다 비디오카메라를 설치해둔 터였다.

"거짓말이야!"

"아니요, 테이프는 거짓말을 안 해요. 만약 하원더가 거짓말을 하는 거라면, 세상에 그보다 나쁜 여자는 또 없겠지만요."

"그보다 나쁜 여자는 없어."

"말도 안 되는 소리 좀 그만하세요! 좋아요, 그럼 하원더가 절대 못 돌아오게 하면 되겠네요. 아버지가 그런 말씀까지 하시는데, 절대로 못 돌아오게 우리가 조치해야죠. 급료도 주지 말고요."

"뭐라고?"

"하원더가 전부 꾸며낸 얘기라면서요. 다 거짓말이라면서요. 그런 사람은 급료를 받지 말아야죠."

"다 거짓말이야! 신의 이름으로 맹세하마. 그 어떤 사람의 목숨을 걸고도 맹세할 수 있어—"

"아니요! 그 어떤 사람의 목숨도 걸지 마세요. 아버지가 그분한테 고함지르는 소리를 제 두 귀로 똑똑히 들었으니까."

"누구한테?"

"하원더한테요!" 나는 거칠게 소리를 질렀다.

"언제?"

"시도 때도 없이요."

"난 안 그랬어! 내가 그 여자한테 얼마나 잘해줬는데."

"그럼 그 모든 얘기를 하원더가 꾸며냈다는 거예요?"

"사람들은 노상 얘기를 꾸며대는 법이다."

"어째서요?"

"유리한 위치를 점해야 되니까."

전화벨이 울렸다. 아버지는 무력하게 전화기를 바라보았다. "보세요, 심지어 전화도 혼자 못 받으시잖아요." 나는 대신 전화기를 집어 들었다. "여보세요." 하윈더였다. 여태 바깥에서 기다린 모양이었다. 나는 다시 전화하겠다고 말했다.

그러곤 다시 식탁으로 돌아왔다. 아픈 아버지와 다투는 것은, 밤중에 운전하면서 순간적으로 두 눈을 감는 것이나 매한가지였다. 좋지 않은 생각이고 잘못된 판단이라는 걸 알면서도, 스스로는 도무지 제어가 되지 않았다.

"수니타가 그랬어요. 아버지가 많이 화나셨다고." 나는 음성을 누그러뜨리며 말했다.

"샌디프, 나한테 아무것도 요구하지 마라. 이게 있는 그대로의 내 모습이야."

"어쩌면 제가 도울 수 있을 거예요."

"넌 도울 수 없어."

"문제에 대해 상의하는 게 도움이 될 수도 있어요."

"상의하고 싶지 않다. 나는 살만큼 살았어."

"무슨 말씀이세요?"

"알면서 왜 묻니?"

"아버진 아직 살아 있어요! 아직 살아 있다고요. 주어진 시간을 제대로 누리셔야죠. 엄마는 그러지 못하셨지만. 생각해보세요. 아버지가 뭘 할 때 즐거운지."

아버지는 잠시 생각에 잠겼다. "나야 뭐 일할 때 즐겁지."

"지금은요, 지금은 뭘 할 때 즐거우신데요?"

아버지는 식탁을 내리쳤다. "그만해라!"

"지금도 분명 즐기시는 것들이 있어요. 아버진 하윈더를 좋아해요. 함께 있으면 잘 웃으시잖아요. 텔레비전 보는 것도 좋아하고. 먹는 것도 좋아하죠. 주스 마시는 것도 좋아하고요. 아이스크림도, 망고 라씨도 좋아해요. 아버진 이 모든 걸 좋아한다고요. 절대로 잊으시면 안 돼요. 아버지가 뭘 좋아하는지." 곧이어 나는 '기억'이란 단어를 입에 올리려다가 가까스로 말을 삼켰다.

"엄마 얘길 하는 건 어때요?" 내가 물었다.

"나한테 묻지 마라."

"엄마를 떠올리면 어떤 것들이 생각나세요?" 나는 다시, 말을 삼켰다.

"전부 다 생각나지. 다정한 여자였어."

"특히 좋았던 기억—더 적당한 단어가 떠오르지 않았다—이 있다면요?"

"나를 많이 도와줬어."

"힘이 되는 분이었나요?"

"큰 힘이 됐지."

"엄마가 어떤 것들을 도와주셨죠?"

아버지는 힘겹게 기억을 더듬었다. "전부 다." 아버지는 간신히 이렇게 대답하고는 그만두라는 몸짓을 했다. 그러고는 내가 안쓰러웠던지 이런 말을 덧붙였다. "넌 조금도 걱정할 것 없어."

"걱정이 아니라, 아무래도 여기서 아버지 혼자 지내시는 게."

"까짓것, 혼자 살면 되지 뭐." 아버지는 체념한 듯이 말했다. "괜찮아. 걱정할 것 없어."

식사가 끝난 후, 나는 아버지를 모시고 위층으로 올라갔다. 낮잠을 청할 시간이었다. 나는 아버지의 셔츠를 깨끗한 것으로 갈아

입혔다. 이어서 아버지를 침대에 눕힌 뒤 이불을 끌어다가 덮어주
었다. "고개 좀 들어보세요." 나는 아버지가 텔레비전을 편하게 볼
수 있도록 머리에 딱딱한 베개를 받쳐주었다. 그러고는 침대 옆 의
자에 앉았다. 우리는 그대로 몇 분 동안 말이 없었다.

"라지브 형이랑 수니타는 만약 아주머니가 관두면······"

"아주머니라니?"

"하원더요. 만약 그분이 관두면 아버지를 요양원에 보내야 할
거래요. 나만 반대하는 입장이고요. 제가 아버질 요양원에 보내고
싶어할 것 같아요?"

"네가 뭘 하고 싶다느니 내가 뭘 하고 싶다느니 하는 얘기는 나
한테 마라." 아버지는 쓸쓸하게 말했다.

"아버지 혼자서는 스스로를 돌보실 수 없어요."

"그럼 내가 죽으면 되겠구나. 지옥으로 떨어지면 되겠어!"

나는 자리에서 일어섰다. "세상천지에 배우자를 잃은 사람이 아
버지 한 사람만 있는 건 아니잖아요." 나는 내가 진료한 어느 심부
전 환자 이야기를 꺼냈다. 혼자 지내던 여자 환자였는데, 듣기로
아들이 일주일에 한 번씩 들여다본다고 했다. 하원더와 같은 가사
사용인을 들일 형편이 못 되었던 그 환자는 요리며 장보기를 혼자
힘으로 해결해야 했지만, 나를 보러 올 때면 언제나 행복한 얼굴이
었다. "행복은 마음먹기에 달려 있어요." 나는 이렇게 말했다. 그러
자 아버지는 나를 올려다보며 고개를 끄덕거렸다. 보아하니 내 말
뜻을 이해하신 듯했다. 아버지 스스로도 오랜 세월 버릇처럼 입에
올리던 문장이었으니까.

209 　　나는 아래층 주방으로 내려갔다. 하원더가 지하실 계단으로 살

금살금 올라오고 있었다. 나는 목소리 대신 몸짓으로 그에게 따라 오라고 말했다. 우리는 함께 침실로 올라갔다.

아버지가 눈을 떴을 때 하원더는 내 뒤에 서 있었다. "보세요, 아버지. 하원더가 돌아왔어요." 내가 말했다. 아버지는 의심의 눈초리로 하원더를 바라보았다. "아버지께 죄송하대요. 그리고 이제부턴 무급으로 일하겠대요. 돈은 필요 없고, 먹을 것과 지낼 곳만 있으면 된다는데요."

아버지의 표정이 편안해지는가 싶더니, 이내 엷은 웃음이 입가에 번졌다. "그럽시다, 어서 들어와요."

10장

/

글쎄다, 외로움에 대해선
걱정할 것 없어!

불행히도, 다툼은 그날로 끝이 아니었다. 아버지의 장애가 악화될수록 다툼은 심해져갔다. 그리고 하윈더는 존재 자체만으로 아버지에게 당신의 무력함과 쇠락함을 상기시켰다. 나는 형이 집에 설치해둔 감시 장치로 아버지를 지켜보았다. 평소에 아버지는 하윈더와 원만히 지냈지만, 가끔은 하윈더를 한심한 창녀라고 부르는가 하면 얼굴에 오렌지 주스를 뿌리는 식으로 지긋지긋하게 행동할 때가 있었다. 한번은 멱살을 잡았다가 몇 분 후에 무릎을 꿇고는 하윈더의 발을 만지며 용서를 빌기도 했다. 그때 하윈더는 화가 나서 아버지를 쳐다보지도 않았다. 급기야 아버지는 철사 옷걸이로 하윈더를 때리려 들기도 했는데, 이후에 하윈더는 씁쓸한 표정으로 내게 이런 말을 했다. "요양원에선 어르신께 주사를 놓을 거예요. 여기선 내가 차와 간식을 내드리지만."

당연히 형도 여동생도 나도 그런 학대를 막아야 한다는 책임감을 느꼈다. 때로는 달래고, 때로는 언성을 높이고, 때로는 보호시설로 보내겠다고 으르며, 우리는 아버지를 지속적으로 회유했다. 그러나 헛수고였다. 아버지는 상황을 이해하지 못했고, 감정 폭발을 제어하지도 못했다. 고로 우리는 뾰족한 수를 찾지 못한 채 하윈더와 해결책을 의논했다. 결국 하윈더는 위험수당 형식으로 주간 보너스를 받는 데 동의해주었다. 또한 여동생은 하윈더에게 따로 선물을 챙겨주었고, 그 집 아이들에게도 우리가 따로 돈을 부쳐주었다. 하윈더는 우리 가족에게 놀랍도록 헌신적이었는데, 특히 수니타와는 돈독한 우정을 나누었다. 우리는 우리대로 하윈더의 성실함에 보답하고 노고를 보상해야 한다는 의무감을 느꼈다. 그리고 한편으로는, 절박하기도 했다. 하윈더가 입주 간병인으로 일해준 덕분에, 우리는 각자의 직장과 가정에 충실할 수 있었다. 더욱이 아버지를 요양원에 보내지 않으려면 하원더의 도움이 필수적이었다.

영상 속 아버지의 삶을 지켜보기란, 사실상 일련의 동일한 영상물을 반복 재생하는 것이나 마찬가지였다. 아버지는 현관으로 걸어가 발코니에서 밖을 내다보다가는 식탁 앞 의자로 돌아가 다시 텔레비전을 응시하는 일을 되풀이했다. 때로는 차고를 어슬렁거리며 이런저런 것을 쑤석거렸고, 이따금 오래된 신문을 집어 들고는 읽는 시늉을 하기도 했다. 이와 같은 일련의 행동은 하루에도 몇 번씩 반복되었다. 이 모든 광경을 나는 출근 후 진료실에서 지켜보았다. 아버지도 나도 권태에는 이골이 나 있었다.

하원더에게 고함지르는 장면이 녹화된 테이프를 재생해주면, 아버지는 늘 풀 죽은 얼굴이 되었다. "저 사람이 정말 아버지예요?"라고 내가 실망한 어조로 물으면, "그런 것 같네"라며 어물쩍 사실을 인정하기도 했다. 하지만 잠시 후 내가 문제의 학대 이야기를 꺼내려 하면, 아버지는 으레 언성을 높였다. "학대라니, 맹세코 그런 일은 없었다."

"방금 테이프 틀어드렸잖아요!"

"어디 보여다오." 아버지는 완강했고, 우리는 처음부터 그 모든 과정을 반복하고는 했다. 흡사 회전목마처럼, 우리의 대화는 일정한 간격을 두고 번번이 같은 지점으로 되돌아왔다. 의사로서 나는, 그런 내 노력이 소용없다는 걸 알고 있었다. 하지만 아들로서 나는, 아버지를 이해시킬 수 있다는 희망을 차마 버릴 수 없었다.

아버지는 당신이 나쁜 행동을 저질렀다는 사실을 단 한 번도 인정하지 않았다. 내가 아무리 문제 행동의 심각성을 일깨우려 해도, 아버지는 무감하고 냉담하고 무심하고 심드렁한 태도로 일관할 뿐이었다. "창녀는 금기어가 아니다. 누구나 할 수 있는 말이야." 아버지는 하원더가 자기 방에서 흐느끼는 동안 나한테 그런 식으로 해명하고는 했다.

가끔은 아버지가 나를 놀리고 있다는 생각, 아버지의 자기인식 부족은 이기심의 발로일지도 모른다는 생각이 들었다. 어쩌면 그것은 아버지의 연약한 자아라든지 실수를 부인하려는 마음, 자기 성찰에 대한 오랜 거부감의 징후일 수도 있었다. 아니면 그분이 늘 자부해온 낙천주의의 발현이었거나. 아버지의 그런 태도가 뇌 질환에서 비롯된 결과일 공산이 크다는 사실을, 나는 그해 가을 세인트루이스를 방문한 후에야 비로소 알아차렸다.

세인트루이스에서 나는 워싱턴대학 의과대학의 젊은 신경학자 그레고리 데이 선생을 만났다. 늘씬하고 입담이 좋은 데이는 내가 의대생 시절 거닐던 본교 교정에서 조금 떨어져 자리한 붉은 벽돌 건물 단지, 그러니까 찰스 F. 앤드 조앤 나이트 알츠하이머병 연구센터의 부센터장이었다. 11월의 쌀쌀한 아침, 우리는 데이의 연구실에서 이야기를 나눴다. 창 너머로 보이는 좁은 잔디밭 위에 서리가 내려앉아 있었다. 우리의 대화는 내가 아버지의 자기인식 부족이라고 추정하는 문제에 관한 데이의 의견을 묻는 것으로 시작되었다. 아버지는 당신이 생각하고 행동하는 방식을 스스로 검열하거나 조절할 능력을 상실한 상태였다. 그리고 이는 우리 가족에게 심지어 기억장애보다도 더 견디기 어려운 중압감을 유발하고 있었다.

데이의 설명에 의하면, 자신의 병을 자각하는 능력이 결여되면서 나타나는 기능저하 혹은 **질병인식불능증**anosognosia°은 치매를 비롯한 여러 신경병 환자에게서 흔히 관찰되는 증상이었다. "뇌 질환 연구는 힘들지만 그만큼 매력적인 일"이라고, 데이는 말했다. "신경학은 다른 의학 분야와 달리 의식뿐 아니라 메타의식까지 필수적으로 다룬다"는 얘기였다. '질병인식불능증'이라는 용어는 대략 한 세기 전에, 자신의 마비를 인식하지 못하는 듯 보이는 뇌졸중 환자들의 증세를 설명할 목적으로 만들어졌다. 유감스럽게도 질병인식불능증에 대한 이해는 여전히 미흡한 수준에 머물러 있다. 하지만 확실한 것은, 그 현상이 오늘날 외상성 뇌손상과 강박장애, 조현병을 비롯한 다수의 신경병 및 정신병 환자에게서 관찰된다는 점이다. 그러한 질환에 걸리면 바로 그 질환으로 인해 해당 질환과 그에 따른 결과를 인식하는 능력이 떨어진다. 질병인식불능증은 경증부터 중증까지 그 심각도가 다양하다. 또한 그것이 영향을 미치는 정신적 영역도 가지각색이다. 어떤 사람은 가령 기억기능을 담당하는 영역의 쇠퇴를 자각하면서도, 가령 공감이나 사회성 기능을 담당하는 영역의 쇠퇴는 자각하지 못할 수 있다. 예를 들어 전두측두엽 치매라는 비교적 드문 형태의 치매에 걸린 사람은, 공공장소에서 코를 파거나 낯선 사람의 등을 쓰다듬는 행동이 부적절하다는 것은 모르면서도 자신의 기억력이 나빠지고 있다는 사실은 여전히 인지할 가능성이 있다.

그렇다면 질병인식불능증은 기억상실증의 일종인 걸까? 어찌

° 자신의 몸에 생긴 질병이나 이상 상태를 알아차리는 능력이 소실되거나, 질병이나 이상 상태를 부정하는 증상.

면 아버지는 건강하고 온화하고 가정적인 남자이자 과학자였던 아득한 당신의 아득한 기억들, 당신의 뇌가 서서히 파괴되는 와중에도 사라지지 않은 그 기억들에 의존하고 있는 게 아닐까? 내가 이런 궁금증을 표하자, 데이는 다른 견해를 드러냈다. 질병인식불능증은 특정한 신경 기질과 관련된 구조적 문제라는 설명이었다. 그에 따르면 "뇌의 각 부분은 명백히 메타적 [혹은 고차적] 기능을 수행"하는데, 그러한 활동 중 하나인 자기인식은 전두엽과 두정엽의 네트워크에 의해 조절되며 문제의 네트워크는 자기감시와 오류 수정에 대한 동기부여와도 관련이 있었다. 아버지처럼 그러한 영역들이 손상된 사람은—자신이 질병을 인식할 능력을 상실했다는 사실을 비롯해—자신의 결함에 대한 인식이 부족하기 십상이었다.

정신역학적으로 안타까운 일이다. 자기 질환에 대해 인식하지도 생각하지도 못하는 이유가 다름 아닌 그 질환 때문이라니. 나는 의과대학에 다닐 때 신경과 병동에서 그런 사례를 접한 적이 있었다. 두정엽이 손상된 뇌졸중 환자들은 왼쪽 팔다리를 움직이지 못할 수 있는데, 해당 증상의 발현 여부를 환자와의 문진으로 알아내기란 불가능에 가까웠다. 그런 환자는 자기 몸에 모종의 문제가 생겼다는 사실을 전적으로 부인했을뿐더러, 정작 장애를 증명하는 근거를 마주하고도 자신의 팔다리가 기능하지 않는 이유를 되는대로 지어내고는 했다. 겉보기에 그런 환자는 자기한테 심각한 장애가 있다는 사실을 괘념하지 않는 듯했다. 도리어 그러한 결함이 환자 자신의 문제가 아니라 그에 대해 지적하는 사람의 문제인 양 치부하기 일쑤였다.

한편 어머니는 당신의 질병을 줄곧 인식하고 있었다. 나는 데이에게 그 이유를 물어보았다. 가령 어머니는 당신의 환시가 실제적 현상이 아니라는 사실을 생의 마지막 순간까지, 심지어 환영을 보는 와중에도 인지하고 있었다. 데이는 파킨슨병과 알츠하이머병은 병태가 상이하며, 자기인식의 정도에 차이가 나타나는 이유도 추측건대 거기에 있다고 설명했다. 일반적으로 파킨슨병은 기저핵이라는 뇌의 운동 제어 영역에서 시작되었다가 피질 영역으로 퍼져 나간다. 그리고 "병이 어디로 번져 가느냐에 따라 환자에게 나타나는 증후군의 윤곽이 결정"된다고, 데이는 말했다. 대뇌 변연계의 손상은 행동 변화를 유발하는데, 이를테면 비합리적인 행동이 바로 그 예다. 뇌줄기에 발생하는 질병은 의식 상태의 동요 및 실신 등을 유발한다. 만약 손상이 후두엽으로 진행되면 환각이라든지 시각적 문제가 나타난다. 하지만 짐작건대 어머니의 뇌에서는 전두엽과 두정엽이 온전한 상태로 남아 있었다. 그래서 장애 범위가 확대되는 와중에도 어머니는 당신의 장애를 한 발짝 뒤에서 객관적으로 평가할 수 있었다.

반면에 알츠하이머병은 주로 전두엽과 두정엽의 손상을 유발한다. 그러한 손상이 보통은 후기에만 나타난다는 점을 감안하더라도 말이다. 발병 초기에 환자들은 가령 헨리 몰레이슨처럼 자신의 질병을 인식한 상태에서 기억력 감퇴에 대해 불평하거나 농담을 던질 수도 있다. 심지어 스스로의 결함을 가족들보다 더 확실히 자각할 여지도 다분하다. 그러나 알츠하이머병 중기—통상 진단 후 2년에서 5년 사이—에 접어들면 대개는 질병 및 자기 인식 능력이 약해지기 시작한다. 가령 기억력에 문제가 있다는 점은 여전히 인지하면서도 문제가 얼마나 심각한지에 대해서는 자각하지 못하는 식이다. 우리 아버지의 뇌에서도 바로 이런 현상이 일어났을 공산이 컸다. 아버지도 알츠하이머병 초기에는 당신에게 일어나는 변화들을 제대로 인식하고 있었다. 결국 스스로 은퇴를 결심하고 우리 형제의 집과 가까운 롱아일랜드로 이사할 정도였으니까. 아버지는 뭔가 잘못되었다는 사실을 알고 있었다. 비록 병이 깊어질수록 문제를 부인하는 경향이 심화되긴 했지만 말이다. 하지만 내가 세인트루이스에 방문했던 2017년 가을 즈음에는, 자기인식 능력이 감퇴하고 있었다. 아버지는 당신의 뇌가 지어낸 터무니없는 현실 속에 갇혀 지냈다.

물론 인간의 뇌는 가소성이 뛰어나므로, 뇌에서 특정 기능을 관장하는 영역이 어디인지를 딱 잘라 말하기란 불가능하다고 데이는 부연했다. 가령 질병 인식과 같은 특정 기능을 담당하는 영역을 대략적으로 특정할 수는 있지만, 변동성이 높다는 얘기였다. 예컨대 치매가 상당히 진행될 때까지도 질병 인식 능력을 제법 온전히 유지하는 환자가 있는가 하면, 비교적 초기에 그 능력을 완전히 상실해버리는 환자도 적지 않았다. 데이는 "이런 식의 구조와 기능 간 불균형이 우리가 일상적으로 접하는 문제"라고 말했다. "인지능력 검사에서는 기능이 정상적이라고 판정된 사람도 막상 뇌를 촬영해보면 크기가 호두알만 하게 작아져 있는 사례가 심심찮게 존재한다"는 것이었다.

데이의 제안으로 나는 그곳 신경과의 펠로 교육용 동영상을 시청했다. 영상 속에 등장하는 인물은 〔전기 통신 운용사〕 사우스웨스턴 벨에서 관리자로 일하다 은퇴한 74세 남성으로 서른한 해 동안 생을 함께한 아내와 함께 진료소를 찾았다.• "처음엔 우리 둘 다

[문제를] 인지하지 못했어요." 영상 속 여성은 남편의 기억력 문제에 대해 의사에게 이렇게 말했다. "그런데 언젠가부터 이이가 오늘이 무슨 요일이냐고 저한테 하루에도 다섯 번은 물어보는 거예요."

남자의 이야기에는 익숙한 울림이 있었다. 그는 적은 돈조차 관리하지 못해 쩔쩔매는가 하면, 운전을 하다가 주행 방향을 이탈하기도 하고, 텔레비전 리모컨을 다루는 데 애를 먹기도 했다. 사회적 관계의 상실도 문제였다. 다니던 브리지 클럽에서 탈퇴했고, 소지품을 엉뚱한 사물함에 넣었다가 찾지 못한 이후로는 YMCA에 나가는 일도 그만두었다. 그런 마당에 판단력인들 온전할 리 없었다. 한번은 풀잎이 젖어 있을 때 잔디를 깎으려고 들다가 잔디 깎는 기계의 날을 망가뜨렸다. 하지만 우리 아버지에 비하면, 그는 적어도 한 가지 면에서 병이 덜 진행된 상태였다. 요컨대 영상 속 남자는 자신이 "하지 말아야 하는 일들을 망각"한다는 사실을, 아내가 슬픈 눈빛으로 바라보는 가운데 인정할 정도의 질병 인식 능력은 갖추고 있었다.

그날 면담을 끝내기 전에 나는 아버지를 도울 만한 새로운 요법이 있거나 조만간 등장할 기미가 보이는지를 데이에게 물었다. 데이는 잠시 침묵을 지키다 이렇게 대답했다. "물론 잘 아시겠지만, 우리가 사용하는 그 어떤 치매 조절제도 증상이 이미 나타난 환자에게는 효과가 없습니다. 일단 치매가 발병한 뒤에는, 열차가 이미 역을 떠났고 속도를 늦출 수도 없다고 봐야죠. 누구든 그럴 수 있

•   임상적 평가를 위해 환자들은 자기 이력을 설명해줄 수 있는 보호자와 함께 내원해야 한다. 특정 문제에 대한 보호자와 환자의 견해가 불일치하는 정도를 근거로 환자의 질병 인식 능력을 평가하는 것이다.

다고 말하는 사람은 거짓말쟁이이거나 돈을 노리는 사기꾼입니다."

이 말이 내게는 이상하게도 위안이 되었다. 그때껏 나는 참신하고 실험적인 치료법을 더 열심히 찾아보지 않았다는 죄책감에 시달려온 터였다. 한데 데이의 발언은 효과적인 요법 같은 건 존재하지 않는다는 사실을 다시금 내게 일깨워주었다. 나는 그에게 시간을 내주어 감사하다는 인사를 건넨 뒤 자리에서 일어나 떠날 채비를 했다.

"아버님께선 여전히 아드님을 알아보십니까?" 데이가 물었다.

"그럼요." 내가 대답했다.

"이름도 부르시고요?"

"대체로요." 이따금 손주들의 이름은 잊어버려도 아들인 나는 여전히 알아볼뿐더러 볼 때마다 보통은 반가워하신다고, 나는 데이에게 말했다.

데이는 아버지가 어디에서 지내는지 물었다. 나는 부친이 여전히 자택에서 입주 간병인과 함께 생활 중이고, 우리는 되도록 그분을 요양시설에 보내지 않으려고 애쓰는 중이라고 답했다.

"말씀을 들어보니 아버님의 안전을 지키고 삶의 질을 유지하기 위해 할 수 있는 건 다 하고 계신 것 같네요." 데이는 상냥하게 말했다. "이제 유일한 관건은 자원이 되겠군요. 이를테면 간병인을 고용하는 문제라든가."

데이는 다른 적당한 조언을 떠올리려는 듯 잠시 쉬었다가는 이내 슬픈 어조로 말을 이었다.

"하지만 안타깝게도, 결국 치매 환자들은 다 비슷해져요. 병변이 뇌 전체로 번지면서, 보통은 말을 할 수 없게 되지요."

::

어머니가 돌아가신 후 우리가 직면한 난제는, 도대체 어떻게 하면 고집불통인 데다 당신의 질환과 딱한 처지를 인식할 능력마저 상실한 어른이 부가적 도움을 받아들이도록 납득시킬 것인가 하는 문제였다. 하윈더가 근무하지 않는 일요일이면 아버지는 혼자서 외출했다가 길을 잃고는 했다. 차를 끓일 생각으로 가스레인지를 켜놓고는 불을 끄는 걸 깜빡하는 일도 더러 있었다. 때로는 하윈더가 미리 차려둔 음식을 데우지 못해 끼니를 거르기도 했는데, 전자레인지 사용법을 잊어버린 까닭이었다. 라지브 형과 나는 주말이면 둘 중 한 명이 언제든 아버지를 도울 수 있도록 교대로 병원 스케줄을 비워놨지만, 형도 나도 부친과 하루의 모든 순간을 함께할 순 없는 노릇이었기에 사실상 그것도 미봉책에 불과했다.

이듬해 여름 아버지의 막냇동생이자 유일하게 살아 있는 동기인 크리슈나 고모가 인도에서 찾아왔을 때에야, 우리는 얼마간 시름을 덜었다. 그러나 아버지는, 어머니가 아직 살아 계시던 2년여 전에 당신이 직접 같이 지내자며 고모를 초대해놓고도 막상 고모가 도착하자 동생과 아무것도 함께하고 싶어하지 않았다. 일찍이 남편을 여읜 고모는 아버지의 말동무로서 동고동락하며 필요할 때마다 힘이 돼주고 싶어했지만, 아버지는 고모의 존재를 못마땅하게 여겼고 그런 감정을 도통 숨기지 못했다.

"고모는 가족이에요." 우리는 아버지에게 말했다.

"가족은 아니지."

"아버지 여동생이잖아요."

"그래서 뭐!"

일주일도 못 넘겨서 아버지는 인내심의 한계에 도달했고, 급기야 고모가 떠나줬으면 좋겠다는 말을 입 밖에 내기에 이르렀다. 고모는 그길로 짐을 싸서 뉴저지로 떠났고, 미국에서의 남은 일정 대부분을 그곳에 사는 먼 사촌과 함께 보냈다.

그런고로 내가 밖에서 점심을 같이 먹을 생각으로 집 앞에 차를 세웠던 2018년 10월의 어느 일요일에도 아버지는 언제나처럼 혼자였다. 잔디밭 위로는 노란 잎이 수북했고, 여름 식물들은 상처를 안은 채 어느덧 시들어가고 있었다. 아버지는 침대에 앉아서 옷을 챙겨 입느라 진땀을 빼는 와중이었다. 특히 바깥 날씨가 추워져 여러 벌을 껴입어야 할 때면, 가뜩이나 길어진 옷 입는 시간이 더욱 길어지곤 했다. 이따금 아버지는 바지를 입기도 전에 신발부터 신거나, 셔츠보다 스웨터를 먼저 입었다. 때로는 스웨터 위에 또 다른 스웨터를 덧입기도 했다. 맨 먼저 속옷부터 입어야 한다는 사실을 깜빡할 때도 잦았다.

나는 다가가 아버지를 돕기 시작했다. "셔츠부터 입어볼까요?" 아버지는 내 부축을 받으며 힘겹게 몸을 일으켰다. 곧이어 나는 뒤집어져 있는 셔츠를 재빨리 다시 뒤집은 다음 한쪽 소매를 아버지 팔에다 가져갔다. "잠깐만요, 이게 아닌데." 소매를 다시 빼냈다. "일어나보실래요?"

"대체 지금 뭐 하는 거냐?" 아버지가 호통을 쳤다.

"셔츠를 거꾸로 입으셨어요. 일어나서 이리로 오세요."

"샌디프, 나한테 한꺼번에 너무 많은 걸 시키지 마라. '일어나세요, 이리로 오세요, 저리로 가세요.'"

"아버질 도와드리려는 거잖아요. 제가 돕는 게 싫으세요?"

"싫어." 아버지가 쏘아붙였다.

"그래요, 그럼 혼자 해보세요." 나는 울컥한 나머지 방에서 걸어 나가다가 이내 발길을 되돌렸다. 아래층에서 기약 없이 한참을 기다릴 생각을 하니 정신이 바짝 들었다. "제발요, 아버지. 그냥 저랑 같이 빨리 끝내요." 내가 말했다.

아버지가 의복을 갖춰 입은 뒤에도, 우리는 집을 나서기까지 또 긴 시간을 소비해야 했다. 처음에는 집 열쇠를 찾는 데 애를 먹었다. 열쇠는 식탁 위 서류 더미 밑에 깔려 있었다. 그런 다음에는 전등을 끄느라 온 집 안을 구석구석 돌아다녔다(내가 기껏 스위치를 다 꺼놓으면 아버지가 그중 일부를 다시 켜놓았던 탓이다). 아버지는 (일요일인데도) 현관으로 나가서 우편함을 확인했다. 그러더니 나를 입구 계단에 세워놓고는 다시 집 안으로 들어가는 것이었다.

"왜 그러세요?"

"열쇠를 어디에다 뒀는지 모르겠구나."

"방금 확인하셨잖아요." 내가 외쳐보았지만, 아버지는 이미 모습을 감춘 뒤였다.

아버지는 위층에 있었다. 스카치테이프를 벽장문에 붙이는 중이었는데, 아마도 집을 비운 사이 문이 열리지 않도록 조치해둘 요량인 듯했다.

"대체 지금 뭐 하시는 거예요?" 나는 끝내 평정심을 잃고 언성을 높였다.

"됐다, 가자." 아버지는 테이프를 달랑거리게 내버려둔 채로 얼른 말을 돌렸다.

"열쇠는 찾으셨어요?"

"찾았지."

"어디서요?" 아버지와 함께 침실을 빠져나가며 물었다.

"내 주머니에서." 아버지가 대답했다.

바깥 기온은 섭씨 10도를 간신히 웃돌았지만, 햇빛이 반짝거리고 있었다. 남실바람에 풍경 소리가 실려 왔다. 저 멀리 깃대에서 성조기가 펄럭거렸다.

차에서 아버지에게 안전벨트를 채워드린 다음 후진으로 진입로를 빠져나왔다. "자, 어디로 모실까요?" 나는 애써 쾌활하게 물었다. 우리의 주말 의식에 다소나마 활기를 불어넣고 싶었다.

"나한테 묻지 마라." 아버지는 심드렁하게 대답했다.

우리의 단골집인 인도 음식점 하우스 오브 도사 주변으로는 남아시아풍 상점들이 산재해 있었다. 우리는 벵골식 당과점과 할랄 도축장, 사리 부티크를 지나 빽빽한 주차장에 차를 세웠다. 아스팔트 여기저기 갈라진 틈에선 잡초가 자라고 있었다. 도랑에서는 찬김이 피어올랐다.

"전에도 와본 집 같구나." 아버지가 말했다. "다이완 그릴인가?"

"아니요, 하우스 오브 도사예요. 저랑 매주 오는 곳이잖아요."

"매주?" 아버지는 믿기지 않는다는 듯이 말했다.

"매주요. 지난 여섯 주 동안 저랑 일요일마다 이 집에 오셨어요." 내가 차문을 열어드리자, 아버지는 조심조심 아스팔트에 발을 내디뎠다. 옷차림은 평소와 다름없었다. 올리브그린색 슬랙스에 진 갈색 가죽 재킷을 걸친 아버지는 반들반들한 검은색 가죽 신발을 신고 있었다. 바지의 헤어진 밑단 아래로 아버지가 고집스레 입고 나온 파자마가 보였다. 셔츠 주머니에 지갑이며 잡동사니를 쑤셔 넣은 탓에 스웨터 한쪽은 볼록하니 튀어나와 있었다. 아버지는 무릎을 구부린 채 잠시 그대로 움직이지 않았다. 나는 손을 내밀었다. "이젠 나도 늙었구나." 이 말을 하고 아버지는 아마도 몇 주 만에 처음으로 소리 내어 웃었다.

우리는 손을 잡고 주차장을 가로질렀다. 길 건너편에서는 디왈리 축제°가 한창이었다. 가족 단위로 현장을 찾은 사람들이 그릴에 구운 옥수수와 향긋한 차트°°를 맛보려고 줄을 서서 기다리고 있었다. 머리에 주황색 스카프를 두른 10대들도 눈에 띄었다. 한때 내가 그랬듯 아이들은 엄마 아빠 곁에 서서 주머니에 손을 넣은 채 집에 가기만을 기다리고 있었다.

식당은 마치 교회처럼 어둡고 서늘했다. 나무로 된 들보는 높이가 나직했고 창문에는 색유리가 끼워져 있었다. 힌두교 신들의 목각상은 벽을 우아하게 장식했다. 주인이 대기 구역에서 우리를 발견하고는 서둘러 테이블 좌석으로 맞아들였다.

"그 여자는 어디 있니?" 자리에 앉은 뒤 아버지가 내게 물었다.

"누구요? 하원더요? 일요일엔 일을 안 하잖아요. 잊으셨어요?"

"왜 안 한다니?"

"안 했으면 좋겠다고 아버지가 그러셔서요."

아버지는 눈을 가늘게 뜨곤 내 말을 곱씹어 생각했다. 그러더니 흡족한 표정으로 고개를 끄덕거렸는데, 아무래도 그런 문제에

°   인도에서 부와 풍요를 상징하는 힌두교의 여신 락슈미를 기념하여 해마다 10월에서 11월경에 열리는 축제.
°°   인도 노점상에서 판매하는 여러 종류의 전통 디저트.

대한 당신의 요구가 자못 진지하게 받아들여졌다는 깨달음 때문인 듯했다.

"도사는 어떤 걸로 할까요?" 내가 물었다.

"네가 고르는 걸로." 아버지가 대답했다. 웨이트리스가 다가왔을 때 나는 세몰리나°로 만든, 향신료 맛이 강한 도사 두 접시를 주문했다. 아버지가 평소 즐겨 드시던 메뉴였다. 시간이 갈수록 이런 일이 빈번해졌다. 치매로 인해 아버지는 당신이 무엇을 원하는지―혹은 무엇을 원한다고 느끼는지조차―파악하는 데 점점 더 애를 먹었다. 아버지를 대신해 그런 걸 기억할 책임은 언제부턴가 내 몫이 되었고, 그 책임은 시간이 갈수록 더욱 무거워졌다.

우리는 말없이 앉아 있었다. 제법 자란 아버지의 손톱이 얼핏 눈에 띄어, 집에 돌아가면 깎아드려야겠다는 생각을 했다. 지금 보니 세이코 손목시계도 죽은 상태였다. 아버지에겐 단지 액세서리였던 셈이다.

"샌디프, 이것 좀 봐다오." 아버지가 내보인 플립 휴대전화 화면 속에는, 부친을 어느 농업과학 학술지의 편집위원으로 위촉하고 싶다는 초대장이 담겨 있었다. 나는 문제의 이메일을 죽 훑어보았다. 은퇴한 지가 4년도 더 된 아버지에게 여태 관심을 보이는 사람이 존재한다는 게 놀라울 따름이었다.

"아버지도 아시는 학술지예요?" 내가 물었다.

"알지." 아버지는 그렇게 대답했지만, 거짓말이라는 게 눈에 훤히 보였다.

°   듀럼밀로 제분한 밀가루.

"귀하는 식물유전공학 분야에서 혁혁한 업적을 세웠습니다." 나는 큰 소리로 초대장을 읽어 내려갔다. 아버지는 자부심 어린 눈빛으로 지켜보았다. "이에, 귀하를 본 학술지의 심사위원으로 모시고자 하오니……"

"어떤 말로 사양하면 적당하겠니?" 아버지는 내 말을 끊으며 이렇게 물었다.

나는 아버지의 안색을 살폈다. 섭섭한 기색이 드러날 법도 했지만, 의외로 덤덤한 표정이었다. "진심이세요?" 내가 되물었다.

"그럼." 아버지가 대답했다. 고로 슬펐지만 한편으론 안도하면서, 나는 이메일을 통해 정중히 거절 의사를 전달하는 방법을 성심껏 알려드렸다.

웨이트리스가 카레 가루로 양념한 감자로 속을 채워 세모나게 접은 도사 두 접시와 향신료로 맛을 낸 삼바르 수프 두 그릇, 망고라씨 두 잔을 가져왔다. 아버지는 그이에게 물담뱃대를 청했다. 나는 재빨리 플라스틱 빨대를 건넸다.

"인도가 그리우세요?" 식사 중에 아버지에게 물었다.

"뭐라고?"

"인도가 그리울 때가 있으신가 해서요." 내가 재차 물었다.

"쇼 말이냐?"

나는 아버지의 말뜻을 이해하지 못했다. "아뇨, 나라 말이에요."

"어이구, 인도는 생지옥이야." 아버지는 경멸조로 말했다. "날 봐라, 20년 가까이 인도 땅에는 발도 들이지 않잖니." 하지만 사실 아버지는 겨우 여섯 해 전에 한 달간 인도를 방문한 적이 있었다. 유수의 대학들에 연자로 초청되어 '녹색혁명에서 녹색혁명으로'라는 연속 강의를 진행하기 위해서였다.

"인도가 어때서요?"

"그게, 분리 독립 문제도 있고 또……" 아버지는 머뭇거렸다.

"분리 독립한 지가 언젠데요, 아버지도 참. 저는 우리가 미국으로 건너오기 전에, 거기 살 때 얘기를 하는 거예요."

"분리 독립이 언제였지?"

"1947년이요. 저는 우리가 인도에 살던 1975년 얘기를 하는 거고요."

아버지는 어깨를 으쓱하더니 깨작깨작 식사를 이어갔다.

이런 유의 시큰둥한 반응을 나는 그간의 경험에 비추어 어느 정도는 예상하고 있었다. 한때 완벽주의자였던 아버지는 언제부턴가 실수에 연연하지 않는 사람처럼 보이기 시작했다. 실수를 저지른 이유를 돌아보기는커녕 당신에게 장애가 있다는 사실을 의식하지도 않는 듯했다. 그 무렵 나는—지난가을 세인트루이스에서 데이 선생이 해준 자상한 설명 덕분에—이 모든 현상이 아버지의 통제력을 벗어난 일이라는 사실을 이해하게 되었으면서도, 여전히 그분의 잘못을 바로잡으려는 충동, 과학자인 그분에게 실수의 중차대함을 일깨워준답시고 얼마간 무안을 주려는 충동을 이기지 못했다.

동시에 나는 그런 망각의 이로운 점에 대해서도 알게 되었다. 타인의 인정과 존경을 그 무엇보다 갈망하던 남자는, 이제 그런 식의 일정치 않은 보상에 더는 마음을 쓰지 않는 듯했다. 분명 아버지의 뇌는 위축되고 있었다. 또한 그와 더불어 상상력, 지각력, 야망, 기대 역시 나날이 위축되어갔다. 그리고 어쩌면 이건 그리 나쁜 변화가 아닐 수도 있었다. 내가 메모리얼 슬론 케터링 암센터에서 레지던트로 재직하던 시절의 일이다. 거기서 나는 전이성 췌장암을 앓는 종양학자를 치료한 적이 있는데, 자신에게 닥칠 미래에 대한 전문적 지식은 그에게 남은 길지 않은 시간을 잠식하고 있었다. 하지만 아버지와 관련해서는 그와 같은 상황을 걱정할 필요가 없었다. 아버지에게 있어 질병을 인식하는 능력의 상실은 사실상 방어기제나 다름없었다. 어찌 보면 그 병이 병든 아버지를 보호하고 있었던 셈이다.

위안이 되는 사실들은 또 있었다. 우리는 결코 일어나지 않은 일들에 대해 거짓말을 함으로써 아버지의 불안을 다소간 누그러뜨릴 수 있었다(나 역시 아버지에게 거짓말하는 데 대한 거부감을 벗어 던진 지 오래였다). 이를테면 라지브 형이 아버지에게 말도 없이 여행을 떠났는데도 전화로 미리 알린 후에 출발했다고 둘러대는 식이었다. 게다가 아버지는 예전 같으면 화를 내고도 남았을 일들을 더는 노여워하지 않았다. 말다툼 같은 건 대부분 돌아서면 잊어버렸다. 아버지는 어떤 일을 부인하거나 그것에 대해 질책할지언정 그 일을 오랫동안 마음에 두진 않았다. 단기기억이랄 게 거의 없다 보니, 아버지는 인생을 일종의 환각 상태에서 살고 있었다. 몇 분 내로, 때로는 더 빠르게 아버지의 기분은 격노에서 체념을 지나 기쁨 비슷한 것으로, 혹은 적어도 익살이나 장난기—그것도 내가 자라는 동안에는 한 번도 본 적 없는 유의 장난기—로 바뀔 수 있었다. 요전의 언쟁 때문에 속을 끓이다 전화를 하면, 정작 아버지는 "여어, 젊은이!" 하며 우렁차게 응답해오는 것이었다. 아버지는 순전히 현재 속에서 살고 있었다. 비록 그것이 당신의 병이 빚어낸 결과일지라도. 아버지의 망각 능력은 저주인 동시에 축복이었다.

"도사는 입에 맞으세요?" 아버지는 삼각형으로 접힌 도사의 한쪽 꼭짓점과 여태 씨름 중이었다. 그 모든 과정이 아버지에겐 너무 어려운 숙제임에 틀림없었다.

"괜찮구나, 맛있어." 아버지는 접시에 시선을 고정한 채 건성으로 대답했다.

"소스를 좀 발라드릴게요." 아버지는 코코넛 처트니를 좋아했다—혹은 좋아했었다. 하지만 이번엔 손을 내저었다. 조금만 더 먹고 식사를 끝낼 생각인 듯했다.

아버지와 그렇게 앉아 있자니, 내가 버클리대학에 다니던 첫해에 둘이서 종종 함께했던 점심 식사가 떠올랐다. 당시 아버지는 캘리포니아주 올버니에서 몇 킬로미터쯤 떨어진 곳에 위치한 어느 식물유전학 연구센터에서 박사 후 연구원으로 잠시 재직 중이었다. 매주 일요일이면 아버지는 나를 당신의 아파트로 데려가, 아침 내내 손수 준비한—내가 가장 좋아하는—수제 요거트와 카레 가루로 양념해 요리한 닭 간을 내놓으며 앞으로의 내 인생행로에 대해 자못 진지한 조언을 들려주시곤 했다. 아버지는 늘 내가 의사, 그것도 스탠퍼드대학에서 공부한 의사가 되기를 바랐다. 아버지에게 그것은 직업적 성취의 정점이었다. 하지만 그분의 꿈이 곧 내 꿈은 아니었다. (인도계 이민자 사회에서 젊은이의 전형적인 반항은 의학 계열 진로를 거부하고, 예컨대 나처럼 실험물리학을 전공하는 것이었다.) 그렇지만 아버지는 계속해서 밀어붙였다. 아버지는 늘 사랑하는 사람을 공들여 설득함으로써 바른 길로 인도할 수 있다고 믿었다. 한 번 더 훈계하고 경고하면 재앙을 피할 수도 있다고 여겼다.

그리고 30년 넘는 세월이 흐른 지금, 우리는 역할이 뒤바뀌었다. 이제 나는 그때 그 아버지의 지론이 옳았기를 내심 바라고 있었다.

"일요일에 혼자 지내기 힘드시죠?" 나는 하원더의 도움이 더 필요하다는 얘기를 다시금 꺼내볼 양으로 조심스레 운을 띄웠다. "며칠 수니타한테 다녀오는 건 어떠세요?"

아버지는 미심쩍은 눈빛으로 나를 바라보았다. 그러더니 이내 비꼬는 듯한 말투로 "아주 좋은 생각"이라고 말했다.

나는 슬슬 열이 올랐다. "왜요, 안 내키세요? 고모도 떠난 집에서 혼자 지내기 적적하시잖아요. 그래서 전, 이런 선택지도 있다고 알려드리는 거예요."

"최악의 선택지야."

"왜요, 좋은 선택지 아닌가요?"

"그러니까 거기, 그, 공항에 가야 하잖니." 아버지가 힘없이 대꾸했다.

"그렇게 어렵지 않아요. 일단 형이 아버질 비행기에 태워드릴 테고, 또 미니애폴리스에 착륙하면 수니타가 차로 집까지 모셔갈 테니까. 생각만큼 복잡한 일은 아니에요."

"갔다 와서는 다시 전처럼 비참한 시간을 보내라고? 그럼 굳이 수니타를 찾아갈 이유가 없지 않니? 됐다, 난 괜찮아." 아버지는 고개를 가로저었다.

이전까지만 해도 아버지 삶에서 여행은 일상이었다. 유럽 학회에 다녀올 때면 아버지는 공들여 찍어 온 슬라이드를 우리에게 보여주시곤 했는데, 그때 보았던 런던탑이며 브뤼셀의 분수대를 나는 아직도 또렷이 기억한다. 하지만 이제 아버지는 고작 세 시간 비행기를 타고 미니애폴리스에 가는 것조차 두려워하고 있었다.

"아버진 안 괜찮아요." 나는 또 한 번의 극한 언쟁에 돌입하고픈 충동을 간신히 억누르며 말했다. "오늘 아침만 해도 수니타더러 외롭다고 그러셨잖아요."

"내가 그랬나?"

"그랬어요."

"글쎄다, 외로움에 대해선 걱정할 것 없어!"

"전 그저 아버지를 도와드리려는 거예요."

"도와주려는 게 아니야."

"그럼 제가 아버지를 해치려는 걸까요? 정말 그렇게 생각하세요? 아버질 위해서 콜드스프링하버 연구소 투어를 준비한 사람이 바로 저예요, 잊으셨어요? 호프스트라대학에서 장학금 제정을 준비한 사람도 저고요. 그때 그 오찬회에도 제가 모시고 갔잖아요."

"오찬이라니?"

"호프스트라대학 오찬회에서 감사패 받으실 때요. 저랑 같이 단상에도 올라가셨으면서, 기억 안 나세요? 제 말을 너무 고깝게 듣지는 마시고요."

"그건 내가 할 소리야."

"아버지, 제 말은 그저, 수니타한테 다녀오셔도 된다는 거예요. 아니면…… 글쎄요…… 일요일에도 하윈더를 집에 두시는 방법도 있고요."

아버지는 나를 물끄러미 바라보았다. "하윈더는 가족이 없니?"

이 기회를 놓칠세라 나는 서둘러 대화를 이어 나갔다. "수니타

233

말로는 일주일 내내 아버지 집에서 지내고 싶다고 그런대요. 휴가
는 한 달에 이틀 정도면 충분하고요."

아버지는 이내 고개를 가로저었다.

"왜요, 아버지? 하윈더가 집에 있는 게 더 좋지 않으세요? 일 잘
하잖아요. 지낼 곳도 필요하다고 하고요. 하윈더를 위해서도 아버
지를 위해서도 집에 두시는 게 낫죠."

"나를 밀친 여자야, 생각 안 나니?" 아버지는 심한 말다툼 중에
하윈더에게 손찌검하려다 저지당했을 때의 기억을 떠올렸다.

"음, 왜 그랬을까요?"

"나야 모르지."

"아버지는요? 하윈더가 밀쳤을 때, 아버지는 뭘 하고 계셨죠?"

"난 아무 짓도 안 했다."

"아, 그럼 하윈더가 단단히 미쳐서 아무 이유도 없이 아버질 밀
친 거네요." 나는 우리 대화가 여느 때와 똑같은 방향으로 흘러가
는 것을 느끼며 말했다. "아버지도 분명 뭔가를 하셨을 거예요. 유
리한 내용만 기억하셔서 그렇지."

아버지는 언제나처럼 밥값을 한사코 당신이 계산하려 했지만,
나 역시 언제나처럼 다음에 내시면 된다고 말했다. 아버지는 팁 문
화를 탐탁지 않게 여겼다. 그 세대 인도 사람들은 대체로 그랬다.
아버지가 보기에 팁 문화는 한낱 허식에 지나지 않았다. 팁은 당연
히 내는 돈이 아니었다. 서비스가 훌륭할 때만, 많아야 5퍼센트 내
외로 지불해야 한다는 게 그분의 소신이었다. 그래서 나는 종업원
들의 실망스러운 눈빛을 상대하느니 내가 계산을 하는 편이 낫다
고 여겼다.

"좋은 곳이구나. 너랑 매주 와야겠다." 아버지는 식당을 나서는 길에 말했다.

차에서 나는 누스랏 파테 알리 칸의 음악을 틀었다. 시타르 리프로 시작해 타블라 연주로 이어지는 카우왈리°였다. 이윽고 칸이 특유의 힘찬 목소리로 노래를 부르기 시작했다. 한때 이슬람교 수피파 시가詩歌에 심취했던 아버지는 곡조에 맞춰 조용히 손가락을 두드렸다.

조금은 편안해진 아버지의 모습에 기분이 좋아진 나는, 곧장 집으로 향하는 대신 16킬로미터 남짓 떨어진 센터아일랜드 근처의 만灣에 들르기로 했다. 어머니가 아직 살아 계실 때 아버지와 함께 가본 곳이었다. 그곳의 모래언덕을 걸으며 즐거워하던 아버지의 모습을 나는 여전히 기억하고 있었다. 도롯가에 차를 세운 뒤 우리는 낮은 목재 울타리를 슬쩍 뛰어넘어 해변으로 들어갔다. 하늘은 어느새 커다랗게 뭉친 잿빛 구름으로 가득했다. 흰 모래 틈에서 누렇게 마른 풀포기가 허리를 곧추세우고 있었다. 멀리서 롱아일랜드 해협이 은빛으로 희미하게 반짝거렸다. 머리 위에서 갈매기 몇 마리가 소란스레 날아다녔지만, 그것만 제외하면 사위는 죽은 듯이 고요했다.

"여기는 뭐 하러 왔니?" 아버지가 물었다.

나는 아버지를 향해 손을 내밀었다. "그냥 좀 걷고 싶어서요."

해안가는 공기가 훨씬 더 서늘했다. 부패의 여러 단계에 놓인

° 　이슬람교 수피파 의식에서 시작된 종교 음악으로 파키스탄 북동부와 인도 북서부를 아우르는 펀자브 지방을 중심으로 발달했으며, 누스랏 파테 알리 칸은 카우왈리의 대중화에 기여한 음악가로 알려져 있다.

235

해초들이 둑을 따라 늘어져 있었다. 작은 파도가 모래밭에 스며들면서 때때로 붉은 거품이 일었다.

"애버리스트위스에서도 이렇게 같이 바닷갈 걷곤 했는데, 기억나세요?"

"어디라고?"

"애버리스트위스요, 웨일스에 있는. 기억나세요? 목재 산책로가 있던 곳이에요. 그때 전 다섯 살이었고요."

"그럼, 기억하고말고. 방 네 칸짜리 집이었어. 수니타가 거기서 태어났지 않니?"

"어머니는 재봉사로 일하셨고요."

아버지는 고개를 끄덕였다. 시선이 만 너머 코네티컷 쪽을 향해 있었다. "정말 좋은 여자였다. 너무 빨리 떠났어."

"그래도 가시는 길은 편안했잖아요. 그렇게 생각하지 않으세요? 아버지는 때가 되면 어떻게 떠나고 싶으세요?"

"그 얘긴 제발 그만두자." 아버지는 손을 저었다.

우리는 푸른 풀로 둘러싸인 작은 못에 다다랐다. 잔물결이 수면을 가로지르다 물기슭에서 잇따라 사그라졌다. 그렇게 둘이 못가에 서 있는데, 아버지가 아까 물었던 걸 다시 물었다. "샌디프, 여기는 뭐 하러 왔니?"

나는 끝이 다가온다는 것을 알고 있었다. 우리가 함께한 모든 순간은—점심식사와 산책, 아버지가 제때 장기기억으로 전환해두지 않은 기억들, 내가 스스로 기억을 형성해 보존하기에는 너무 어렸던 시절의 이야기들은—연못에 이는 잔물결처럼 결국 사라지고 말 것이었다.

이제 우리에겐 그저 걷는 것 외에 달리 할 일이 남아 있지 않았다. 함께, 나란히, 끝까지 걸을 수밖에. 우리 앞길에 무엇이 놓여 있는지는 나도 알 수 없었다. 아버지는 나를 잊어버릴까? 나는 아버지의 얼마나 많은 부분을 망각하게 될까? 아버지는 언제까지 이곳이 해변이고 당신과 어떤 관련이 있는 곳인지를 분별할 수 있을까? 언제쯤 저 흑백 글자들은 기호의 역할을 다하게 될까?

"인도에 살 때 아버진 스쿠터를 몰았어요." 나는 연못을 바라보며 말했다.

"뭐라고?"

"스쿠터에 저를 태우고 다니셨잖아요. 푸사 연구소까지. 아버지 실험실이 있던 곳이요, 기억나세요? 우린 키르티나가르에 살았어요. 친할머니도 함께요."

"어디?"

"키르티나가르요. 어머닌 고등학교에서 학생들을 가르쳤어요. 라지브 형이랑 저는 델리공립학교를 다녔고요. 거기 선생님들은 우리가 틀린 답을 말하면 종종 손찌검도 했는데, 기억나세요?"

"기억나지." 아버지가 말했다.

"저한테 한 번씩 풍선을 가져다주셨던 건요? 스쿠터 뒤에 묶어서. 집에 가져오시면, 제가 다 날려 보내고는 했는데……"

아버지는 손을 들더니 초조한 듯 내 말을 가로막았다. "그만 가자. 피곤하구나."

"좀더 걷지 않으시고요?"

"됐다, 그만 집에 가자." 아버지는 말했다. 한눈에도 몹시 지쳐 보이는 모습이었다. 더 이상의 설득은 무의미하다는 생각에 나는

237

아버지와 함께 걸음을 되돌렸다.

"네가 오니 좋구나." 축축한 모래밭을 걸으며 왔던 길을 되짚어 가는데, 아버지가 말했다.

뜻밖의 다정한 고백에 나는 힐긋 아버지를 쳐다보았다. "저도요, 아빠."

"꽤 오랜만이지?"

"어제도 봤는걸요."

아버지는 소리 내 웃기 시작했다. "저런, 내가 또 깜빡했구나." 우리는 몇 걸음을 더 걸었다. "산자, 우린 언제나 너를 사랑했단다." 아버지가 다시 입을 열었다.

이번엔 내가 소리 내 웃을 차례였다. "'우리'가 누군데요."

"나, 내 아내. 넌 머리가 좋았어. 늘 일등이었지 않니."

"그건 아버지도 마찬가지죠. 사람들이 수재라고 불렀잖아요."

"아니, 영재였지." 아버지의 목소리가 높아졌다.

"수재일걸요."

아버지는 어깨를 으쓱했다. "그랬나? 너랑 이렇게 오니 좋구나."

"저도요." 내가 말했다.

"이런 시간을 더 자주 가져야겠다. 너랑 있으면 뭐든 배우게 되니까."

"예를 들면요?"

"더 즐겁게 지내는 법이라든지, 토라지지 않는 법이라든지."

"그럼 다음 주에 또 보면 되죠. 하원더는 내일 아침에 돌아올 거예요."

"다음번엔 피아도 데려와."

"그럴게요."

"기억하겠니?"

"기억할게요."

"너는 잘 잊어버리는 게 탈이야. 내가 너한테 뭐라고 했지?"

"'피아도 데려와.'"

아버지가 소리 내 웃었다. "기억력은 제법 쓸 만하구나." 아버지
는 돌연 걸음을 멈추었다. "그만 가자. 피곤하구나."

"차가 저 앞 도로에 있어요. 계속 걸어야 해요."

"긴 여행이었어." 아버지가 말했다.

"알아요." 우리는 다시 걷기 시작했다. "그래도 이제 거의 다 끝
나가요."

11장

/

너희 엄마는 어디 있니?

나는 누구인가? 이것이 나인가 저것이 나인가?
오늘은 이런 사람이고 내일은 저런 사람인가?
:
디트리히 본회퍼, 독일 신학자

사람으로서 존재한다는 건 무엇을 의미할까? 18세기 계몽주의 철학자 데이비드 흄의 이론에 따르면, 사람이란 그저 기억이라는 암호로 기록된 경험들의 집합체에 불과하다. 흄의 저작 『인성론*Treatise of Human Nature*』에는 이런 문장이 나온다. "나 자신이라고 부르는 것의 가장 깊숙한 내면에 들어갈 때면 언제나 이런저런 특정한 지각과 조우하게 된다." 이어서 흄은 사람이란 "그저 각기 다른 지각들의 묶음 내지 집합체일 뿐이고, 각각의 지각은 상상도 못할 만큼 빠른 속도로 서로를 계승하며, 그 흐름과 움직임이 영구적"이라고 썼다. 이러한 인상들과 지각들은 순간적이라고, 흄은 주장했다. 기억은 각각의 인상과 지각에 연속감과 연결감을 부여함으로써, 그것들이 모여 하나하나의 경험담으로 정리되게 한다. "기억이 없다면, 우리는 결코 그 어떤 인과관계에 대해서도 알 수 없을 것이고, 그로 인해 우리 자아나 인격을 구성하는 일련의 원인과 결과에 대해서도 알 수 없을 것이다."

그러므로 흄의 개념에 따르면, 우리의 개인적 정체성은 우리가 기억할 수 있는 것들과 결속되어 있다. 자신의 기억을 상실한 사람은 자신의 '자아'를 상실한 것이나 마찬가지 아니겠는가?

계몽주의 철학자 존 로크는 저서 『인간지성론*Essay Concerning Human Understanding*』에서 그 비슷한 말을 했다. 인격의 특징이란 개인의 의식이 자기 정체성을 이전의 행동 및 경험과 결부한다는 데 있다는 내용이었다. 로크의 글에 의하면, 인간은 "이성과 반성 능력을 가지고, 자기를 자기로서, 여러 다른 시간과 장소에서 사유하는 동일한 사물로서 고찰할 줄 아는, 사유하는 지적 존재"다. 이와 같은 인지 중심적 관점에서 자아는 기억에 의해 강화된다. 기억이 없으면 우리는 흡사 잔교에서 밧줄이 풀린 배처럼 망각의 먼 바다로 떠내려가고 만다. 로크의 시각에서 볼 때, 개개인을 구성하는 것은 의식적 자아였다. "의식이 과거의 어떤 행동이나 생각으로 거슬러 올라갈 수 있다면, 개인의 정체성이 형성되는 시점도 그 거리만큼 멀리 거슬러 올라갈 수 있다"는 것이 그의 주장이었다. 달리 말해, 사람의 정체성은 그 사람의 예전 상태와 현재 상태를 잇는 기억에 의해 유지된다는 뜻이다.

20세기 이후의 철학자 데릭 파핏은 이 발상에 관한 현대적 해석을 제기했다. 요컨대 "사람이란 연결된 기억과 의도, 생각, 욕구의 묶음"이라는 정의를 내놓은 것이다. 파핏이 논한 사고실험 속에서는, 사람의 몸과 뇌를 세포 하나하나의 상태까지 정밀하게 촬영한 다음 그 정보를 화성으로 송신하면 그곳에서 그 정보를 이용해 원래의 사람과 똑같은 복제품을 만들어낸다. 이 복제품은 원래의 사람과 똑같은 뇌와 몸을 가진 상태에서 원래의 사람과 똑같이 보고 생각하고 행동하고 과거의 경험들을 기억한다. 한데 어느 날 원래의 사람이 죽었다고 가정해보자. 이때 그 사람은 과연 죽은 것일까? 복제품 속에서 계속 살고 있다고 보는 게 합리적이지 않을까?

파핏의 관점은 자율성과 합리성이라는 서구의 가치관 속에서 체화된, 인지 중심적 사고방식이다. 이를 바탕으로 정의하면, 사람은 갖가지 생각이나 지각, 욕구와 같은 정신 상태들을 시간의 흐름에 따라 연결해놓은 일종의 연속교다. 또한 그 관점에서 볼 때 우리 인격은 우리의 일생에 걸쳐 상영되는 영화나 다름없다. 그 영화는 과거로 (적어도 취학 전 장기기억이 시작되는 시기까지는) 거슬러 올라가기도 하고 미래를 비춰 보이기도 한다. 기억으로 체화된 심리적 연속성이 부재하는 상황에서는 개인의 정체성도 그 의미를 상실한다. 어찌 보면 호헤베이크와 같은 요양원은, 지나온 삶과의 물리적 유대와 그 시절을 상기시키는 것들을 통해 심리적 연속성을 복원하고자 애쓰고 있는 셈이다.

하지만 오로지 정신적 삶만을 기준으로 인간을 정의하다 보면, 자칫 비인간화라는 함정에 빠질 소지가 있다. 예컨대 파핏은 "사람은 자신의 심장이 박동을 멈추기 전 어느 시점에 존재하기를 시나브로 중단할 수 있"고 "만약 그 사람이 존재하기를 중단했다면, 우리에게는 그의 심장이 계속 뛰도록 조력하거나 이를 막지 아니할 도덕적 명분이 없다는 주장에 설득력이 생긴다"라고 썼다.

현대의 다른 사색가들은 심각한 치매를 안고 사는 사람들에 대한 비슷하면서도 진보적인 시각을 드러냈다. 일례로 프린스턴대학의 윤리학자 피터 싱어는 심각한 신경질환에 걸린 유아나 중증 치매를 앓는 성인에 대한 안락사가 도덕적으로 그리 엄청난 일탈은 아니라는 논조의 글을 썼다. 싱어의 1994년 저서 『삶과 죽음에 대한 재고*Rethinking Life and Death*』에 따르면, "오직 인간만이 생을 지속하기를 원할 수 있고 미래에 대한 계획을 품을 수도 있다. 왜냐하면 오직 인간만이 자신에게 미래가 존재할 가능성을 명확히 이해할 수 있기 때문이다". 또한 "이는 곧 인간의 삶을 그의 의지에 반하여 끝내는 일은 비인간 존재의 삶을 끝내는 행위와 다르다는 것을 의미한다. 실제로 엄밀히 말하면, 비인간 존재와 관련해서는 그 존재의 생을 그것의 의지에 반하여 혹은 준하여 끝낸다고 이야기하는 일 자체가 불가능하다. 왜냐하면 그러한 존재는 그와 같은 문제에 대한 의지를 가질 수 없기 때문이다". 싱어의 또 다른 저서

『실천윤리학』에 따르면, "어떤 존재가 인간이라는 사실 자체는 (⋯) 그 존재를 죽이는 일의 부당성과 관련이 없다. 그보다는 오히려 합리성이나 자율성, 자의식과 같은 특성들이 그 일의 부당성 여부를 판가름하는 기준이 된다".

이런 식의 철학적 신념은 사법적 판결의 근거가 되기도 했다. 2003년 3월 스코틀랜드에서는 79세 남성 케네스 에지가 자신과 쉰다섯 해를 함께한 아내이자 치매 환자인 85세 여성 위니프리드를 베개로 질식시켜 살해했지만, 훈계 외에는 이렇다 할 치벌이나 벌금형을 받지 않았다. "피고인이 자신과 결혼한 여성으로 존재하기를 중단한 여성을 돌보려고 노력하는 과정에서 막대한 스트레스와 중압감에 시달린" 점을 참작했다는 것이, 담당 판사 레이디 스미스의 변이었다.

하지만 신생아학자 존 와이엇의 말마따나, 해마에 (그리고 어쩌면 대뇌피질과 시상하부에도) 존재하는 몇몇 신경세포 집합체의 무결성이 어떻게 한 인간에게 인격이 있음을, 그에 따라 그가 인간이라는 칭호에 수반되는 권리와 도덕적 보호, 존중을 누릴 자격이 있는지 없는지를 결정할 수 있단 말인가? 어떻게 인격과 같은 중대한 특성이 겨우 몇 군데 뇌 영역에 좌우된다는 말인가?

마침, 위와 같은 흐름에 대적하는 철학적 관점이 있다. 요컨대 인격의 근간으로 간주되는 심리적 '연속성'은 그럼에도 결코 연속적이지 않다는 것이다. 이를테면 나는 유년기에 경험한 어떤 일을 기억하지 못할 수도 있지만, 청년기의 일은 기억하고, 청년기에는 유년기에 경험한 그 일을 기억했다. 그러므로 만약 현재의 내가 청년기의 나와 동일한 사람이고 청년기의 내가 유년기의 나와 동일한 사람이라면, 심리적 연속성이 부재하는 상황이라도 여전히 나는 유년기의 나와 동일한 사람일 수밖에 없다. 따라서 당연히, 기억만으로는 개인의 정체성을 온전히 결정할 수 없다.

더욱이 이러한 관점에서 보자면, 심리적 연속성은 비단 기억에만 의존하는 것이 아니다. 의도와 신념, 가치관, 습관에 더하여 중증 치매 환자에게서 대체로 유지되는 여타의 무의식적 행동 역시 심리적 연속성에 영향을 미친다.

게다가 심리적 연속성이 인격의 필수 요소라는 주장 자체에도 허점이 있다. 인간은 다른 인간들의 세계 속에 포함된 존재다. 우리는 단지 지력만이 아니라 관계, 상호작용을 통해서 우리가 된다. 또한 이러한 것들은 우리 삶에 의미를 부여하는 동시에 인격 형성에 기여한다. 이를테면 아버지는 우리가 매주 일요일 하우스 오브 도사에 가서 점심을 먹는다는 사실은 명확히 기억하지 못하면서도, 내가 당신을 그곳에—그곳이 어디든—모시고 가는 사람이란 사실은 여전히 알고 있었다. 여전히 우리는 공통의 가족 관계와 공통의 인생사로 연결된 상태였다. 비록 아버지 본인은 문제의 가족 관계라든가 인생사를 기억하지 못할 때도 있었지만 말이다. 그럼에도 불구하고 그분은 내 아버지였다. 왜냐하면 내가 그분을 아버지로 생각했으니까.

예의 그 사회심리학자 톰 키트우드는 자기self를 단지 인지적 역량에만 결부시키는 관행은 잘못된—그리고 본질적으로 학리적인—시도라고 주장했다. 키트우드의 글에 따르면, "그와 같은 논쟁의 이면에는 희미한 그림자가 어리어 있다. 다시 말해 친절하고 사려 깊고 정직하고 공정하며 가장 중요하게는 지적인 전대 교양인의 그림자가 아른거린다는 뜻이다. 이런 상황 속에서 감정과 느낌은 한낱 부차적인 부분으로 치부된다. 관계와 헌신보다는 자율성이 우위를 차지한다. 열정이 들어설 자리라고는 주어지지 않는다".

고로 사람을 구성하는 요건에 관한 통례적 패러다임은 그 사람의 인지적 능력 외에는 한 인간이 지닌 풍부한 가치에 합당한 의미를 부여하지 않는다. 인간은 비단 내면세계만이 아니라 공공의 공간에도 존재한다. 그러한 공간은 심각한 치매를 안고 살아가는 사람들의 삶에 지속적으로 의미를 부여한다. 20세기 신학자 마르틴 부버의 말을 빌리자면, "영혼은 '나'의 안에 존재하지 않는다. '나'와 '당신' 사이에 존재한다. 우리 몸속을 순환하는 피가 아니라 우리가 들이쉬는 공기처럼".

::

그 겨울, 나는 다시 아버지를 모시고 고든 선생을 찾아갔다. 첫 진료 이후 4년이 훌쩍 지난 시점이었고, 그사이 아버지는 상태가 눈에 띄게 나빠져 있었다. 간이정신상태검사 점수는 이제 30점 만점에 17점으로 떨어졌다. 이전 검사에서 대략 24점이 나왔던 것을 감안하면, 중등도 치매로 진행되었다는 확실한 방증이나 다름없었다. 어머니의 죽음으로 인한 우울증이 그 같은 쇠퇴에 얼마나 영향을 미쳤는지는 섣불리 장담할 수 없었지만, 심리적 상태를 차치하더라도 아버지의 뇌 질환이 악화됐다는 것만은 분명히 확인할 수 있었다. MRI 검사에서는 '백질 내 미세혈관의 허혈성 변화가 심해지는 양상'이 나타났는데, 이는 (짐작건대 아버지가 오래전부터 치료를 등한시한 고혈압에서 파생된) 뇌혈관 폐색으로 인한 '혈관성' 치매의 징후였다. 그런가 하면 알츠하이머형 치매의 대표적 징후인 '중간뇌의 부피 감소'와 '해마 영역 내 측두엽의 불균형적 부피 감소'도 나타났다. 아버지가 보이는 행동의 복잡성, 그 광포한 불가해성이 바로 그 자기공명영상에서, 아버지의 손상된 뇌에 나타난 고작 몇 밀리미터 크기의 변화들을 통해 간명하게 설명되고 있었다.

뇌의 혈관 이상은 아밀로이드 반 및 신경원섬유 매듭과 함께 나타나는 예가 흔하다고, 고든은 말해주었다. 실제로 혼합형 치매°는 오늘날 노인 환자들이 앓는 치매의 가장 흔한 형태로 알려져 있다. 다만 본질적으로 그 명칭은 두 유형 모두 효과적 치료법이 전무하다는 점에서 아직은 학리적인 칭호에 불과하다.• 하지만 치매의 발병 위험을 애초에 낮출 방법은 있다. 건강한 음식을 먹고 충분한 운동을 하는 것이다. 2015년 핀란드에서 시행한 연구에 따르면, 통밀과 생선, 과일, 채소가 풍부한 지중해식 식단을 2년 동안 유지한 노인들은 인지적 수행과 의사 결정 능력이 개선되었다. 또한 심지어 뇌에 아밀로이드 반과 같은 병소가 존재하는 상황에서도, 요리나 청소처럼 단순한 집안일을 포함한 신체 활동의 촉진이 노인의 인지력 향상에 일조한다는 사실이 여러 유사한 연구를 통해 확인되었다.

°   두 가지 이상의 병인에 의해 발생하는 치매로, 알츠하이머형 치매와 혈관성 치매가 결합된 형태가 가장 흔하게 나타난다.

•   20세기에는 대체로 혈관성 치매가 노인에게서 관찰되는 뇌 변성의 주요 원인으로 여겨지는 분위기였다. 그러다가 알츠하이머병 쪽으로 균형추가 움직였다. 하지만 오늘날에는 알츠하이머병에서 혈관성 병소의 중요성이 점점 더 부각되는 추세다. 현재는 다양한 병태가 복합적으로 작용하여 알츠하이머병의 전형적 병상인 뇌 변성을 유발한다는 것이 정론으로 받아들여진다.

그 외에 치매 예방에 도움이 된다고 밝혀진 방법으로는 충분한 수면 취하기, 뇌를 자극하는 사회적 활동 및 인지적 활동에 참여하기, 흡연하거나 과음하지 않기, 스트레스 최소화하기 등이 있다. 또한 이러한 방법들은 대부분 심혈관계 질환의 발병 위험을 최소화하는 데도 유용하다. 실제로 오늘날에는 심혈관계 질환의 위험인자가 치매의 위험인자이기도 하다는 강력한 증거가 존재한다. 한 모형 연구에서는 당뇨라든지 고혈압, 비만, 흡연, 신체 활동 부족과 같은 심혈관계 질환 위험인자를 적당히 조절하는 것만으로도 알츠하이머병 환자의 총수를 전 세계적으로 100만 명가량 줄일 수 있다고 추산하기도 했다.

비록 MRI로는 원인을 알 수 없었지만, 아버지는 걸음걸이도 불안정해진 상태였다. 그 겨울은 바야흐로 낙상의 계절이었다. 2018년 크리스마스가 지난 어느 밤, 아버지는 화장실을 가던 중에 침실에서 넘어져 나무 바닥에 머리를 세게 부딪쳤다. 우리는 (혈액을 묽게 하는) 아스피린과 고든 선생이 새로 처방한 알츠하이머병 치료제 엑셀론의 복용을 즉시 중단했지만, 그 후로도 낙상은 끊이지 않았다. 아버지는 두 주 뒤 어째서인지 어둠 속에서 러닝머신 위를 걷다가 또다시 넘어졌다. 왜 그렇게 바보처럼 위험한 행동을 했느냐며 언성을 높이는 내게 아버지는 의기소침한 목소리로 '실수'였다고 말했다. 하지만 나는 알고 있었다. 언제고 한번은 크게 넘어져 곤욕을 치르리라는 것을.

그리고 그 언제는, 2019년 봄의 어느 청명한 저녁이었다. 아버지가 집 앞 도로에서 심하게 넘어졌다는 하원더의 전화가 걸려왔다. 아버지는 갈라진 보도 틈에 또 발이 걸리는 바람에, 이번에는 얼굴부터 콘크리트 바닥으로 고꾸라지면서 오른쪽 눈 바로 위의 살갗이 터져 깊은 상처가 났다. 게다가 몇 초쯤 의식을 잃기까지 했다.

라지브 형은 아버지를 차에 태우고 월그린으로 가서 붕대를 비롯해 상처 소독에 필요한 물품들을 구입했다. 나는 그곳 주차장에서 두 사람과 합류했다. 아버지는 뒷좌석에 기대어 멍하니 앉아 있었다. 문제의 눈 위 상처는 물론 넘어질 때 바닥을 짚은 손에서도 핏물이 흘러내렸다. 하지만 아버지는 하나도 아프지 않다며 그저 잠이나 잤으면 싶다고 했다. 만약 아버지를 모시고 응급실에 간다면, 설령 형이나 내가 병원에서의 지위를 이용해 배려를 받는다 해도, 필시 긴 밤을 보내야 하리라는 것을 우리는 알고 있었다. 그래서 우리는 필요한 물품을 확보한 다음, 아버지를 모시고 집으로 향했다.

그날 밤 아버지는 침대에서 두 번 굴러떨어졌다. 나는 일정상 이튿날 아침 런던으로 날아가 도서상 시상식에 참석해야 했다. 여행을 취소할까도 생각했지만, 형은 한사코 나를 보내려고 들었다. 탑승 직전에 형이 노스쇼어대학병원 응급실에서 전화를 걸어 왔다. 아버지를 모시고 검사를 받으러 나온 참이라고 했다. 컴퓨터단층촬영CT 검사에서는 뇌 속 출혈을 동반한 경막하 혈종, 그러니까 두개골 바로 안쪽으로 혈액이 고여 있는 현상이 관찰되었다. 비교적 소규모의 출혈이었지만, 의사들은 아버지를 입원시켜 경과를 지켜보기로 결정했다.

아버지는 그 병원에 사흘간 머물렀다. 힘든 시간이었다. 내가 떠나 있는 동안 형은 매일매일 경과를 전해주었다. 아버지는 섬망

증세를 보였고 지남력을 상실했다. 간호사들과 다툼을 벌이는가 하면, 집에 가겠다고 고집을 부리기도 했다. 하지만 다행히 혈종은 안정적 상태로 유지되었고, 아버지는 내가 런던에서 돌아오기 전에 퇴원할 수 있었다.

하지만 그 후 며칠 사이에 아버지는 걸음걸이가 나빠졌다. 하원더와 내가 검진차 신경외과에 모시고 간 그다음 주쯤에는, 걷기가 거의 불가능할 지경이었다. 그날 아침 병원 주차장을 가로지르는 동안 아버지는 발바닥으로 따뜻한 아스팔트를 비비며 불안정하게 발을 끌었다. 나는 나대로 아버지를 부축하고 계단을 오르느라 무진 애를 먹었다. 가까스로 도착한 겹문에서는 직원이 휠체어를 가져다놓고 대기 중이었다. 아버지를 재깍 태우고 그날 아침의 예정대로 CT 스캔을 촬영하러 가기 위해서였다.

이번에 촬영한 영상에서는 혈종이 상당히 커져 있었다. 이제 아버지의 뇌는 두개골 안에서 오른쪽으로 1센티미터가량 이동한 상태였다. 이미 워낙 심하게 위축되어 있어, 몇 밀리미터쯤 더 이동해도 두개골에 눌리지는 않을 듯했다. 하지만 공간은 사라져가고 있었다.• 그러다 결국 뇌가 두개골 내면에 닿아 눌리게 되면, 자칫 돌이킬 수 없는 극심한 손상이 발생할 수 있었다.

• 뇌가 위축되면 두개골 내부의 여유 공간에선 일종의 흡수 효과가 생기는데, 그로 인해 혈액과 체액이 두개골 안쪽과 뇌실—뇌척수액으로 채워진 뇌 안의 빈 곳—내부를 채우게 된다. 치매 환자의 뇌에서 유난히 두드러지는 이 특징에 대해 최초로 언급한 인물은 추측건대 스코틀랜드의 뛰어난 병리학자 매슈 베일리다. "그러한 상황에서 뇌실은 때때로 크기가 확대되면서 물이 들어차고는 한다"고, 베일리는 1793년 직접 집필한 교과서 『인체의 가장 중요한 몇 부위에 관한 병리해부학*The Morbid Anatomy of Some of the Most Important Parts of the Human Body*』에 적었다. 비록 그런 식의 확대가 뇌 위축 혹은 치매의 징후라는 사실은 알아차리지 못했지만 말이다.

촬영이 끝난 뒤, 나는 아버지를 휠체어에 태우고 신경과가 있는
8층으로 향했다. 전주에 아버지가 입원했을 때 치료를 맡았던 신
경외과의사 제이미 울먼 선생을 만나기 위해서였다. 울먼은 최근에
생긴 걸음걸이 문제와 지난주에 보인 몇몇 이상 행동 가운데 (샤워
중에 대변보기를 포함한) 일부가 혈종이 커진 데 따른 결과라고 추측
했다. 혈액이 고이며 전두엽에 가해지는 압력 때문에 환자가 자제
력을 상실하게 될 수 있다는 설명이었다. 특정 행동의 부적절성에
대한 인식이 흐릿해짐에 따라, 전에는 줄곧 감춰져 있던 욕구가 분
출될 가능성이 있었다. "아마도 스트레스가 굉장히 심할 거예요."
이렇게 말하며 울먼은 동정 어린 시선으로 하원더를 흘깃 쳐다보
았다.

CT 스캔을 검토한 뒤에는 우리에게 세 가지 선택지를 제시했
는데, 하나는 두개골에 구멍을 뚫어 혈종의 핏물을 빼내는 것이었
고, 다른 하나는 데카드론과 같은 스테로이드를 사용해 조직의 염
증을 가라앉히는 것이었으며, 마지막 하나는 한 주 더 상태를 지켜
보며 혈종이 저절로 사그라드는지 관찰하는 것이었다. 하지만 급속
도로 악화되는 아버지의 상태를 감안해 울먼은 수술을 권했다. '감
압 두개골 절제술'이라는, 약 5센티미터 크기의 두개골편을 제거해
'창window'을 낸 다음 혈종의 핏물을 빼내는 수술이었다. 인명을 살
리기 위한 수술이었지만, 한편으로는 위험하기도 했다. 혈관 손상
이나 뇌척수액 누출, 감염은 물론 뇌졸중 위험까지 있었다. 그뿐
아니라 집중치료실 섬망을 비롯한 전신마취 합병증이 나타날 가능
성도 고려해야 했다. 또한 수술 후에는 아버지를 "필요에 따라 결
박할 수도" 있는데, "그 자체도 위험을 수반"한다고 울먼은 말해주

었다.

만약 본인의 아버지라면 딸로서 어떻게 하겠느냐고, 나는 울먼에게 물어보았다. 그간 나도 의사로서 숱하게 받아본 질문이었다. 마치 환자나 그 가족이 위험한 고비에 알고 싶어하는 모든 내용이 그 안에 응축되어 있기라도 한 것처럼 말이다. 하지만 막상 그 질문을 건네면서도 나는 그러한 물음이 불신과 회의를 암시한다는 생각을 도무지 떨칠 수 없었다. 그 질문은 치료의 방향이 상황에 따라 달라진다고, 만약 의사가 환자를 더 사랑하면 어떻게든 달라질 수 있다고 암묵적으로 말하고 있었다.

울먼은 수술을 택하겠노라고 단언했다. 고로 나는 형과 여동생의 의견도 고려해 수술을 진행하기로 결심했다. 아버지가 제대로 걸을 수 없다는 사실은 수술의 위험성을 상대적으로 작아 보이게 했다. 만약 혈종이 여기서 더 악화되면, 아버지는 침상에 종일 누워 지내는 신세로 전락할 수밖에 없었다. 아버지가 그런 삶을 원하지 않으리라는 것을 우리는 알고 있었다. 우리가 나아갈 길은 분명했다. 비록 수많은 위험이 뒤따를지라도.

나는 아버지를 모시고 신경외과를 나와서 입원 수속실로 향했다. 사람들이 아버지 손목에 바코드를 채우더니 레이저를 사용해 상점 물품을 다루듯 아버지의 신원을 확인했다. 나는 아버지를 대신해 이런저런 양식의 서류에 서명을 했다. 대부분 개인정보 보호를 비롯한 갖가지 규정의 준수와 관련된 것이었다. 이어서 아버지는 3층 준집중치료실로 이송되었다. 다음 날 아침으로 예정된 수술 전까지 그곳에 머물며 경과를 관찰하기 위해서였다.

그날 저녁 나는 간호사들이 무시로 드나드는 4인실 병상 곁에

254

앉아서 아버지에게 으깬 감자와 치킨 스트립을 먹이려고 애를 썼지만, 수술 전에 할 수 있는 마지막 식사였음에도 아버지는 입도 대지 않으려 했다. 내가 오렌지 몇 조각을 건넸을 때는 씹어서 단물만 빨아 먹더니 뱉어버렸고, 캔디 바를 마지못해 조금씩 베어 먹다가 하얀 시트에 온통 초콜릿을 묻혀놓기도 했다. 아버지는 근 이틀 전부터 제대로 된 음식을 섭취한 적이 없었다. 식욕이 거의 사라진 상태였다.

나는 새벽 한 시에 병실을 떠났다. 그때 본 아버지의 잠든 얼굴은 헬쑥하기는 해도 아직 주름 하나 찾기가 어려웠다. 실제 나이는 일흔아홉이었지만, 여전히 그보다 20년은 더 젊어 보였다. 아버지의 몸이 뇌를 제외하면 그럭저럭 건강하다는 사실을 새삼스레 깨닫는 순간이었다.

수술은 이튿날인 토요일 아침 일곱 시 반에 시행되었다. 예정대로 집도는 라지브 형의 친구인 신경외과 과장이 맡았다. 수술에 소요된 시간은 대략 두 시간이었다. 나라얀 선생은 아버지의 머리 뒤쪽을 덮고 있는 피부와 조직을 벗겨 두개골을 드러냈다. 그러고는 드릴과 톱으로 포스트잇 크기의 뼛조각을 잘라낸 다음 응고된 혈액을 빼내어, 눌려 있던 뇌가 펴질 수 있도록 조치했다. 그런 뒤에는 예의 그 뼛조각을 원위치에 되돌려놓고 상처에 붕대를 감았다.

마취회복실에서 잠깐 머문 뒤, 아버지는 신경외과 집중치료실에 딸린 작은 방으로 옮겨졌다. 내가 오전 열한 시경에 찾아갔을 때는, 처량한 모습을 한 채 모로 누워 있었다. 곁에서는 간호조무사 한 명이, 핏물을 제거할 용도로 두피에 테이프로 고정해둔 배액관을 잡아 빼내지 못하게 아버지를 주의 깊게 살피고 있었다.

그날 밤 아버지는 깊은 잠에 들지 못했다. 이튿날 아침에 내가 찾아갔을 때는, 침대 옆 환자용 변기에 앉아보려 안간힘을 쓰고 있었다. "하여간 마음에 안 들어." 아버지는 이렇게 소리쳤다.

"뭐가 맘에 안 드시는데요?" 내가 물었다.

"이 병원 말이다. 뭐 하나 제대로 되는 게 없잖니!" 아버지의 대답이었다.

어쩌면 그것은 아버지 당신에 대한 이야기일 수도 있었다. 수술 후 아버지를 가장 곤란하게 한 문제는 뇌 주변의 출혈도 수술 합병증도 아닌, 가령 방광 비우기 같은 기본적 신체 작용이 제대로 안 된다는 것이었다. 요정체°의 발생 원인은 마취제였지만, 그 증상이 지속되는 이유는 여러 가지였다. 진통제나 진정제와 같은 약물은 물론 신체의 움직임이 줄어들거나 없어지는 것 또한 원인이 될 수 있었다. 때때로 아버지의 방광은 위험한 크기로 부풀어 올랐다. 하지만 그런 상황에서도 아버지는 도뇨관을 꽂으려 하는 간호사들과 격하게 실랑이를 벌였다. "부탁입니다, 하지 마세요." 시작은 정중했다. "제발 좀…… 아프다니까!"

"방광을 비우셔야죠."

"싫어!"

오래지 않아 아버지는 울먼이 예고한 것처럼, 구속 조끼를 입고 침대 프레임에 결박된 채 간호사에게 풀어달라고 소리치는 신세가 되었다.

"못 풀어드려요." 내가 설명하려고 애쓰는 동안 아버지는 속박

° 방광에서 소변을 완전히 비우지 못하는 상태.

장치에서 벗어나려고 부질없이 안간힘을 썼다.

"왜 못 해?"

"침대에서 떨어지시면 안 되니까요. 뇌 수술을 받았잖아요."

혼란스러운 표정으로 아버지는 뒤로 기대어 앉았다. 뇌 속 테이프를 되감는 동안 잠시 숨을 돌리기 위해서였다.

하지만 수술 약 일주일 후에 촬영한 두경부 CT에서는 상태의 호전이 확인되었다. 뇌가 두개골 정중선에서 편향된 거리는 12밀리미터에서 6밀리미터로 줄어 있었다. 아버지의 뇌는 마침내 비교적 정상적인 형태로 회복되고 있었다.

퇴원 전날 하윈더가 나를 집중치료실 복도 한쪽으로 데려갔다. 그때껏 하윈더는 거의 온종일 아버지 곁을 지켜온 터였다.

"아드님 두 분이 더 자주 들여다봐야 해요." 하윈더가 말했다. "내가 같이 있기야 하겠지만—하윈더는 아버지가 회복될 때까지 아버지와 매일 24시간을 함께 지내는 데 동의해주었다—아들은 아무래도 특별하니까요. 아들들이 시간을 내서 보러 오면, 아버님 기분이 오죽 좋으시겠어요?"

"듣고 보니 그렇네요." 나는 순순히 동의했다. "우리가 소홀했어요. 100점 만점으로 점수를 매기면 25점이나 될까요? 아버지를 자기 집에서 모시는 아들들도 있는데."

"그렇게 따지면 선생님은 빵점이죠." 하윈더는 차갑게 말했다.

나는 잠시 얼떨떨해졌다.

"그냥 좀더 자주 찾아오시라고요." 하윈더가 딱하다는 듯이 말을 이었다. 보아하니 자신의 발언이 다소 심했다고 여기는 눈치였다. "며칠만 얼굴을 안 비춰도 '애들이 보러 오지 않는다'는 둥 '사람이 늙으면 아무도 돌봐주지 않는다'는 둥 하면서 얼마나 서운해하시는데요. 어르신은 선생님을 길러주셨어요. 의사로 키우셨고요. 선생님이 의무를 다하지 않으면, 우린 느낌으로 그걸 다 알아요."

이튿날 아버지는 집으로 돌아갔다. 병원 측에서는 일정 기간 재활시설에 머물 것을 권유했지만, 아버지가 또 다른 시설에서 잘 지낼 리 만무했기에 우리는 제안을 거절했다.

그날 밤 우리는 다 같이 집에 모여 저녁을 함께했다. 아버지가 거실에서 어머니의 오래된 안락의자에 앉아 말없이 텔레비전을 시청하는 동안, 나머지 가족들은—미니애폴리스에서 날아온 여동생도 같이—식탁에 앉아 있었다. 저녁 식사가 반쯤 끝났을 무렵 아버지가 마침내 입을 열었다. "너희 엄마는 어디 있니?" 지난 몇 개월 동안 아버지는 어머니 이야기를 꺼낸 적이 없었다.

"엄만 여기 안 계세요." 형이 벌떡 일어나 이렇게 말했다.

"어디 갔는데?" 아버지가 물었다.

나는 식사를 멈추고 아버지에게 건너갔다. 그러곤 곁에서 무릎을 꿇으며 조용히 이렇게 말했다. "아빠, 엄마는 3년 전에 돌아가셨어요."

아버지는 나를 미친 사람 보듯 쳐다보았다. "무슨 소리야, 한 달 전에 나랑 비행기 타고 이 집으로 왔는데." 아버지의 목소리가 높아졌다. "항공사에 전화해봐라. 그 사람들한테 '여자 승객 하나가 있는데, 무슨 일이 생겼는지 알아봐달라고 해."

나는 설명을 시작하려 했지만, 라지브 형이 끼어들었다. "내일 저희가 항공사에 전화해볼게요. 지금 당장은 안 돼요, 아직 비행 중이어서."

나는 아버지의 기색을 살폈다. 의외로 그 계획이 마음에 드시는 눈치였다. "알았다, 대신 잊어버리면 안 된다." 아버지는 라지브 형에게 신신당부했다.

식사를 마친 뒤, 하윈더와 나는 아버지를 모시고 위층으로 올라갔다. 아버지는 음식에 거의 손도 대지 않았다. 먼저 우리는 아버지를 욕실로 모시고 가서 재빨리 이를 닦였다. 그런 뒤에는 침대로 이동했다. "계속 움직이세요." 나는 휘청거리는 아버지를 매트리스에 바로 눕히며 이렇게 말했다. "더요, 더. 됐어요. 앉으세요. 좋아요. 이제 돌아서 누우세요."

나는 깃털 이불을 끌어다 덮어드리고는 양옆의 철제 난간을 당겨 올렸다. 아버지가 입원한 사이에 우리가 설치해둔 난간이었다. 나는 아버지의 머리를 들고는 좀더 편하게 베개를 하나 더 괴어주려 했지만, 아버지는 그조차도 마다했다. 턱을 꼿꼿이 들고 시련을 견뎌라. 아버지가 평생을 살아온 방식이었다.

나는 텔레비전을 켜고 아버지의 수면에 방해가 되지 않게 볼륨을 낮추었다. 아버지는 눈을 깜빡깜빡하며 천장을 바라보았다. 두 개골의 수술 자국을 따라 박힌 철침이 달빛에 이따금 반짝거렸다. "샌디프, 내가 집에 가면…… 네 엄마한테 연락할 번호를 좀 알려주겠니?" 아버지가 머뭇거리며 말했다.

"그 얘긴 나중에 해요, 아버지. 지금은 그냥 좀 쉬세요."

"그냥 좀 그 사람 전화번호를 알려줄 순 없겠니?"

"전에도 저런 말씀을 하셨어요." 하윈더가 속삭였다.

"그때 아버지한테 뭐라고 해주셨어요?"

"내가 무슨 말을 할 수 있었겠어요?" 하윈더가 양손을 들며 대

259

답했다. "사실을 있는 그대로 말씀드렸죠."

"부탁이다, 샌디프. 그냥 그 사람한테 할 말이 있어서 그래." 말하면서 아버지는 손을 뻗어 내 팔을 어루만졌다.

"아버지, 그 번호는 이제 없어요." 나는 조심스럽게 말했다. "전에도 말씀드렸잖아요. 엄만 3년 전에 돌아가셨다고. 우리가 무슨 짓, 무슨 말을 해도, 다신 돌아올 수 없는 곳으로 가셨다고요."

"네가 어떻게 알아?"

"저랑 같이 장례식에도 가셨잖아요."

"네가 그 사람 장례식엘 갔다고?!" 아버지는 일어나 앉으려고 했지만, 머리를 베개에서 떼는 것조차 힘겨워 보였다.

"아버지도 같이요."

"난 안 갔어." 아버지가 버럭 소리를 질렀다. "그러니까 지금 너는, 네 엄마가 어디 있는지도 모르면서 여기 가만히 앉아 있다는 얘기로구나!"

내가 다시 아래층으로 내려갔을 때 라지브 형과 수니타는 거실에 앉아서 아버지의 돌봄 계획을 의논 중이었다. "더 상의할 게 뭐 있어?" 물을 한 잔 가지러 주방으로 걸어가는데, 형의 말소리가 들려왔다. "하원더가 일요일에도 일하기로 했잖아."

"아버지랑 함께 있는 시간을 가치 있게 보내라고 하원더한테 일러둬야지." 수니타의 목소리에 힘이 들어갔다. "아빠한텐 정말 중요한 시기야. 뇌를 사용하지 않으면, 상태가 더 나빠질 거라고."

"말도 안 되는 기대 좀 하지 마." 라지브 형이 어이없다는 듯이 말했다. "우리가 아무리 애써도 아버진 이제 나아질 수 없어."

수니타는 형을 노려보았다. "뇌를 저대로 방치하면, 상태가 더 나빠질 거야." 여동생은 애써 말투를 가라앉혔다. 폭풍 전의 익숙한 고요랄까.

"이런 말 해서 미안하지만, 넌 정말 아무것도 몰라." 라지브 형이 대꾸했다. "아버지는 상태가 달라졌어. 어떤 식의 돌봄이 필요할지는 나도 모르겠지만, 한 가지 확실한 건 하윈더 혼자서 감당하기엔 버겁다는 거야. 그러니까 제발 하윈더를 채근하지 마. 되도록 오랫동안 지금처럼 쭉 지내고 싶으면."

"하윈더를 채근한다고?" 수니타가 언성을 높였다. "하윈더를 붙잡은 사람이 바로 나야. 안 그럼 아버질 요양원에 보낼 수밖에 없다고 사정사정하면서. 정말이야. 하윈더는 오로지 나를 봐서 남기로 한 거라니까, 오빠들이 아니라! 솔직히 하윈더는 오빠들이 형편없다고 생각할걸! 살면서 오빠들 같은 아들은 본 적이 없대. 올케들 같은 며느리도 본 적이 없고. 그러니까 생각 좀 하고 말해!"

"여하튼 요양원에는 안 보내." 내가 자리에 앉으며 말했다. "그 돈이면 가정간호를 받는 게 낫지."

"내가 요양원 얘기를 꺼낸 이유는 하윈더가 앞으로 몇 달밖에는 일할 수 없다고 오늘 통보했기 때문이야." 수니타가 말했다. "그럼 그 이후에는 요양원을 고려하지 않을 수가 없잖아. 아버진 전화기도 사용할 줄 모르서. 집 안 아무데서나 소변을 보는 일도 다반사고. 혼자서는 옷도……"

"간병인이 하윈더만 있는 건 아니잖아." 나는 여동생 말을 가로막았다. "소개소 통해서 치매 전문 간병인을 구할 수도 있고, 돈이야 좀 들겠지만, 요양원에 가서도 돈이 드는 건 마찬가지야."

261 수니타는 낙담한 듯 고개를 가로저었다. 눈가에는 눈물이 차

오르고 있었다. "지금 이 상황이 믿기지가 않아." 수니타가 말했다. "더구나 난 너무 멀리 살아서 할 수 있는 게 아무것도 없잖아."

"엄마 돌아가셨을 때 내가 울지 않은 이유가 바로 그거야." 라지브 형이 말했다.

"왜 안 울었는데?!" 수니타가 쏘아붙였다. 눈빛이 독기로 가득했다.

"그야 마음이 놓였으니까." 라지브 형은 담담하게 대답했다. "벽에 적힌 글을 봤어. 나도 너희 못지않게 엄마를 사랑했지만, 엄마는 괴로워하고 계셨어. 내가 제일 두려웠던 게 뭔지 알아? 엄마가 고관절이 부러져서 고통스럽게 지내시는 거였어."

"그게 엄마 돌아가셨을 때 오빠가 울지 않은 거랑 무슨 상관인데?" 여동생이 매섭게 내쏘았다.

"난 지금 그걸 훈장처럼 내세우자는 게 아니야. 그냥 진실을 말하는 것뿐이지." 형은 한결 부드러워진 어조로 말하며 동생을 한쪽 팔로 감싸 안았다. "수니타, 기대치를 너무 높게 잡으면 안 돼. 현실을 직시해야지. 지금 아버지에게 필요한 건 평화롭고 고통이 없고 존엄한 삶이야."

"나도 알아." 수니타는 흐느끼고 있었다.

내가 다시 위층으로 올라갔을 때, 하윈더는 여전히 아버지 곁에 앉아 있었다. 아버지는 이제 머리를 뒤로 젖힌 채 눈을 감은 모습이었다. 가볍게 코를 골 때마다 콧구멍이 벌름거렸다. 하윈더는 행여 아버지의 상처를 건드릴세라 머리 양옆으로 베개를 하나씩 대어놓았다. 하나는 미끄러져 내려와 아버지 입의 일부를 덮고 있었다. 나는 그 위에 손을 얹었다. 조금만 더 세게 누르면 이 긴긴 서

262

사도 끝날 거란 생각이 멋대로 머릿속을 파고들었다.

나는 손을 되가져왔다. 아버지는 눈을 뜨며 이렇게 말했다. "어, 왔니?"

"네, 저 왔어요, 아빠. 뭐 필요한 건 없으세요?"

아버지는 머리를 가로저었다. "피아는 데려왔니?"

나는 그저 웃을 수밖에 없었다. "네, 지금 아래층에 있어요."

아버지는 깊은 숨을 들이쉬더니 베개에 몸을 기댔다. 우리는 말없이 앉아 있었다. 어느새 눈을 뜬 아버지의 입술이 은은한 간접조명 아래서 움직거렸다. 입술 사이로 희미하고 불분명한 소리가 새어나오고 있었다.

"뭐라고요, 아버지?"

아버지는 머리를 가로저었지만, 계속 무슨 말인가를 웅얼거리고 있었다.

"가끔 저 노래를 부르세요." 하윈더가 말했다. 나는 제목을 물어보았지만, 모른다는 대답이 돌아왔다.

"아버지, 지금 부르시는 노래가 뭐예요?"

아버지는 대답하지 않았지만, 입술이 여전히 더디게 달싹거리고 있었다. "찬…… 키탄…… 구자리……." 하윈더가 마침내 노랫말을 알아들었다. "달님에게 노래하고 계셨네."

그날 밤 늦게 나는 구글에서 그 가사를 검색해보았다. 편자브의 오래된 사랑 노래였다.

"사랑하는 이여, 당신은 그 밤을 어디에서 보내셨나요?" 노랫말을 옮기면 이랬다.

당신의 기억 그리고 하늘의 별들과 함께
나는 온밤을 지새웠습니다.
떠나기 전에 다짐했던 약속을,
속히 오겠다던 그 약속을,
당신은 잊었습니다.
오 달님이여, 당신은 어디에 있나요?
오 달님이여, 당신은 그 밤을 어디에서 보내셨나요?

12장

/

그쪽이 수학을 모르든 말든
내 알 바는 아니지

퇴원해서 집으로 돌아온 지도 며칠이 지난 어느 밤이었다. 아버지는 잠들지 않은 채 나에게, 어머니에게, (미니애폴리스에서 다시 날아온) 여동생에게, 그리고 한밤중에 분에 못 이겨 발을 질질 끌며 집 안 곳곳을 돌아다니는 어른을 피해 몇 시간 동안 손님용 침실에 숨어 있던 하원더에게 고함을 지르고 있었다. 녹화된 영상 속에서 아버지는 새벽 세 시에 별안간 하원더를 깨우더니 이렇게 외쳤다. "갑시다. 이러다 기차를 놓치겠어요!" 그러고는 침대에 물건들을 던지기 시작했다. "그 여잔 어디 갔지? 내 시중 드는 여자."

"제가 바로 그 여자예요." 하원더가 대답했지만, 아버지는 그 말을 믿지 않았다. 곧이어 어머니의 행방을 묻는 아버지에게, 부인은 이미 수년 전에 돌아가셨다고 하원더가 일러주었다. 그러자 아버지는 하원더를 집 밖으로 내쫓았다. 그러나 어느 때처럼 하원더는 살금살금 집 안으로 돌아와 손님용 침실에 숨어들었다가는, 아버지가 위층 복도를 서성거리다 지쳐서 결국 잠들 때까지 두어 시간을 그곳에서 기다렸다.

이튿날 아침에 아버지는 상태가 나아졌다. 구름이 잔뜩 낀 그 토요일은 방문 간호사가 집으로 찾아와 아버지의 가정간호에 필요한 것들을 검토하기로 예정된 날이었다. 고로 나는 아홉 시가 조금 안 돼서 차를 몰고 그 집으로 향했다.

내가 도착했을 때 아버지는 여전히 침대에 누워 있었다. 나는 아버지를 씻기기 위해 욕실로 모시고 갔다. 아버지는 절뚝거리며 변기로 다가가 그 위에 앉아서 소변을 보았다. 그런 뒤에는 세면대로 가서 손을 씻었다. "집에다가 수로를 파놓는 사람도 있네." 창문으로 이웃집 마당을 내다보던 아버지가 말했다.

"저건 수영장이에요." 나는 그냥 흘려 넘기지 못하고 한마디 했다.

"그래, 하지만 수로도 있는데." 아버지가 말을 흐렸다. 이번엔 나도 굳이 그 착각을 바로잡지 않았다.

아버지는 욕조 가장자리에 앉아서 내 도움으로 간신히 사각팬티를 벗었다. 나는 샤워실 수도꼭지를 틀었다. 그러곤 샤워 부스에 일찍이 마련해둔 의자에 조금은 힘들게 아버지를 앉혔다. 그런 다음에는 철침이 박힌 수술 부위에 물이 들어가지 않도록 머리에 투명한 비닐봉투를 씌웠다. 이어서 피부를 적시고 벌거벗은 몸에 비누칠을 한 다음, 플라스틱 컵에 온수를 담아 등에 부어가며 비누 거품을 씻어냈다. "괜찮으세요?" 내가 물었다. 어릴 적 함께 YMCA 수영장을 다녀와서 나를 목욕시킬 때면 아버지도 그렇게 묻고는 했다.

"좋구나, 따뜻하고." 아버지가 흡족한 듯이 말했다.

목욕을 마친 뒤에는 면도를 위해 함께 세면대로 이동했다. 그동안 아버지는 면도날이 영 신통치 않다며 불평을 해왔는데, 나는 그제야 이유를 알 수 있었다. 플라스틱 보호 마개가 여태 떡하니 버티고 있었으니까. 마개를 벗겨내고 몇 번 가볍게 면도질을 하자, 깎인 턱수염이 흰색 거품에 박힌 채 세면대로 후두두 떨어졌다. "이제 잘되네!" 아버지는 까슬까슬하던 피부가 매끄럽게 변하는 동안 들뜬 목소리로 말했다.

욕실을 떠나기에 앞서, 아버지는 내가 챙겨준 아침 알약들을 꿀꺽 목으로 넘겼다. "내일이 무슨 요일이게요?" 나는 알약 상자를 보여주며 물었다.

"샌디프, 성가시게 또 왜 이러니?" 아버지가 지겹다는 듯이 말했다.

"그럼, 오늘은 무슨 요일이지요?"

"오늘? 글쎄다." 아버지는 벽에 걸린 달력을 건너다보았다. "오늘이 무슨 요일이지?"

"무슨 요일일까요?"

"금요일인가?"

나는 고개를 가로저었다. "월요일?" 아버지가 되물었다.

"아니요, 오늘은 토요일이에요. 제가 일하지 않아도 되는 날. 그럼 내일은 어떤 알약들을 드셔야 할까요?"

아버지는 상자의 맨 왼쪽 칸을 가리켰다.

"그건 월요일 거고요. 내일, 내일 아침은요?"

"몰라." 아버지가 의기소침하게 말했다.

"토요일 다음 날이 무슨 요일이죠?"

"일요일이지."

"그럼 어떤 알약들을 드셔야 하지요?"

"이거." 마침내 아버지는 올바른 칸을 가리키며 말했다.

나는 인내심을 가지자고 스스로를 다독였다. **충분히** 헷갈릴 수 있었다. 한 주의 각 요일은 원형으로 순환하지만, 알약 상자의 칸들은 선형으로 배열되니까. 우리는 우리의 뇌가 이렇듯 이질적인 개념을 동시에 조화롭게 받아들이는 것을 당연시한다. 하지만 이는 오로지 우리의 뇌가 원활히 기능할 때에만 가능한 일이다. 그러므로 내 뇌가 여전히 제대로 작동하는 걸 감사히 여겨야지 아버지를 탓해서는 안 될 일이라고, 나는 머릿속으로 되뇌었다.

샤워와 면도를 마치고 침실로 돌아온 아버지는 한결 편안해 보였다.

"그래, 오늘은 뭘 할 거니?" 아버지가 밝은 목소리로 물었다.

"아무것도요. 그냥 몇 시간 동안 여기 있으려고요."

"여기서 나랑 같이 있겠다고?" 아버지의 얼굴에 장난스러운 미소가 떠올랐다. "이야, 이거 영광인걸."

나는 소리 내어 웃었다. "오늘 기분이 좋으시네요." 내가 말했다.

"널 보면 기분이 좋아지니까."

"그럼 제가 더 자주 들러야 하겠는걸요."

"암, 그래야지." 아버지가 우렁찬 목소리로 명랑하게 말했다.

이어 아버지는 허리에 수건을 두르고 선 채로 사각팬티를 입기 시작했다.

"안 돼요, 앉으세요. 앉아서 입으셔야…… 잠깐!"

"왜 그러니?" 아버지가 움찔하며 물었다.

"양쪽 발을 같은 구멍에다 넣고 계시잖아요."

"같은 데다 넣고 있다고?"

"네, 그러시면 안 돼요." 나는 아버지를 침대에 앉힌 뒤 하원더를 불러 도움을 청했다. 방으로 들어온 하원더는 내게 한쪽으로 물러서라고, 옷은 자기가 입히겠다고 말했다. 자신이 1년도 넘게 꾸준히 해오던 일이라는 것이었다.

옷 입기가 끝나자 나는 아버지를 모시고 아래층으로 이동했다. 내가 언제라도 부축할 수 있도록 손을 내민 채 뒤에 서 있는 동안, 아버지는 몸을 앞으로 숙인 채 양손으로 난간을 짚어가며 느릿느릿 계단을 내려갔다.

"언젠간 저 계단 때문에 사달이 날 거야." 라지브 형이 거실에서 말했다. "뇌 질환이 있는 어른들한텐 절대로 좋은 집이 아니라니까."

잠시 후 초인종이 울리자, 형이 가서 현관문을 열었다. 바버라, 그러니까 아버지 퇴원시킬 때 예약해둔 자택 평가를 하러 온 방문 간호사였다. 바버라는 가죽 가방을 들고 입구에 들어서더니 곧바로 거실을 대강 훑어보며 집 상태를 살피기 시작했다. 라지브 형은 그를 식탁 의자로 안내했다.

우리는 대략 반 시간 동안 대화를 나눴다. 그사이 아버지는 조용히 앉아 우리 이야기에 귀를 기울였다. 바버라는 아버지가 기력을 어느 정도 회복할 때까지 당분간은 물리치료를 포함한 가정간호 비용을 메디케어로 충당할 수 있다고 말했다. 자격 요건이 충분하다는 얘기였다. 하지만 장기적 혜택을 위해서는 메디케이드 지원을 신청해야 했다. 또한 재정적 자격 요건에 부합하려면, 아버지의 자산을 법적으로 보호하기 위한 신탁 자금을 조성해야 했다. 게다가 이후에도 대기 기간을 거쳐야 했고, 그 모든 절차가 마무리될 때쯤엔 하원더가 풀타임은 고사하고 1차 간병인으로 일할 수 있을지조차 불투명해질 것이었다. 형과 여동생과 나는 그간 하원더가 아버지와 구축해온 관계를 훼손시킬 만한 결정은 배제하기로 마음을 굳힌 상황이었다. 그런고로 메디케이드는 선택지에서 제외할 거라고 바버라에게 일러주었다.

바버라는 예의 그 낙상 사고 이전에 아버지의 상태가 어땠는지 물었다. 나는 아버지가 한 달 전까지만 해도 혼자서 인근을 걸어다녔을 뿐 아니라, 직접 차를 몰고 하원더와 함께 트레이더조에 드나

들기도 했다는 사실을 가감 없이 털어놓았다. 바버라는 아연한 표정으로 나를 바라보더니, 이내 목소리를 낮춰 이렇게 말했다. "굳이 말씀드리지 않아도 아시겠지만, 이제 아버님께는 운전을 맡기시면 안 됩니다."

사실 그 전부터 이미 우리는 그러기로 결정한 상태였다. 셋 중 가장 마지막까지 결정을 미룬 사람은 역시나 나였는데, 운전하는 거리를 조금씩 줄일지언정 운전할 자유마저 완전히 빼앗고 싶지는 않았던 까닭이었다. 하지만 문제의 낙상 사고 한 달쯤 전에 붐비는 도로에서 길을 찾던 아버지가 운전이라곤 전혀 배운 적 없는 하윈더에게 어느 쪽 페달이 액셀이고 어느 쪽 페달이 브레이크냐고 물어본 일을 계기로, 나는 생각을 고쳐먹었다. 설상가상 아버지는 그로부터 2주 뒤 진입로에서 후진하던 와중에 이웃의 차를 들이받았고, (아버지는 그 사실을 부인했지만) 라지브 형은 기다렸다는 듯 문제의 구식 아우디 차량을 중고차로 내놓았다.

나는 바버라를 위층으로 안내했다. 이제 아버지의 침실을 살필 차례였다. 바버라는 예컨대 욕실 러그처럼 미끄러짐 사고를 유발할 만한 요소들을 집어냈고, 발이 걸리거나 넘어지는 사고를 예방하기 위해 체크할 사항들을 일목요연하게 일러주었다. 샤워 부스에는 가로대를 설치해야 했고, 아버지가 목욕하는 동안에는 곁에서 지켜봐야 했다. 아버지를 욕실에 혼자 두는 건 절대로 금물이었다. 적어도 아버지가 체력과 균형 감각을 되찾기 전까지는 말이다. 하지만 아버지도 하윈더도 이러한 계획을 선선히 따르기에는 무리가 있었다. 내가 난색을 표하자, 바버라는 샤워를 도와줄 남자 간병인을 신청해줄 수도 있지만 수요에 비해 공급이 워낙 딸리는 탓에 대기자 명단이 길다고 말했다. "샤워를 얼마나 자주 하시죠?" 바버라가 물었다.

"한 번이면 됩니다." 내가 대답했다.

"일주일에 한 번인가요?" 바버라는 희망이 보인다는 듯이 말했다.

"하루에 한 번이겠죠." 나는 날카롭게 말을 받았다.

떠나기에 앞서 바버라는 가능한 범위 내에서 물리치료와 작업치료를 비롯한 가정 지원 서비스를 최대한 많이 신청하긴 하겠지만, 예산이 빠듯하다 보니 그 어떤 결과도 장담할 수는 없다고 말했다. 하지만 어떻게 되든 월요일에는 사람을 통해서 연락을 주겠다고 했다. (결국 아버지는 샤워를 보조할 여자 간병인을 배정받았지만 겨우 일주일 만에 해고해버렸고, 가정 방문 물리치료사 역시 약 2주 만에 물리쳤다.)

바버라와 라지브 형을 보낸 뒤, 나도 일어나 떠날 채비를 했다. "매일 산책하실래요?" 나는 현관에서 아버지에게 물었다.

"아니." 아버지가 대답했다.

"그럼, 이틀에 한 번씩은요?"

"좋지."

"그래요, 그럼 이틀에 한 번씩 아버지랑 산책하러 올게요." 나는 아버지에게 지금이 중요한 시기라는 점을 상기시켰다. 상태가 나아지려면, 재활 물리치료에 성실히 임해야 했다. "명심하세요. 인생은 투쟁입니다." 나의 이 말에, 우리는 함께 웃음을 터뜨렸다. 내가 아버지처럼 말하고 있다는 생각이 우리, 혹은 나 혼자만의 머릿속을 스쳐간 까닭이었다.

::

그 후로 몇 달 동안 아버지는 체력을 어지간히 회복했다. 오래지 않아 욕실에 혼자서 드나들 수 있게 되었고, 전처럼 가까운 곳으로 짧은 산책도 다닐 정도가 되었다. 아버지는 문제의 낙상 사고와 관련된 세세한 일들을—정확히는 그런 낙상 사고가 있었는지조차—기억하지 못하면서도, 몇 주 동안은 바깥출입을 두려워했다. 필시 그 사고와 관련해 당신 스스로도 설명할 수 없는 뭔가를 기억하고 있는 것 같았다.

하지만 신체적으로 나아졌다곤 해도, 정신적으로는 상태가 여전히 나빠져갔다. 그해 여름에는 기이한 망상 증세가 나타났고, 그런 증세는 이런저런 형태로 여생 동안 계속되었다.

"힉스빌에 푸사 연구소가 있던가?" 어느 일요일 오후 수니타가 형과 내게 문자를 보냈다. "아마 도서관 얘기를 하시는 거겠지? 찾아보니까 예루살렘로에 하나 있긴 하더라고. 집에서 2.7킬로미터쯤 떨어진 곳에. 둘 중 한 명이 아버지를 그곳에 모셔다드릴 수 있을까?"

"푸사 연구소는 뉴델리에 있어." 라지브 형이 말했다. "아버지가 근무하시던 곳이야."

새삼스러운 상황은 아니었다. 언제부턴가 아버지는 매일 오후 낮잠에서 깨어나 마투라로에 있는 푸사 연구소에 가야 한다며 고집을 부리는 것이 일상이었다. 한밤중에 일어나 구태여 이를 닦거나 샤워를 하려고 드는 일도 더러 있었는데, 이유인즉 인도에서 근처 정착촌으로 이주해 온 인도인들을 찾아가 만나보고 싶다는 것

274

이었다. 또 거의 매일 저녁이면 내게 집에 가고 싶다고 말했다.

"무슨 뜻이에요, 아버지? 집에 가고 싶다니. 여기가……"

"샌디프! 내가 집에 가고 싶다고 할 때는 어느 집을 말하는 건지 알아들어야지."

"하지만 아버지가 사는 곳은 여기인걸요."

"아니야!"

"그럼 어디 사시는데요? 어머니 사진들도 아버지 컴퓨터도 다 여기 있잖아요."

그사이 경막하 혈종이 더 커지기라도 한 걸까? 우리로서는 알 수 없는 일이었지만, 그렇다고 다시 CT를 촬영해 상태를 확인하고 싶지는 않았다. (만약 정말로 혈종이 커져 있다면, 그때는 정녕 어찌 한단 말인가?) 일전에 문헌에서 읽은 바대로, 문제의 머리 부상이 아버지의 알츠하이머병을 가속화시켰을 가능성은 있었다. 하지만 그저 치매가 시간의 흐름에 따라 제 속도대로 진행되었을 가능성도 배제할 수 없었다. 이유가 무엇이든, 나는 아버지의 정신이상이 심상치 않은 결말로 다가가고 있다는 것을 알고 있었다. 관련 문헌을 공부하면 공부할수록 치매 환자에게 나타나는 환시나 망상이 장애나 보호시설 수용, 사망의 위험을 높인다는 근거가 분명해졌다.

그해 여름에는 몇 가지 기벽이 추가적으로 나타나기도 했다. 일단 냉온 감각에 문제가 생겼다. 짐작건대 알츠하이머병의 진행이 뇌에서 체온을 조절하는 영역인 시상하부에 영향을 미친 까닭인 듯했다. 바깥 기온이 섭씨 37.8도일 때도 아버지는 늘 스웨터도 모자라 재킷까지 꼬박꼬박 챙겨 입으려 했다. 하원더는 아버지가 행여 열사병에 걸릴까 염려한 나머지, 겨울옷들을 지하실에 숨겨버렸다.

다른 행동도 그에 못지않게 기이했다. 아버지는 종종 하윈더의 사촌이 운전하는 차를 타고 은행을 찾아가, 스스로 거의 손을 놓았고 전혀 인지하지도 못하는 거래 내역과 잔고를 확인하고는 했다. 때로는 하윈더가 사촌이랑 밖에서 기다거나 근처에서 쇼핑을 하는 동안, 몇 시간이고 은행에 머물면서 출납원에게 설명을 요구하며 고함을 지르기도 했다. "지금이 최악의 시기"라고 라지브 형은 이야기했다. 아버지가 "스스로 이해하지 못하는 것들을 이해할 수 있다고 생각하기 때문"이었다.

우리는 예의 그 정신과 전문의 굽타가 자신이 존경하는 분이라면서 추천한 노인정신의학자 앤절라 시쿠텔라에게 상담을 받아보기로 했다. 2019년 늦은 7월의 타는 듯한 오후, 하윈더와 나는 아버지를 모시고 시쿠텔라 선생을 찾아갔다. 근처에 철망 울타리를 두른 집들과 녹슨 픽업트럭들이 서 있는 퀸스의 황폐한 구역에 차를 세운 뒤, 우리는 낡은 건물로 들어가 엘리베이터를 타고 진료소로 올라갔다. 시쿠텔라가 몸소 대기실에서 우리를 맞이들였다. 짧은 갈색 머리에 날씬하면서도 다부진 체격의 그 중년 여성은, 적어도 굽타에 비하면 태도가 상냥하고 시원시원했다. 진료실 책상 위에는 인간 뇌의 플라스틱 모형이 여봐란듯이 놓여 있었고, 아버지는 그 앞 작은 카우치에 하윈더와 나를 양옆에 둔 채 자리를 잡았다. 인사를 주고받는 동안 아버지는 예의를 갖추었지만, 속으론 집에 가고픈 마음이 굴뚝같다는 것을 한눈에 알 수 있었다.

시쿠텔라는 아버지의 근황을 묻는 것으로 상담을 시작했다. 나는 아버지가 석 달 전에 길에서 쓰러졌고, 이후에 수술을 받았으며, 최근에는 돌아가신 지 3년이 넘은 어머니를 여전히 살아 있다고 믿는 등 편집증과 망상이 심해졌다는 이야기를 차근차근 들려주었다. "아이고." 시쿠텔라가 낮은 목소리로 안타까움을 표했다. 아버지는 내내 잠자코 있다가 중간에 딱 한 번 끼어들어, 지금 누구 이야기를 하는 중이냐고 물었다.

"아버지 이야기를 하는 중이에요."

"방금 아드님이 '아버지 이야기를 하는 중이에요'라고 하셨는데, 괜찮으세요? 기분이 어떠세요?" 시쿠텔라가 물었다.

"글쎄요." 아버지가 말했다.

시쿠텔라는 아버지에게 몇 가지 개인적인 질문을 건넸다. 한데 아버지의 대답이 황당하기 그지없었다. 아버지는 우리 가족이 인도가 분리 독립하던 1947년에 미국으로 건너왔다고 이야기했다. 또한 딸은 하나가 아니라 둘이며, 그중 한 명은 이름이 수니타인데 나이가 열네댓 살쯤 된다고 주장했다.

"아버님은 연세가 어떻게 되시는데요?"

"서른둘입니다."

"직업은요?"

"잊어버렸습니다." 아버지는 바로바로 대답을 이어갔다.

"세포유전학 연구를 하셨잖아요. 아버지도 참, 직접 책도 쓰셨으면서."

아버지는 소리 내어 웃기 시작했다. "얘가 저 기분 좋으라고 별소릴 다 하네요."

옆에서 유심히 보니, 아버지는 말하는 내내 턱으로 특정 동작을 반복하고 있었다. 나는 그것이 기분안정제의 부작용이라고 잠

277

시 추측했지만, 시쿠텔라의 설명은 달랐다. 사람이 치매에 걸리면 흔히 전두엽성 기능장애로 인해 피부를 문지르거나 이를 가는 식의 반복적 행동을 보이게 된다는 것이었다. 그와 같은 행동은 중단하기가 어려운데, 그 부분적 이유는 환자들이 대체로 그 행동 자체를 의식하지 못할뿐더러 그것이 유해하다는 인식 역시 부족하다는 사실에 있었다. 방지책으로 가령 환자의 손에 크림을 바르거나 장갑을 끼운다고 해도 결국엔 깊은 열상을 입게 마련이었고, 때로는 상처가 감염돼 항생제까지 써야 한다고 했다.

인지능력 검사 중에 아버지는 그해가 1939년이라고 말했다. 계절을 묻는 질문에는, 9월이라는 답을 내놓았다. 또한 '바나나' '호랑이' '정직성'과 같은 단어를 들은 직후에는 그대로 따라 말할 수 있었지만, 3분만 지나면 그중 한 단어도 기억하지 못했다(그나마 '바나나'는 약간의 유도 과정을 거쳐 간신히 기억해냈다). '위, 너머, 아래'라는 구절은 제대로 따라 말했다. 그림 검사에서는 예컨대 연필, 시계, 왕관의 이름을 정확히 대기도 하고 '가구' '동물' '새'처럼 모호한 대답을 내놓기도 했다. 어의에 관한 지식이 약화되어 있었다. 한편 니켈에 대해서는 그 가치가 10센트라고 답했다.•

시쿠텔라는 4년여 전에 고든 선생이 그랬듯 아버지에게 문장을 적어보라고 요청했는데, 그때와는 사뭇 다른 결과를 맞닥뜨려야 했다.

"무슨 문장이요?" 아버지가 짜증스레 물었다. 벌써 한 시간 가까이 그 진료실에 있었던 터라 인내심이 바닥을 향해 가고 있었다.

• 니켈은 5센트짜리 동전이다.

"직접 결정하세요." 시쿠텔라가 대답했다.

"거참, 헷갈리게 하시네요. 그러니까 뭐에 대한 문장을 적으라는 겁니까?"

"아무쪼록 직접 결정해보세요. 뭐가 됐든 머릿속에 떠오르는 걸로요."

아버지는 1분 가까이 텅 빈 검사지를 뚫어져라 바라보았다. "뭘 적으라는 건지 도통 모르겠군요."

"아무거나요, 아버지. 뭐든 머릿속에 떠오르는 걸 적으시면……"

"됐어, 그만해." 아버지는 내 말을 가로막으며 검사지를 한쪽으로 치워버렸다. 별수 없이 우리는 다음 단계로 넘어갔다.

확실히, 지난겨울 고든 선생에게 다녀온 이후로 아버지의 병세는 급격히 진행되었다. 당시 나는 알츠하이머병을 조기에, 그러니까 중대한 뇌 손상이 발생하기 이전에 발견할 목적으로 개발된 혈액검사에 관한 문헌을 읽어온 참이었다. 그런 유의 검사는 환자의 증상이 명확해지기 전에 혈청 내 베타아밀로이드와 타우 단백질의 특이 징후를 포착해낸다. 전문가들은 그 검사가 언젠가는 집에서도 가능해질 것으로 기대하고 있다. 물론 그와 같은 검사에는 가령 고용인이나 보험업자에 의한 차별적 대우라든지 가족과 친지에 의한 낙인, 다운스트림 검증의 부담과 비용을 비롯한 여러 위험이 수반되게 마련이지만, 치매의 조기 발견에는 나름의 이점이 있다는 사실을 나는 그때 그 7월 오후에 명확히 깨달았다. 만약 우리가 아버지의 상태를 좀더 일찍 알아챘더라면, 아버지는 은퇴를 앞당겨 어머니와 더 많은 시간을 함께 즐길 수 있었을 테고, 아직 온전한 대화가 가능할 때 우리와 함께 말년 계획을 의논할 수도 있었을 터였다. 하지만 아버지가 그러한 대화에서 조금이라도 발언권을 가질 가망은 이미 오래전에 사라져버렸다.

선별검사가 마무리되자, 시쿠텔라는 스펀지 공을 집어 들더니 슬쩍 아버지에게로 던졌다. 아버지는 반응하지 않았다. 정확히는 바닥에 떨어진 그 공으로 뭘 해야 하는지를 알지 못했다. 그래서 시쿠텔라가 아버지에게 공을 다시 던져달라고 말했다. 아버지는 그렇게 했다. 시쿠텔라는 공을 잡아서 다시 아버지에게 던졌다. 이번에는 아버지도 공을 잡았다. 둘은 그렇게 책상을 사이에 두고 공을 이리저리 주고받았다. 오래지 않아 나는 아버지가 웃고 있다는 사실을 알아차렸다.

"우리는 지적 자극과 사회적 자극의 힘을 믿어요. 병이 어느 단계까지 진행됐는지는 중요하지 않죠." 시쿠텔라는 캐치볼을 계속하면서 내게 말했다. 그토록 많은 것을 잊어버렸으면서도 아버지는 공을 던지고 받는 법만은 여전히 기억하고 있었다. "저는 모든 환자와 이렇게 캐치볼을 해요. 눈-손 협응 능력을 기르기에도 좋고, 무엇보다 활동을 하게 해주니까요."

시쿠텔라는 아버지가 사는 동안 더 많은 활동에 참여할 수 있도록 주간 프로그램에 등록할 것을 제안했다. 마침 그 지역에 두어 가지 적당한 프로그램이 있었다. 하나는 그린베일에 있는 유대인 공동체 센터에서, 다른 하나는 집 근처 웨스트버리에 있는 롱아일랜드 알츠하이머 재단에서 주최하는 것이었다. 그런 프로그램은 아버지에게 게임을 하고, 음악을 감상하고, 다른 환자들을 만나 교류할 기회를 제공한다는 의의가 있었다. 나는 회의적이었다. 아버

280

지가 과연 그 계획에 순순히 따라줄지부터가 의문이었다. 시쿠텔라는 나 말고도 많은 이가 비슷한 반응을 보인다고 말했다. 모친이 모임을 좋아하지 않는다는 둥 부친이 사교적이지 않다는 둥 하면서 실행을 주저한다는 것이었다. "그런데 아버님은 지금 저랑 곧잘 어울리시잖아요. 물론 의사 앞이라서 그러시는 걸 수도 있겠죠. 하지만 제 환자 중에는 공을 밀어내는 분들도 계세요. 아버님은 적어도 노력하고 있고요." 시쿠텔라는 낮 시간에 활동을 약간 늘림으로써 아버지의 착란 증세를 가라앉힐 계획이었다. 다만 그때까지는 항정신병약 쎄로켈을 아침, 점심, 저녁으로 복용해야 한다고 했다.

"저희가 얘기한 대로 전부 진행해도 괜찮으시겠어요?" 시쿠텔라는 이렇게 말하며 아버지를 돌아보았다.

아버지는 잠시 생각에 잠겼다. "선생님은 질문도 대답도 너무 많아요." 아버지는 그날 오후의 경험을 이렇게 요약했다. "내 질문은 딱 하나예요. 그게 과연 무슨 도움이 되느냐?" 연로한 과학자답게 아버지는 오래간만에 문제의 핵심을 파고들었다.

"하루하루 지내시기가 좀더 편안해질 거예요." 시쿠텔라는 이렇게 대답했다. "집 안에만 계실 게 아니라 그런 프로그램에 등록해서 활동을 좀 해보시는 건 어때요?"

"여러 날씩 나가야 됩니까?" 아버지가 물었다.

"아니요, 일주일에 한두 번이면 돼요."

아버지는 어깨를 으쓱했다. "내 생각엔 쓸데없는 짓 같은데, 선생님 생각은 다른가 보네요. 내 질문은 딱 하나예요. 그게 과연 도움이 되느냐?"

281

::

    몇 주가 지났다. 얼마간 소나기가 퍼붓더니 날이 화창하게 개었다. 나는 아버지와 함께 웨스트버리에 있는 롱아일랜드 알츠하이머 재단을 찾아가기 위해 집 앞에 차를 댔다. 첫 수업이 예정된 날이었다. 아침에 하윈더는 아버지에게 페이즐리 무늬 넥타이에 회색 핀스트라이프 정장을 단정하게 차려 입혔다. 그간 열심히 격려한 덕분에, 이제 아버지는 그날의 경험을 내심 기대하는 듯했다. 희망에 부풀어 있기는 하윈더도 마찬가지였다. 무엇보다 하윈더는 그 프로그램 덕분에 앞으로 일주일에 세 번씩 세 시간의 여유를 가질 수 있을 터였다.

    롱아일랜드 알츠하이머 센터는 저렴한 모텔들과 〔이탈리아 요리 체인 레스토랑〕 올리브 가든 근처의 붐비는 도로에 위치해 있었다. 로비에서 안내자를 기다리는 동안, 나는 지지모임과 동반자 서비스에 관한 소책자가 있는지 살펴보았다. 잠시 후 멀리사라는 이름의 안경 쓴 사회복지사가 나와서 우리를 회의실로 이끌었다. 그곳에서 멀리사는 우리에게 커피를 대접하며—또한 아버지가 플라스틱 젓개로 커피를 빨아 마시려 할 때는 빙그레 미소를 지어가며—시설에 대해 간략히 소개하는 시간을 가졌다. 설명을 끝마친 뒤에는 아버지와 하윈더와 나에게 각각 브로슈어를 한 부씩 건넸다. 아버지는 "롱아일랜드 알츠하이머 재단"이라는 글자를 큰 소리로 읽더니, 이내 그 브로슈어를 당신이 가져온 서류 뭉치 사이에 끼워 넣었다.

    아버지의 상태는 내가 전화로 미리 설명해둔 터라, 멀리사는 우리를 곧장 프로그램 진행 장소인 홀로 데려갔다. 사용 중인 방은 총 세 곳이었다. 첫 번째 방에서는, 경증 치매 환자들이 큰 테이블 앞에 앉아서 십자말풀이에 한창이었다. 보조교사 한 명이 주변을 돌면서 각각의 진행 상황을 확인하는 한편, "~처럼 깨끗하다"라든가 "잔잔한 물은 ~ 흐른다"와 같은 관용구를 읊어가며 참가자들을 격려 중이었다. 출입문 근처에 놓인 테이블에는 말놀이집을 비롯한 책들이 수북이 쌓여 있었다. 어느 요양원의 빙고 게임실과 별반 다르지 않은 풍경이었다. "여기랑은 살짝 안 맞는 것 같죠?" 멀리사는 이렇게 말했다.

바로 옆방에서는 나이 지긋한 참가자들이 구부정한 자세로 휠체어에 앉아 있었다. 그 방에서 소리를 내거나 움직이는 존재라고는, 그때껏 조용히 앉아 있다가 인사하려고 손을 흔들던 보조교사 한 사람뿐이었다. 우리 할머니가 생애 마지막 두 해를 보낸 기억력 치료 병동을 연상시키는 공간이었다. 하지만 다행히도 멀리사는 아버지가 세 번째 방에 배정되었다고 말해주었다.

방에 들어서는 우리를 젊은 상담원 줄리엣이 반갑게 맞이했다. 빨간 운동복을 입고 스니커즈를 신은 채 머리에 빨간 반다나를 두른 모습이 격식 없이 편안해 보였다. 줄리엣은 한 해 전부터 그 센터에서 일하기 시작했지만, 자택 건강관리와 치매 동반자 업무에 종사한 지는 여섯 해 가까이 되었다고 했다. "여기서 하는 활동은 다양해요." 줄리엣이 긴 테이블이 놓인 자리로 아버지를 안내하며 밝은 목소리로 말했다. "대화를 나누기도 하고, 음악을 연주하기도 하고, 동영상을 시청하기도 하죠. 각자 물건을 가지고 와서 발표회를 할 수도 있고요."

그날 아침에는 '예술 치료', 정확히는 크레용으로 동물 그림을 색칠하는 활동을 진행 중이었다. 어떤 사람이 아버지에게 칠면조 그림과 갈색 크레용을 건네더니, 윤곽선을 벗어나지 않도록 주의하면서 안쪽에 색을 칠해보라고 권했다. 아버지는 얼떨결에 크레용을 집어 들긴 했지만, 막상 뭘 해야 할지 몰라 어리둥절한 기색이었다. 결국 아버지는 짧은 선을 그리는 듯싶다가 이내 크레용을 내려놓았다.

"아버지에게 좋은 활동이에요." 나는 애써 아버지를 독려했다.

"해보세요, 아버님." 줄리엣이 바람을 넣었다. "완성해서 손자에게 선물하셔도 되고요."

아버지는 고집스레 하원더를 옆에 앉힌 뒤에야, 비로소 그림에 색을 칠하기 시작했다. "여기선 가급적 도움을 삼가도록 하고 있어요." 줄리엣이 같이 복도로 들어서는 내게 낮은 목소리로 말했다. "타인에게 의지하는 습관을 들이면 안 되니까요."

"아버지가 썩 재미있어하시는 것 같지는 않네요." 나는 겸연쩍게 말했다.

"어떻게 해야 할지 막막하다 보니, 일종의 방어 반응으로 그러시는 걸 수도 있어요." 줄리엣이 말했다. "혹시 운동을 좋아하시나요? 양키스 로고 그림으로 바꿔드릴 수도 있는데."

"아버진 과학자였어요. 어쩌면 양키스 로고가 뭔지도 잘 모르실걸요." 나는 이렇게 설명했다.

우리는 다시 안으로 들어갔다. 아버지는 그새 크레용을 내려놓은 참이었다. 앞에는 웬 테디베어가 놓여 있었는데, 한 보조교사가 아버지에게 그 곰 인형을 안고 싶은지 묻고 있었다. "샌디프, 이제

284

그만 집에 가자." 아버지가 말했다.

"그러지 말고 한번 해보세요." 나는 아버지를 부드럽게 타일렀다. "보니까, 여러 활동이 있더라고요."

줄리엣은 아버지에게 달리 하고 싶은 것이 있느냐고 물었다.

"수학을 잘하세요." 내가 끼어들었다. "아버지, 27 더하기 18은 뭐죠?"

"응? 45지." 아버지는 곧바로 대답했다.

"그럼 이제 좀 다른 걸 해볼까요?" 이 말과 함께 줄리엣은 웃으며 자리에 앉았다. 그러고는 아이패드를 꺼내더니, 산수 앱을 열었다. "제가 계산하는 걸 좀 도와주시겠어요?"

"뭐라고요?" 아버지가 말했다.

"제가 수학에 약해서요. 절 좀 도와주시겠어요?"

"그쪽이 수학을 모르든 말든 내 알 바는 아니지. 가르쳐줄 사람은 많아요."

"하지만 전 아버님이 도와주셨으면 좋겠는데요. 아드님께 듣기로는, 머리가 굉장히 좋으시다면서요. 이 문제를 같이 좀 봐주세요. 마이너스 4 곱하기 마이너스 3은?"

"12."

앱에서 정답 벨이 울렸다. "맞았어요! 자, 그럼 81 나누기 9는 뭘까요?"

둘은 얼마간 문제를 계속해서 풀어나갔다. 아버지는 정답을 거의 다 맞히긴 했지만, 슬슬 심기가 불편해지고 있었다. "왜 나한테 이런 것들을 묻는 겁니까?" 아버지가 따져 물었다.

"왜냐하면 아버님이 저한테 수학을 가르쳐주시기로 했으니까요." 줄리엣은 이렇게 답했다.

"공짜로?!" 아버지가 큰 소리로 되물었다.

때마침 줄리엣의 휴대전화에서는 리듬앤드블루스 음악이 흘러나오고 있었다. 이를 알아챈 나는 아버지가 마빈 게이를 좋아한다는 사실을 언급했고, 내 요청에 줄리엣은 「Sexual Healing」을 틀어주었다.

그러자 극적인 변화가 나타났다. 조금 전까지만 해도 팔짱을 끼고 다리를 꼰 자세로 부루퉁하게 앉아 있던 아버지는, 어느새 음악에 맞춰 기분 좋게 고개를 까딱거리고 있었다. 줄리엣이 아버지에게 춤을 청했다. 아버지는 처음에는 거절했지만, 몇 번 더 권하자 못 이기는 척 자리에서 일어섰다. 아버지가 쭈뼛쭈뼛 두 손을 내밀자, 줄리엣은 손을 잡고 부친의 몸을 요리조리 흔들었다. 베에에이비, 노래가 계속되었다. 더는 참을 수 없어요…… 점점 더 강해지는 이 느낌……. "보세요, 지금 이렇게 춤을 배우고 계시잖아요." 이 말을 하고 줄리엣은 손을 들고 한 바퀴 돌면서 아버지의 몸을 가볍게 스쳤다. "그렇지, 젊은 아가씨가 제법이군요." 아버지가 나직이 속삭였다.

노래가 끝나자 줄리엣은 다시 미술 공예 수업에 참여하라고 부추겼지만, 아버지는 피곤하다고 말했다. 나는 나대로 기분이 한창좋을 때 수업을 마치는 게 최선이라고 여겼다. 고로 줄리엣이 아버지가 색칠할 나비 그림을 완성했을 때, 우리는 그곳을 떠났다.

차 안에서 아버지는 말이 없었다. "여기 마음에 안 드세요?" 내가 물었다.

"별로." 아버지는 대답했다.

나는 시동을 걸고 후진으로 주차장을 빠져나갔다.

"여기 이름이 뭐라고?" 아버지가 내게 물었다.

나는 아버지가 아까 서류 틈에 끼워둔 그 브로슈어를 건넸다. "거기 뭐라고 적혀 있지요?" 내가 물었다.

"롱아일랜드…… 재단." 아버지는 중간에 적힌 "알츠하이머"를 읽지 않고 건너뛰었다.

"뭐라고요?"

아버지는 머리를 가로저으며 브로슈어를 내 무릎에 내려놓았다. "롱아일랜드 재단." 아버지는 또다시 이렇게 말했다.

나는 집으로 통하는 큰길에 접어들었다. "어때요, 다음 주에 한 번 더 와보실래요?"

아버지는 손을 들며 내 말을 가로막았다.

"에이, 아버지. 너무 쉽게 포기하시는 거 아녜요? 선생님도 괜찮아 보이던데. 같이 춤까지 추셨잖아요."

"괜찮기는, 순 엉터리야." 아버지가 퉁명스럽게 받아쳤다. "간단한 계산도 할 줄 모르던데, 뭘."

13장

/

넌 내 가족이야

알츠하이머병은 흔히 일곱 단계로 나뉜다. 2014년 여름 롱아일랜드로 이사 올 당시 아버지의 상태는 3단계(가벼운 인지력 감퇴)였다. 이 단계에서 이미 환자들은 인지적 어려움을 경험한다. 어쩌면 아버지는 이전처럼 업무를 수행하는 것이 불가능해졌을지 모른다. 어쩌면 사물의 이름이나 개인적 소지품을 놓아둔 장소를 잊어버렸을지도 모른다. 물론 선별검사를 받으면 그와 같은 인지기능 저하를 발견할 수 있다. 하지만 가족 구성원이 매일매일 관찰하는 정도로는, 치매로 인한 인지기능 저하와 일반적 노화에서 비롯된 인지적 변화를 구별하기가 쉽지 않다.

아버지의 병은 이 단계로부터 꾸준히 진행되어 2015년에서 2016년으로 넘어가는 겨울, 그러니까 어머니가 돌아가시기 직전에는 중등도 치매인 4단계로 접어들었다. 그 무렵 아버지에게는 알츠하이머형 (더 정확하게는, 혼합형) 치매의 증상이 뚜렷하게 나타났다. 단기기억상실이 심화되었고, 스스로 재정을 관리하거나 대금을 지불할 수도 없게 되었다. 또한 개인사에 있어서 중요하고도 세세한 일들을 언젠가부터 조금씩 잊어버렸다.

어머니가 돌아가신 지 몇 달 만에 아버지는 5단계(중등도에서 중증 치매)에 이르렀다. 당연하게도, 평생의 반려자를 잃은 슬픔과 뒤이은 사회적 고립은 아버지의 정신적 쇠퇴를 가속화했다. 5단계에 이르면 환자들은 거의 모든 일상적 활동에서 도움을 요하게 된다. 그들은 옷을 제대로 갖춰 입는 데 어려움을 겪는다. 쉽게 길을 잃는 탓에 보통은 집 밖을 혼자 걸어 다니지도 못한다. 편집증과 지남력 장애도 나타날 가능성이 있다. 아버지는 특히 당신의 재정과 관련해 자식들이 불순한 동기를 감추고 있다고 의심했다. 그뿐 아니라 스스로 곤경에 처해 있고 매일없이 도움을 요한다는 사실을 인식하는 능력도 무뎌져갔다. 하지만 아버지는 여전히 목욕이나 화장실 사용과 같은 일상의 기본적인 활동을 독립적으로 수행할 능력은 갖춘 상태였다. 또한 가장 중요하게는, 여전히 당신의 가족을 알아보았다.

그러다 예의 그 낙상 사고와 입원을 겪은 이후로, 아버지의 병은 순식간에 6단계로 진행되었다. 다시 말해 지속적 감시가 필요한 단계로 접어들었던 것이다. 이따금 아버지는 당신이 어디에 있는지를 모르는 사람처럼 보였다. 아주 가까운 친구나 친척이 아니고서는 사진 속 인물이 누구인지 알아보지 못했다. 수면과 각성 주기를 제어하는 뇌 영역이 손상된 까닭인지, 어두워지면 곧바로 잠자리에 들었다. 방광 조절 능력에도 문제가 생겨 밤중에 이부자리를 적시는 일이 잦아지는 바람에 결국은 기저귀까지 착용해야 했다.

코로나19 팬데믹으로 어수선하던 2020년 가을 무렵에는 배회 증상이 나타났다. 그게 뇌의 퇴행적 변화로 인한 결과이고 치매 환자의 대다수가 종내는 같은 증상을 겪는다지만, 나는 그처럼 어디든 다른 장소에 있고 싶어하는 아버지의 지속적인 욕구가 당신이 독립적 삶을 영위하던 지난날에 대한 향수를 반영한다는 생각을 도무지 떨칠 수 없었다. 롱아일랜드에서 아들들을 지척에 두고 사는 것은 아버지가 꿈꾸던 삶이 아니었다. 아버지가 노년의 당신과 아내를 위해 품었던 계획은 물거품이 되었다. 매사에 신중한 데다 선견지명에 통찰력까지 갖춘 어른이었지만, 그런 아버지도 자신의 신체와 정신이 이런 식으로 망가지거나 훌쩍 커버린 자식들이 어린 시절의 다짐을 저버릴 거라고는 미처 예측하지 못했다.

알츠하이머병의 종착역인 7단계에 이르면, 환자들은 일상생활의 사실상 모든 면에서 도움을 필요로 한다. 그들은 주변 상황에 대응하는 능력을 상실한다. 구강 분비물을 삼키거나 조절하는 능력에도 종종 문제가 생긴다. 일어서기를 힘들어하는 까닭에 욕창이나 요로 감염증에 걸리는가 하면, 낙상으로 인해 뼈가 부러져 자리보전을 하다가 폐렴에 걸리는 일도 부지기수다. 일전에 세인트루이스의 워싱턴대학에서 데이 선생이 해준 이 말을 나는 종종 떠올리곤 했다. "마지막 단계에서는 치매 환자가 전부 다 비슷해져요. 병변이 뇌 전체로 번지면서 결국엔 말을 할 수 없게 되지요."

말기의 마지막에 이르면, 흡사 어린아이의 첫 발달 단계를 되돌리는 듯한 순서로 일련의 장애가 나타난다. 달리 말해 뇌의 가장 기본적인 네트워크가 점진적으로 무너지는 것이다. 데이비드 솅크가 명저 『망각: 알츠하이머병이란 무엇인가?』에 적었듯, "알츠하이머병은 뇌를 출생 후에 발달해온 순서와 거의 정확히 반대 순서로 망가뜨린다". 처음에 환자들은 부축받지 않으면 걷지 못하게 된다. 그러다 도움 없이는 똑바로 앉지도 못하게 된다. 그런 다음에는 웃는 법을 잊어버리고, 마지막에는 고개를 가누는 일조차 불가능해진다.

형도 여동생도 나도 아버지의 병이 이 마지막 단계로 진행되는 그림은 원하지 않았다. 하지만 그러한 결말을 막기 위해서 우리는 과연 무엇을 하고자 했던가?

::

때는 2020년 10월, 아버지는 '역에 나갈 준비에 한창이었다. 당신의 모친과 형 수라즈를 만나러 기차로 칸푸르에 간다고 했다. 여행 가방이 밖에 나와 있었고, 침대 위에는 옷가지가 흩어져 있었다. 며칠 동안 잠잠하던 광기가 재발하면서, 집 안은 다시 엉망이 되었다.

"기차가 없어요, 아버지." 나는 재차 이렇게 말했다.

"기차가 있지 왜 없어?" 아버지는 버럭 소리를 질렀다.

사각팬티와 흰 티셔츠를 입으며, 아버지는 거실 창밖을 정찰하듯 유심히 내다보았다. 그 순간 아버지의 눈빛은 순전한 광기로 번득이고 있었다.

"내 바지는 어디 있지?" 아버지가 하원더에게 큰 소리로 물었다.

"드라이클리닝 맡겼다고 좀 전해주세요." 하원더가 부엌에서 말했다.

"드라이클리닝 맡겼대요." 내가 말했다.

"드라이클리닝 맡겼다고?" 아버지는 의아하다는 듯이 되물었다.

"네, 그런데 오늘은 세탁소가 문을 닫았어요. 일요일이라." (사실은 화요일이었다.)

아버지는 하원더를 돌아보았다. "다른 바지는 하나도 없어요?"

"없어요." 하원더가 대답했다. (아버지를 붙잡아둘 목적으로 하원더가 지하실에 숨겨둔 옷상자를 없는 셈 치면, 적어도 거짓말은 아니었다.)

아버지는 진저리를 내며 고개를 돌렸다. "그럼 이렇게 입고 가면 되겠네."

나는 소파에서 일어났다. 아버지를 물리적으로 제압해야 할지
도 모른다는 두려움이 밀려들었다. "아버지, 정말 걱정이 돼서 그
래요. 그런 차림으로 나가시면 안 돼요."

"그럼 넌 걱정이나 하면서 계속 여기 앉아 있어! 걱정하고 또 걱
정하고……"

"비가 오잖아요, 아버지. 가려는 곳이 어딘지는 알고 계세요?"

"셔츠가 하나 더 있어야겠군. 하원더, 뭐해요? 그만 출발합시
다!"

"전 안 가요." 하원더가 말했다. "열 번은 말씀드렸을걸요, 저녁
을 차려야 한다고. 어르신은 어디든 가시고 싶은 데로 가세요. 저
는 여길 지키고 있을 테니까."

아버지는 시선을 내게 옮기더니 한결 나긋해진 목소리로 말했
다. "샌디프, 네가 같이 가주면 안 되겠니?"

"어디로 가실 건지 알려주시면요. 가는 곳이 어딘지도 모르고
따라나설 순 없잖아요."

"말했잖니, 역에 간다고."

"역에 가서 뭘 하실 생각인데요? 역은 기차가 다니는……"

"됐어, 오지 마라." 아버지는 내가 말을 끝내기도 전에 버럭 고함
을 질렀다. "넌 원래 그런 아이야! '역에 가서 뭘 하실 생각인데요?'"
아버지는 조롱하듯 내 말을 되풀이했다. "택시를 불러요, 지금 당
장 오라고 해." 아버지의 말투가 명령조로 바뀌었다.

하원더가 전화기를 들었다. "방금 전화해봤는데, 밤에는 기사
를 안 보낸대요. 아침에 다시 영업을 시작한다는데요." 이어서 하
원더는 나를 쳐다보더니 목소리를 낮춰 이렇게 말했다. "선생님 차

에 태워서 잠깐 한 바퀴만 돌고 오세요."

"뭐라는 거야?" 아버지가 소리쳤다.

"아무것도 아니에요, 어르신. 저희끼리 그냥 얘기 중이었어요." 하원더는 지친 듯 이렇게 말하고는 주방으로 돌아가 저녁 준비를 시작했다.

배회 충동은 비단 아버지만의 문제가 아니었다. 치매 환자 세 명 중 두 명은 결국 정처 없이 돌아다니게 된다. 또한 24시간 안에 발견되지 않는 환자 가운데 절반가량은 심각한 부상을 당하거나 죽음을 맞는다. 2007년 일본 (아이치현) 오부시에서는, 중증 치매를 앓던 91세 남성이 집을 나가 배회하던 와중에 달리는 기차에 치여 사망하는 사건이 발생했다. 그때까지 노인을 간병하던 이는 그의 병약한 아내였다. 한편 도카이 여객 철도는 해당 사고로 인해 수많은 열차의 운행이 취소되거나 연기되어 손해를 입었다는 이유로 남자의 가족을 상대로 소송을 걸었고, 재판 결과 가족이 720만 엔을 배상해야 한다는 판결을 받아냈다. 비록 끝에 가서 일본 대법원이 원심을 파기하긴 했지만, 그 사건은 고령 인구뿐 아니라 치매 환자의 비율이 전 세계에서 가장 많다고 알려진 일본 사회가 치매에 관한 논의를 국가적 차원에서 시작하는 계기가 되었다.

2014년 일본 정부는 이른바 '오렌지 플랜', 그러니까 치매 환자들에게 지속 가능하고 장기적인 돌봄을 제공하기 위한 일련의 정책을 수립했다. 그중 한 예인 지역사회 중심의 배회자 긴급구조 네트워크는, 치매 환자의 동태를 감시하여 배회와 관련된 위험을 줄이는 데 그 목적이 있었다. 다른 전략으로는 GPS나 무선 주파수 추적 장치의 활용과 더불어, 경찰이 집 주소와 같은 개인정보에 접근하는 데 사용할 수 있도록 환자의 손톱에 방수형 바코드 스티커를 부착하는 방법이 거론되었다. 그러한 기술은 안전을 보장하는 동시에 사생활과 존엄성을 존중할 방안과 관련하여, 온갖 종류의 윤리적 논란을 불러일으켰다. 더욱이 치매 환자가 스스로 감시에 동의하기란 불가능에 가깝다는 사실은, 사안의 복잡성을 배가시켰다. 하지만 미국에서는 이러한 문제가 치매 담론의 전면에 등장하지 않는다. 예나 지금이나 배회 환자에 대한 책임을 통상 환자 가족이 부담하고 있기 때문이다.

어느덧 일을 마친 라지브 형이 모습을 드러냈다. 그때쯤 아버지는 식탁에 앉아서 조금은 더 차분하게, 그러나 여전히 기차를 타러 가야 한다고 주장하고 있었다.

"어디로 가는 기차 말씀이세요?" 라지브 형이 말했다. "칸푸르요? 칸푸르가 어디 있는지는 아시고요?"

"또 같은 질문으로 나를 시험하려고 드는구나." 아버지가 차갑게 말했다.

"칸푸르에 누가 있는데요?" 라지브 형이 목소리를 높였다. "이제 아무도 없어요. 전부 돌아가셨다고요! 큰아버지, 칼리, 수미트라, 그리고 엄마까지 전부요. 이제 남은 사람은 우리뿐이에요. 아버지, 저, 샌디프, 그리고 수니타요."

"아버지 때문에 집 상태도 엉망이에요." 내가 말을 보탰다. "벽에 있던 사진들도 아버지가 떼버리셨죠?" 아닌 게 아니라 부친이 걸이용 못들을 뽑아낸 탓에, 벽면 곳곳에 구멍이 송송 뚫려 있었다. "보세요!" 나는 바닥에 놓인 여행 가방을 열어젖혔다. 어지러이 섞여 있던 옷가지들이 우르르 쏟아져 나왔다. "일껏 잘 정리해둔 옷

297

들도 죄다 헝클어 놓으셨잖아요."

"하원더 짓이야."

"아버지가 그러라고 시키셨겠죠."

"난 안 그랬다."

"그러셨어요, 어르신." 하원더가 계단에 앉아 있다가 말했다. "절 때리려고 하셨잖아요."

이따금 궁금해진다. 그 시절 나는 왜 그토록 끊임없이 아버지와 언쟁을 벌였던 걸까? 지금 생각해보면, 그 이유는 상당 부분 존경심에서 비롯되었다. 나는 아버지의 행동이 불합리하고 무의미하게 보일 때조차 아버지가 합리적으로 행동할 수 있다고, 또한 그러므로 합리적으로 반응할 수도 있다고 믿고 싶었다. 당연히 이는 부인denial과 어느 정도 관련이 있었다. 비록 의료 전문가로서의 나는 당시에 일어나는 일들을 명확히 이해했지만, 아들로서의 나는 아버지가 얼마간 통찰력을 되찾거나 병세에서 회복되리라는 희망을 좀처럼 놓을 수 없었다. 물론 나는 일종의 인지 편향cognitive bias에도 빠져 있었다. 정신 질환자의 가족이 대개 그렇듯, 나 역시 합리적 논쟁 외에는 달리 소통할 방법을 도무지 떠올리지 못했다.

나는 식탁에 놓여 있던 노란색 메모장을 집어 들었다. "아버지, 지금 사시는 곳이 어디죠?" 나는 자못 엄숙하게 물었다.

"내가 사는 곳?" 아버지는 이렇게 되묻더니 이내 작은 목소리로 "파고"라고 대답했다.

"파고에 사신다고요? 그럼 여기는 어딘데요?"

"파고 어디쯤이겠지."

"틀렸어요, 뉴욕 힉스빌이에요. 그럼 여긴 아버지 집일까요, 아   298

닐까요?"

"모르겠구나."

"여긴 아버지 집이에요. 사람들은 원래 다 자기 집에서 살아요. 그럼 제가 사는 곳은 어디일까요?"

"너희 집이지."

"맞았어요. 저희 집에 살아요. 그럼 하원더가 사는 곳은? 바로 아버지 집이에요." 나는 아버지가 내 이야기의 흐름을 놓치기 전에 서둘러 말을 이어 나갔다. "왜냐하면 하원더는 자기 집이 없거든요. 그래서 아버지랑 이곳에 사는 거예요. 자, 아까 저한테 '내 목적지가 어디지?' 하고 물으셨지요. 여기가 바로 그 목적지예요. 만약 아버지가 어딘가에서 볼일이 있다면 그곳에 가셔도 되지만, 칸푸르에는 굳이 가실 이유가 없어요. 파고에도 가실 이유가 없고요. 가봐야 지내실 곳도 없는걸요."

나는 몇 가지 지시 사항을 쪽지에 갈겨쓴 다음 아버지에게 건넸다.

"그러니까, 이제부터 만약 내가 꼭……"

"일단 1번을 읽어보세요."

아버지는 종이를 흘깃 보더니, 문장들을 읽어 내려갔다. "'아버지는 칸푸르에 갈 수 없어요. 아버지는 파고에 갈 수 없어요. 아버지 집은 이곳이에요.'"

"아버지 집은 이곳이에요." 나는 재빨리 말을 이어갔다. "혹시 애틀랜틱시티 같은 데 가서 잠시 쉬다 오고 싶지는 않으세요? 그런 데라면 제가 모셔다드릴 수 있는데." 아버지는 고개를 가로저었다. "수니타를 보러 미니애폴리스에 다녀오는 건요?" 내가 짐작한 대로 아버지는 이번에도 고개를 가로저었다. "그럼, 아버지의 목적지는 어디일까요? 아버지의 목적지는 여기예요."

"그러니까 내가 칸푸르에 가더라도 여기로 돌아와야 한다, 이 말이냐?"

"어디를 가시든 항상 여기로 돌아오셔야 해요. 왜냐하면 여기가 아버지 집이니까요. 어쨌든 아버지, 칸푸르에 가봐야 아무것도 없어요. 지저분하고 덥기만 할걸요. 화장실 상태도 좋지 않고요. 아버지는 칸푸르를 떠나서 미국으로 건너오셨잖아요. 그런데 이제는 반대 방향으로 가시겠다고요?"

아버지가 고개를 끄덕거렸다. 이제야 비로소 상황이 이해되는 기색이었다. 아버지는 쪽지를 다시 읽어 내려갔다. "아버지는 칸푸르에 갈 수 없어요. 아버지는 파고에 갈 수 없어요."

"왜냐하면 아버지는 그곳에 가야 할 이유가 없으니까요."

"하지만 만약 내가 그곳에 가야 한다면, 어떻게 가면 되겠니?"

"만약 꼭 가야만 한다면, 비행기를 타시면 돼요. 하지만 아버진 가실 필요가 없어요. 혼자서 비행기를 탈 수는 있으시겠어요?" 아버지는 고개를 가로저었다. "그럼 못 가시죠. 더는 짐을 싸려고 애쓰지 마세요. 여기가 아버지 집이니까. 이걸 벽에다 붙여놔야겠어요. 아버지가 잊어버리지 않게."

아버지는 쪽지를 다시 읽었다. "'아버지는 칸푸르에 갈 수 없어요. 아버지는 파고에 갈 수 없어요.'"

"왜냐하면 아버지는 그곳에 가야 할 이유가 없으니까요. 그거 말고 또 궁금한 건 없으세요?"

"없다. 다 알아들었어."

"그런데도 짐을 계속 싸실 거예요?"

"싸야지."

"왜요?"

"칸푸르에 가야지."

"여기 뭐라고 적혀 있죠?"

"'아버지는 칸푸르에 갈 수 없어요.' 그래, 네 말이 맞다. 알았어."

"또 궁금한 건 없으세요?"

"여기서 떠날 때 말이다, 간식을 좀 가져가도 되겠니?"

"어딜 가시는데요?"

아버지는 머뭇거렸다. "어디든지."

"그러셔도 돼요, 저희 집에 들르거나 산책을 가실 때는요. 하지만 그 외에 다른 곳은 절대로 가시면 안 돼요. 제 말뜻 이해하시겠어요?"

아버지는 하윈더에게로 시선을 옮겼다. "자, 이제부터는 뭘 챙겨야 하지?"

"아무것도요." 하윈더가 소리쳤다. "우리 집은 여기예요! 우린 계속 여기 있을 거예요. 아드님이 두 시간 동안 설명해드렸잖아요."

"아버지, 아버진 지금 치매에 걸렸어요." 라지브 형이 말했다. "그래서 자꾸 어딘가로 떠나고 싶어지는 거예요."

"하지만 아버진 아무 데도 갈 수 없어요." 내가 말했다. "왜냐하면 제가 아버지를 그리워할 테니까요."

그 순간 아버지의 숨소리가 거칠어졌다. "날 그리워할 거라고?" 아버지는 이 말을 간신히 입 밖에 내고는 곧바로 무너져 내렸다.

"당연히 그리워하죠. 아버지 아들이잖아요."

아버지는 이내 마음을 가라앉혔다. 그러곤 이렇게 말했다. "샌디프, 여기서 떠날 때 말이다, 어떻게……?"

"그 종이를 보세요. 1번에 뭐라고 적혀 있죠?"

"아버지는 칸푸르에 갈 수 없어요."

"계속 읽어보세요."

"아버지는 파고에 갈 수 없어요."

"그리고요?"

"아버지 집은 이곳이에요." 이어서 아버지는 그다음 줄로 넘어갔다. "아버지는 영원히 이곳을 떠나지 않을 거예요."

∷

2020년에서 2021년으로 넘어가는 겨울이 되자, 아버지는 하루에 거의 열여섯 시간을 방에서 지내며 사실상 침대를 벗어나지 못했다. 저녁 여덟 시가 되기 전에 잠들어 이튿날 아침 아홉 시 이후에야 일어나는 일이 다반사였다. 라지브 형과 나는 갈수록 더 많은 시간을 그 집에서 보내기 시작했다. 식사 때 아버지를 모시고 아래층으로 내려가는 일은 정말이지 고역이었다. 아버지는 보통 아침에 깨어나서 한두 시간, 오후에 낮잠을 자고 나서 한 시간, 기분이 내키면 저녁식사 시간에도 한 시간을 아래층에서 보냈다. 식욕 역시 예전 같지 않았다. 아침을 먹은 날에는 점심을 예사로 건너뛰었다. 때로는 점심을 먹고 저녁은 건너뛰기도 했다. 로티 하나를 다 먹지 못해 반은 남기기 일쑤였다. 음료는 감미료가 들어간 (영양 공급 셰이크) 엔슈어나 과일 주스를 주로 찾았다.

인간으로서의 존엄은 그나마 남아 있던 부분까지 급속도로 붕괴되어갔다. 침대에서 일으켜 모시고 나오기까지 얼마간 시간이 걸리는 까닭에, 아버지는 때때로 욕실에 도착하기 전에 잠옷 바지에 소변을 보고는 했다. 결국 우리는 아버지에게 기저귀를 채웠다. 성실하게도 하원더는 감염 방지를 위해 한밤중에 일어나 기저귀를 교체해주었고, 아침이면 아버지를 욕조로 모시고 가서 피부에 비누칠을 해가며 가랑이를 깨끗하게 씻겨주었다. 아버지를 면도시키며 콧수염을 다듬고 손톱을 깎는 일도 하원더의 몫이었다. 하지만 그런 하원더에게 아버지는 되레 짜증을 부리며 나쁜 년이라고 욕을 하곤 했다.

와중에 하원더는 아버지를 거의 하루도 빠짐없이 러닝머신 위에서 걷게 했는데, 몸의 유연성을 지켜주기 위해서였다. 그럼에도 불구하고 겨울이 되자 아버지는 러닝머신마저 사용하지 못할 만큼 쇠약해졌다. 손잡이를 잡고 올라서는 데까지는 어찌어찌 성공한다고 쳐도, 걷기를 시작하는 위치로 알맞게 물러나는 단계에서 번번이 실패하는 것이었다. 하원더가 도와주려고 하면, 아버지는 한사코 밀쳐내기가 일쑤였다. 결국 그 겨울, 러닝머신은 겨울잠에 들어갔다.

조력 없이는 걸을 수 없는 상태였기에 배회벽은 결국 사그라들었고 아버지는 배회하려는 욕구조차 더는 느끼지 않았다. 분노 역시 진정되었다. 고집도 어지간히 누그러들어서, 내가 권위 있는 어조로 설명해주면 전처럼 막무가내로 우기지는 않을 정도가 되었다. 눈이 내려 어쩔 수 없이 집 안에 머무를 때에도 아버지는 전과 다르게 비교적 평온해 보였다. 알츠하이머 재단의 지지집단 모임에서 나는 그러한 수동성이 치매의 마지막 단계에 흔히 나타난다는 사실을 알게 되었다. "저희 어머니는 몇 년 동안 온갖 문제를 놓고 저희와 다투셨지만, 이제는 도통 싸울 줄을 모르세요." 하루는 50대 중반의 크고 다부진 여성 참가자가 과거를 회상하며 말했다. 그즈음 나는 아버지의 뇌 속 감정 조절 중추인 편도체가 퇴화하는 중이라고 설명할 정도의 식견은 갖춘 상태였다. 하지만 이러한 지식은 아버지의 감정 폭발이—아니 어쩌면 감정 자체가—사라지는 과정을 지켜볼 때의 착잡한 심정을 조금도 달래주지 못했다.

라지브 형도 하윈더도 나도, 날이 저물기 전에 녹초가 되고는 했다. 더욱이 하윈더는 아버지가 곁에서 자라고 성화를 부리는 통에, 부친의 침대 옆 바닥에 매트리스를 깔고 잠을 청해야 했다.

"라즈, 자요?" 아버지가 이렇게 물으면,

하윈더는 "네." 하고 대답하고는 했다.

"물을 좀 가져다줄까요?"

"아니요, 전 괜찮아요."

"내 도시락은 싸놨어요? 연구실에 일찍 나가봐야 하는데."

"아침에 할게요." 아침이면 아버지는 하윈더를 다시 하윈더라고 부를 터였다. 하지만 깊은 밤이면 하윈더는, 돌아가신 어머니가 되었다.

::

크리스마스를 앞둔 어느 저녁, 아버지 집 변기를 뚫으러 대신 가달라는 라지브 형의 부탁을 받았다. 지난 몇 주 동안은 자신이 그 일을 맡아왔지만, 이제 좀 쉬어야겠다는 것이었다.

집에 도착한 나는 지난 아홉 달 동안 해오던 대로 마스크부터 썼다. 하원더가 나를 위층으로 데리고 올라갔다.

"무슨 일이에요?"

"어르신이 또 변기를 못 쓰게 만들었어요." 하원더의 말투에서 짜증이 묻어났다. "나는 30분 동안 그걸 뚫고 있었고요. 신발까지 다 버려가면서."

욕실로 들어가보았다. 타일 바닥 곳곳에 더러운 변기 물이 조금씩 고여 있었다. 나는 목재 압축기를 집어 든 다음 변기통 속에 밀어 넣었다. 내 펌프질에 맞춰 갈색 물거품이 부글거렸다. 1분쯤 지났을까? 나는 하원더에게 내가 압축기를 밀어 누를 테니 손잡이를 당기라고 말했다. 이내 자잘한 똥 덩이가 떠오르는가 싶더니 오수가 바닥으로 흘러나왔다. 나는 압축기를 내려놓으며 구역질을 하기 시작했다.

"그냥 두세요. 배관공을 불러야겠어요." 하원더가 재미있다는 듯이 웃으며 말했다.

"저 아래 뭐가 있어요." 나는 이렇게 말했다. "아무래도 망할 두루마리 화장지를 안에다 버렸나 봐요."

"그냥 두세요." 하원더는 거듭 나를 말렸다. "큰 선생님—라지브 형—이 나중에 들러서 해결한댔으니까."

"내가 못 하는 걸 형이 어떻게 해요?" 이렇게 말하며 나는 다시 압축기를 들고 더욱더 공격적으로 조작하기 시작했다. 압축기가 요란스럽게 토하는 소리를 냈다. 지저분한 물방울이 사방팔방으로 튀어 올랐다. 하지만 내가 포기를 결심한 순간, 느닷없이 오수가 음침하게 꼴꼴거리는가 싶더니 변기통 바닥으로 빨려 내려가기 시작했다. 물을 한 번 더 내리자, 맑은 물이 변기에 채워졌다. 또다시 구역질이 났다. "축하합니다. 이걸로 100달러는 아끼셨네요." 하원더가 키득거리며 말했다.

몸을 씻은 뒤 아래층으로 내려가보니, 현관문께에 검누런 웅덩이가 생겨 있었다. 우리가 변기를 고치는 사이 또다시 아버지가 바닥에 소변을 본 흔적이었다. 나는 종이 타월을 몇 장 가져다가 엉망이 된 바닥을 재빨리 닦아냈다.

하원더는 아버지를 위층으로 모시고 갔다. 저녁식사 전에 낮잠을 재우기 위해서였다. 그사이 나는 CNN을 틀었다. 텔레비전에서는 〔뉴스 프로그램 「360°」의 앵커〕 앤더슨 쿠퍼가 코로나19 백신과 트럼프 정부의 공중보건 관련 실책에 관한 최신 소식을 전하고 있었다. 나는 탁자에 두 발을 올린 채 소파에 편안히 앉아서 뉴스를 시청했다.

하원더가 다시 아래층 주방으로 내려와 저녁 준비를 하기 시작했다. 개수대 위로 난 창문 밖에서는 만월에 가까운 달이 눈 덮인 잔디밭을 비추고 있었다. 하원더가 채소를 자르기 시작했다. 렌틸콩이 압력솥에 들어갔다. "수니타는 맨날 저더러 아버님을 너무 많이 재우지 말래요." 하원더는 나를 등지고 서서 이렇게 말했다. "본인이 와서 두 눈으로 보면 현실을 깨닫게 되겠죠."

"어떤 현실이요?" 나는 돌아올 대답을 빤히 알면서도 이렇게 물었다.

하원더는 칼을 내려놓더니 손의 물기를 닦으며 나를 돌아보았다. "아버님의 임종이 머지않았다고요. 얼마나 걸릴지는 아무도 모

르죠. 두 달이 될지, 여섯 달이 될지, 여섯 주가 될지는 오직 신만
이 아시는 거니까. 어찌 됐든 아버님은 정해진 명대로 살다 가실
거예요. 그때까진 나도 정해진 몫의 희생을, 그게 뭐가 됐든 치를
거고요."

하원더는 다시 도마로 시선을 옮겼다.

"왜 그렇게까지 하시는 거죠?" 내가 물었다.

하원더는 그만 울음을 터뜨렸다. 그러곤 나를 외면한 채로 "내
겐 이제 아무도 없으니까요"라고 말했다. 우리와 함께 다섯 해를
지내는 동안, 하원더는 인도의 남편과 사별했다. 그러나 영주권을
취득하지 못한 까닭에, 남편의 장례식에도 참석하지 못했다. 아이
들은 장성해서 캐나다에 살고 있었다. 어머니의 귀천 이후로, 우리
는 하원더의 가족이 되었다. 돌봄이라는 경험을, 사랑과 증오, 용
기와 연민과 좌절, 고된 일이 지루하게 이어지는 가운데 간간이 발
생하는 광증과 응급상황 그리고 이따금 느껴지는 따뜻한 유대감
을, 우리는 오롯이 함께 겪어냈다. 하지만 우리가 함께하는 시간은
어느덧 끝을 향해 가고 있었다.

"어르신은 내게 아버지 같은 분이세요." 하원더가 말을 이었다.
그사이 압력솥에서 한 줄기 김이 뿜어져 나왔다. "물론 화를 내거
나, 손찌검을 하려고 드실 때도 있죠. 두 귀를 막고 싶을 만큼 끔찍
한 말들을 퍼부을 때도 있고요. 하지만 어르신은 나를 좋아하시기
도 해요. 내가 곁에 있다는 걸 확인하고 싶어하시죠. 가끔은 당신
이 떠날 때 같이 가주겠느냐고 묻기도 하신다니까요."

하원더는 손등으로 눈물을 훔쳤다. 나는 그에게 아버지가 돌아
가신 뒤에는 어떻게 살 생각이냐고 물어보았다. 하원더는 아마도

캐나다로 넘어가 딸들 중 한 명이랑 지낼 것 같다고 대답했다.

"우리가 다시 만날 수 있을까요?" 나는 불현듯 덮쳐오는 슬픔을 느끼며 이렇게 말했다.

"그럼요." 하윈더는 나를 안심시켰다. "전화를 해도 되고, 페이스타임도 있고요. 마음만 있으면 언제까지라도 만날 수 있지요."

나는 일곱 시 반에 아버지를 모시러 위층으로 올라갔다. 내려와서 저녁을 드실 시간이었다. 아버지는 몇 달 전 들여놓은 병원 침대에서 철제 난간에 얼굴을 기댄 채 모로 누워 있었다. 빨간 모자를 쓰고 콧수염을 다듬은 모습이 여전히 나이에 비해 훨씬 더 젊어 보였다. "내려가서 저녁 드실래요?" 나는 이렇게 권유했지만, 아버지는 배가 고프지 않다고 말했다. 아버지는 조금 더 쉬고 싶어 했다.

"그러세요, 그럼 전 갑니다." 이로써 내 임무는 완료되었다.

하지만 아버지가 나를 불러 세웠다. "좀더 있다 가지 그러니?"

나는 시계를 확인했다. 집에서 가족들이 저녁을 함께 먹으려고 기다릴 시간이었다. "뭐 더 하실 말씀이라도 있으세요?"

잠시 방 안에 정적이 감돌았다. 바깥에서 지나다니는 제설차의 소음만이 나지막하게 들려올 뿐이었다. 그때 아버지가 조용히 입을 열었다. "나도 너랑 같이 가면 안 되겠니?" 롱아일랜드에서 여섯 해 반을 살아왔으면서도, 그때껏 부친은 우리 집에 같이 가고 싶다는 얘기를 단 한 번도 꺼낸 적이 없었다. "왜요, 아버지?"

잠시 후 아버지는 이렇게 대답했다. "사과하고 싶어."

"뭘 사과하고 싶으신데요?"

"그게…… 내가 한 실수에 대해서."

"무슨 실수요? 혹시 변기 일 때문에 그러세요?"

"여러 가지 실수······."

"오늘 일로요, 아니면 평생 동안의 일로요?"

"오늘······ 그리고 평생 동안."

"아니에요, 아버지, 다 괜찮아요." 나는 아버지를 애써 다독였다. "저한테 사과하지 않으셔도 돼요. 딱히 화가 나지도 않았는걸요."

"부탁이다, 샌디프······ 너한테 사과하고 싶어······ 그리고 다른 사람들에게도."

아버지가 돌아가신 뒤, 나는 이 순간을 여러 번 곱씹어보았다. 그때 아버지가 무슨 말을 하려 했는지도, 무엇에 대해 사과하고 싶어했는지도, 나는 여전히 알지 못한다. 하지만 그런 순간을 나는 사는 동안 내내 기다려왔다. 고요한 침실. 눈 덮인 거리. 그것은 내가 언제나 머릿속으로 그려온 장면이었다.

"그래요, 그럼 사과해보세요."

"사과하라고?"

"네."

"알았다. 내가 정말, 정말······ 미안하구나."

"사과를 받아들입니다." 나는 기다렸다는 듯이 말했다.

아버지의 얼굴이 편안해졌다. "감사합니다, 선생님. 고맙구나, 버부."

"천만에요." 나는 일어날 준비를 했다.

"샌디프, 내 옆에 누워보겠니?"

나는 헛웃음을 지었다. "아버지도 참, 제가 눕기엔 침대가 너무 좁아요."

"안 좁아." 아버지는 몸을 돌리더니 침대 가운데 쪽으로 힘겹게 비켜났다. "와봐…… 누울 수 있어."

나는 쓰임새가 사라진 러닝머신이 여태 놓여 있는 침대 저편으로 건너간 다음, 난간을 내리고 침대로 올라가 아버지 곁에 누웠다. 그러곤 평면 텔레비전을 켜고 소리를 껐다. 침대 옆 작은 탁자에는 전기스탠드와 알약 몇 통, 종이 타월 한 롤, 그리고 내가 실없게도 아버지 읽으시라고 놔둔 과학 논문 별쇄본 몇 부가 놓여 있었다. 나는 그중 한 부를 무심히 집어 들었다. "자, 또 무슨 얘기를 하고 싶으신데요?" 내가 물었다.

"사랑한다, 산자." 아버지는 이렇게 속삭였다. 살면서 아버지에게 그런 말을 들은 건, 내 기억으로 그때가 처음이었다.

"저도 사랑해요."

"뭘 좀 물어봐도 되겠니?"

"그럼요."

"한동안 여기 와서 나랑 지내볼래?"

"좋죠." 나는 반사적으로 말했다. "지금은 가야 하지만, 조만간 다시 올게요."

"그래도 되겠니? 내가 정말, 정말……" 아버지는 다음 낱말을 떠올리려 안간힘을 썼다. "미안하구나. 넌 내 가족이야."

"그럼요."

"그래서 참 좋구나."

나는 창밖을 내다보았다. 잿빛 하늘을 찌를 듯이 우뚝 서 있는 상록수 위로 흰 눈이 무겁게 내려앉아 있었다. 문득 이번 겨울이 아버지의 마지막 겨울이 되리라는 불길한 예감이 들었다.

310

"또 하시고 싶은 얘기는 없으세요?" 내가 말했다.

"딱히." 아버지가 대답했다. "다음에 다시 만나면 그땐…… 얘기하고, 얘기하고, 또 얘기하자꾸나."

"지금 얘기해요. 언제 다시 만나게 될지 모르잖아요."

이어 나는 스탠드를 켠 다음 예의 그 논문 별쇄본 한 부를 아버지에게 건넸다. "이야, 이거 봐라." 아버지가 슬쩍 흥미를 드러냈다.

"그게 뭔데요?"

아버지는 웃으며 천천히 제목을 읽어나갔다. "밀 줄기…… 녹병 저항성…… 유전자 지도 작성."

"아버지가 쓰신 논문이에요?"

"아닐걸."

"예전에 아버지도 밀을 연구하셨잖아요?" 나는 그 논문에 나오는 그림 하나를 가리켰다. "이건 뭐예요?"

"이거는…… 어……"

"여기 이 까만 것들은요?"

"글쎄, 모르겠는데."

"염색체잖아요, 아버지. 평생을 연구하던 건데 생각 안 나세요?"

"그래, 맞아. 염색체였어."

"이건요? 뭔지 아시겠어요?"

아버지는 머뭇거렸다. "밀꽃이지, 아마."

"맞아요. 이게 다 밀이에요. 아버지도 전에는 온실에서 이런 걸 기르셨는데."

"그랬지."

"그 시절이 그리우세요?"

311

아버지는 어깨를 으쓱했다. "그렇지."

"그래요?"

"그래."

"일하는 게 좋으셨어요??"

"좋았지…… 그 모든 꽃이며…… 또……"

"연구하는 게 좋으셨지요?"

"그래. 연구하는 게 좋았어."

"그때가 그리우세요?"

아버지는 고개를 끄덕거렸다. "그리워, 아주 많이."

근 몇 달 만에 처음으로, 아버지가 불행하지 않다는 생각이 들었다. 언제부턴가 아버지의 병세는 옆에서 지켜보기가 고달플 정도로 악화되었기에, 지난가을 인생의 가장 어두운 터널을 지나는 동안 나는 차라리 아버지가 돌아가셨으면 하는 생각을 품기도 했다. 하지만 정작 아버지는 당신의 상태로 인해 나보다 덜 괴로워하셨는지도 몰랐다. 아버지의 세계가 축소되면서 아버지의 욕구도, 시야도, 가치 있는 존재에 대한 기대치도 축소되었다. 아버지가 당신의 제한된 삶에 대해 어떻게 느끼는지는 내가 감히 판단할 문제가 아니었다. 다만 아버지는 나를 비롯해 당신을 사랑하는 이들을 알아보았고, 어쩌면 중요한 건 그게 전부인지도 모를 일이었다.

"오, 마침 잘 왔군." 방으로 들어서는 하원더에게 아버지가 말했다. "이쪽은 샌디프예요. 전에 만난 적이 있던가?"

하원더는 나를 보며 미소 짓더니 저녁 준비가 다 됐다고 말했다. 그러곤 아버지에게 음식을 침대에서 먹고 싶은지 아래층으로 내려가고 싶은지 물었다.

"같이 갑시다." 아버지는 이렇게 답했다.

"아래층으로 내려가시겠다고요?" 내가 의아해하며 말했다.

"응." 아버지는 힘겹게 몸을 일으켰다.

내가 보행 보조기를 가져오자, 아버지는 내 부축을 받으며 침대에서 빠져나왔다. 보조기를 꼭 붙든 채 아버지는 라지브 형이 얼마 전 들여놓은 카펫을 밟으며 조금씩 앞으로 나아갔다. 계단까지 가는 데만 몇 분이 걸렸다. 그곳에서 아버지는 걸음을 멈추었다. 지친 기색이 완연했다.

"샌디프에 대해서 내가 말하지 않은 게 있어요." 이렇게 말하며 아버지는 하윈더를 돌아보았다.

"말씀해보세요." 하윈더가 웃으며 말했다.

"이 애는 제일 총명한 학생이었다오."

"아버지도 참." 나는 급하게 말을 가로막았다. "그만 내려가요."

우리의 도움으로 간신히 한 계단을 내려간 다음, 아버지는 또다시 걸음을 멈추었다.

"그 얘기도 했던가, 내가 제일 아끼는 아이가 이놈이라고."

"암요, 암요." 하윈더가 웃으면서 큰 소리로 말했다.

나는 어리둥절한 나머지 고개를 가로흔들었다. 우리는 아버지를 부축하고 한 계단을 더 내려갔다.

"와줘서 대단히 고맙네." 아버지가 내게 갑자기 격식을 갖추어 말했다. "이따금…… 이렇게 우리 집에 와서 식사나 함께하지. 편하게 와서…… 하룻밤 자고 가도 좋고."

그제야 생각해보니, 아버지가 롱아일랜드로 이사한 지 여섯 해 반이 지나도록 단 하룻밤도 이 집에서 자고 간 적이 없었다. "그럴

게요." 내가 말했다.

"약속하겠나?"

"예, 하룻밤 자고 갈게요."

"하룻밤 통으로?"

"통으로요."

아버지는 기쁜 듯 소리 내어 웃었다.

"왜 그렇게 웃으세요, 어르신?" 하원더가 물었다.

"하룻밤을 통으로 여기서 보내겠다잖아요."

"그게 뭐 어때서요? 아드님인데."

"무슨 소리야, 내 아들이라니!" 아버지가 소리쳤다.

"그럼 전 누구죠?"

아버지는 아리송한 눈빛으로 나를 쳐다보았다. "아무래도 내 조카 같은데."

14장
/
걱정할 것 없다,
다 잘될 거야

시간이라는 아편의 해독제는 존재하지 않는다. 시간에 관한 한 모든 것이 그러하다.

우리 아버지들이 우리의 짧은 기억 속에서 죽어 없어지듯이

슬프지만 우리도 어쩌면 우리 유족들에게서 잊힐 것이다.

:

토머스 브라운 경, 『호장론』(1658)

늦은 2월의 스산한 일요일 오후였다. 아버지는 전화로 내게 도사를 먹으러 가고 싶다고 말했다. "비가 오는데, 꼭 가셔야겠어요?" 내 물음에 아버지는 그렇다고 대답했다. 추운 날씨 탓에 두 달 동안 칩거하면서 몸이 부쩍 쇠약해지신 터라, 슬슬 집 밖으로 나가볼 필요가 있기는 했다.

하우스 오브 도사 주차장에 차를 세운 뒤, 하윈더와 나는 얼굴에 세차게 부딪는 비바람을 헤치고 아버지를 양쪽에서 부축해가며 힘겹게 주차장을 가로질렀다. 식당에 들어서는 우리를 주인 남자는 놀라면서도 반갑게 맞아주었다. 그의 안내로 우리는 마스크를 쓴 채 늘 앉던 자리로 가서 늘 먹던 메뉴를 주문했다. 화사한 녹색 스웨터를 입은 아버지는, 비록 음식은 별로 입에 대지 않았지만, 그곳에 앉아서 다른 손님들을 바라보는 게 행복해 보였다. 다시 차에 올랐을 때는 어둠이 내려앉고 있었다. 집으로 돌아가는 길에 빗방울이 후두두 차창에 떨어졌다.

뒤이은 수요일에 아버지는 몸져누웠다. 아침에 가서 보니, 침대에서 신음하고 있었다. 나는 구강에서 체온을 측정하려 했지만, 아버지는 꾹 다문 입을 한사코 벌려주지 않았다. 이어 나는 요로감염증이 재발했을 가능성을 고려해 앞서 같은 병으로 복용한 적이 있는 항생제 시프로플록사신과 애드빌(이부프로펜 성분의 해열 및 소염진통제)을 입에 넣어주었지만, 아버지는 그 알약들을 삼키기는커녕 탁하고 걸쭉한 액체와 함께 기어이 뱉어내고 또 뱉어냈다. "약을 드시면 주무시게 해드릴게요." 나는 답답한 심정으로 이렇게 말했다. 하지만 아버지는 바닥에 두 발을 대고 침대에 반쯤 누워 팔짱을 낀 채로 안 먹겠다고 고집을 부렸다.

317

아버지는 그날 낮과 밤을 꼬박 누워 지냈고, 목요일과 금요일에도 온종일 침대 신세를 졌다. 또한 넋두리와 앓는 소리를 하면서 식사를 거부했다. 입에 댄 음식이라고는 하윈더의 권유에 마지못해 홀짝인 망고 넥타 몇 모금이 전부였다.

금요일 저녁 라지브 형과 내가 일을 마치고 들렀을 때쯤에는, 벌써 이틀째 고형 음식을 전혀 섭취하지 않은 상태였다. 나는 푸딩이며 엔슈어를 강제로 먹여보려 했지만, 입안에 넣는 족족 입술 사이로 흘러나왔다. "왜요, 배가 안 고프세요?" 나는 머릿속이 점점 하얘지는 것을 느끼며 물었다.

"사람들이 앉아 있다고 그러시네요." 하윈더가 아버지 대신 대답했다. "그 사람들이 차를 못 마시게 한대요."

나는 아버지의 1차 진료 주치의 샌디 발완에게 전화를 걸었다. 선생은 아버지를 응급실로 옮기는 문제를 놓고 내 의중을 확인했다. 나는 물론이고 형과 수니타도 그러지 않기로 이미 마음을 굳힌 상태였다. 아버지는 사실상 몇 달 동안 침대를 벗어나지 못했고, 식욕을 거의 모조리 상실했으며, 몸무게가 나날이 줄어들었다. 요컨대 아버지는 죽어가고 있었다. 그리고 우리는 그런 아버지를 병원에서 지내게 하는 일만큼은 마지막까지 피하고 싶었다.

발완은 호스피스 케어를 통해 집에서 아버지를 돌보는 방안을 제시했다. 호스피스, 그러니까 임종간호는 아버지의 안정에 초점을 맞춘다. 간호사가 모르핀을 비롯한 약물을 집으로 가져와, 우리가 아버지의 증상을 관리할 수 있도록 돕는 식이다. 나는 즉시 동의의 뜻을 밝혔다. 금요일 저녁이었지만, 발완은 몇 군데 전화를 걸어 주말에도 인력 배치가 가능한지 알아봐주겠다고 했다. 또한 늦어도 다음 주에는 뉴욕 호스피스케어 네트워크에서 사람을 소개받을 수 있도록 손을 써놓겠다고도 했다.

돌이켜보면, 그때 그 임종간호 결정은 놀랍도록 빠르게 이루어졌다. 내 경험상 대부분의 가족은 환자를 한두 번쯤 입원시켜본 뒤에야 비로소 임종간호를 결정한다. 아버지를 닮아서 나도 중대한 결정에 대해서는 통상 신중한 숙고를 거치는 편이다(다만, 나와 달리 아버지는 충분한 생각을 거친 난제에 대해서는 결정을 머뭇거리지 않았다). 한데 그날 저녁에 나는 임종간호 결정을 전화상으로 순식간에 내려버렸다. 더욱이 형과 의논하는 과정도—아무리 형이 동의할 게 뻔하다 해도—생략하고 말이다. 그런 결정을 내리게 된 배경에는 지난 여섯 해 반 동안 내가 지켜보는 가운데 서서히 쇠락해온 아버지가 있었다. 하지만 그 금요일 밤 아버지의 입을 통해 강제로 영양물을 공급하려 애쓰던 나는, 그 선택의 정확한 의미를 이해하지 못했다.

하윈더와 나는 이틀 넘게 침대를 떠나지 못한 아버지를 아래층으로 옮겨 환경을 바꿔보기로 했다. 아버지는 우리 도움으로 침대를 빠져나왔다. 그러곤 후들거리는 다리로 카펫에 조심조심 발을 딛은 뒤, 떨리는 손으로 보행 보조기를 붙잡았다. 복도를 지나 계단까지 가는 데는 어찌어찌 성공했다. "손으로 벽을 짚으세요." 하윈더가 편자브어로 말했다. "자, 이제 보행 보조기는 옆으로 치우고 난간을 붙잡으세요."

아버지는 우리의 부축을 받으며, 한 단 한 단 내려갈 때마다 1분 남짓을 쉬어가며 힘겹게 계단을 내려갔다. "발로 저기를 밟으세요." 하윈더가 자상하게 설명했다. 마치 아버지가 걷는 법, 다리를 조화롭게 움직이는 방법을 완전히 잊어버린 것처럼.

이윽고 맨 아래 층계에 다다랐을 때 아버지는 당신의 의자에 걸려 있는 재킷을 보더니 이내 누구 옷이냐고 물었다.

"라지브 형 거예요." 내가 말했다. "아까부터 아버지를 기다리고 있어요."

형은 긴 가죽 소파에 누워 전화 통화를 하던 참이었다. 와중에 우리를 멍한 눈으로 바라볼 뿐 일어나서 돕지는 않았는데, 우리가 어리석고 잘못된 행동을 하고 있지만 자신이 구태여 왈가왈부하지는 않겠다는 듯한 태도였다.

"아버지는 안정적이야……." 형의 말소리가 들려 왔다. "아니, 앞으로 어떻게 될지는 우리도 모르지…… 그래, 세 시간 전보다는 나아지신 것 같아."

하윈더와 나는 아버지를 어머니의 안락의자에 앉혔다. 이어 나는 고통스레 신음하는 아버지의 다리를 들고, 사각팬티를 벗긴 다음, 깨끗한 파자마를 입혔다. "이제 편하게 앉아서 쉬세요." 내가 말했다. "하윈더가 차를 끓여올 거예요." 그러나 우리가 자세를 잡아주자마자, 아버지는 다시 침대로 데려다달라고 말했다. 이번에는 형과 내가, 다리 힘이 완전히 풀려버린 아버지를 들고 계단을 올랐다. 라지브 형이 아버지의 다리를 붙들었고, 나는 겨드랑이 사이로 손을 끼워 넣었다. 우리가 비틀거리며 복도를 지나 침실로 돌아가는 동안, 아버지는 우리의 버릇없음을 꾸짖으며 악담을 퍼부었다.

"아버지를 아래층으로 모시고 가는 건 이번이 마지막이야." 형은 아버지를 다시 침대에 눕힌 뒤 말했다. 예언처럼 들리기도 하고 명령처럼 들리기도 하는 묘한 발언이었다.

침대맡에 앉아서, 나는 지난 닷새에 걸쳐 일어난 일들을 하나하나 짜 맞춰보았다. 아버지와 함께 하우스 오브 도사에 다녀온 게 지난 일요일 오후였다. 혹시 그날 빗속에서 폐렴에 걸린 것일까? 뇌졸중일 가능성은 없을까? 문제의 경막하 혈종이 어떻게든 팽창했다면? 코로나19에 감염되었을 가능성은? 의사인 동시에 아들로서, 나는 상황을 명확히 이해해보려고 안간힘을 썼다.

저녁에는 아내 소니아와 딸 피아가 그 집에 들렀다. 소니아가 만들어준 밀크셰이크를 아버지는 한 모금도 마시지 않았다. "예전에 파고에서 사시던 집에는 나무가 참 많았어요. 아름다운 피나무였지요." 소니아가 모처럼 말을 걸었지만, 아버지는 깊은 잠에 빠져 있었다. 잠깐이나마 눈을 뜬 것은 오로지 피아가 말을 붙였을 때뿐이었다. "아유…… 예쁘기도 하지." 아버지는 겨우 이 말을 건네고는 다시 눈을 감았다.

영양 부족은 끝내 심각한 탈수 증세로 이어졌다. 어쩌면 아버지가 다시 계단을 오르다 쓰러진 이유도 그 때문일 가능성이 있었다. 이쯤에서 임종간호 결정을 재고해야 할는지도 모를 일이었다. 그런저런 생각에 빠져 있는데, 하원더의 목소리가 들려왔다. "만약 수분이 문제면, 정맥주사를 맞혀보지 그래요?" 의사인 소니아도 같은 의견이었다. 우리 형제가 너무 쉽게 포기하려고 든다는 것이었다. 수액 2리터면 아버지가 거뜬히 일어나실 거라고, 소니아는 우리를 다독였다.

형은 그 의견에 동의하지 않으면서도, 차를 몰고 자기 병원으로 가서 정맥주사 키트와 식염수 몇 팩을 챙겨 왔다. 형이 나가 있는 사이, 나는 식탁에 형이 놓아둔 아버지의 유언장과 이런저런 서류들을 발견했다. 그 종이 더미 안에는 아버지가 2004년에 라지브 형에게 쓴 편지가 섞여 있었다. 말기 돌봄과 관련해 양친의 희망 사항을 상세히 설명하는 편지였다. 내용은 다음과 같았다.

우리가 명이 다해서 떠나면, 네가 우리 뜻을 이어받아야 한 다. 일전에 같이 의논했다시피 나는 우리 돈을 자우하르 사 회발전 재단에 출연하고 싶구나. 재단의 책무는 가난하고 핍 박받는 이들을 돕는 것이고, 주된 수혜자는 인도 사람이 되 겠지만, 미국 사람도 일부 혜택을 받게 될 거야(이미 우리는 이곳 파고에 있는 부랑자 쉼터에 기부하고 있단다).

확실히 말해두는데, 우리 둘 다 어떤 식으로든 너희에게 짐 이 될 생각은 없다. 만약 내가 먼저 떠나면, 너희 엄마는 너 희 중 누군가의 집으로 거처를 옮기지 않고(물론 너희를 보러 다니기는 하겠지만) 이 집에서 계속 살기로 했어. 그리고 만 약 너희 엄마가 먼저 떠나면, 그땐 내가 혼자 이 집에서 끝 까지 살게 되겠지. 우리는 그러기로 마음을 굳혔다. 또 만에 하나 우리가 중병에 걸리면, 생명을 유지하기 위한 그 어떤 예외적 요법도 우리에게 사용하지 말아주길 바란다. 우리는 결코 의미 없는 삶은 살고 싶지 않아. 후제에 다 자세히 설 명하마. 그나저나 나이가 드니 너희가 더 자주 보고 싶구나. 아마 너희 엄마도 마찬가지겠지. 비록 우리가 너희를 넉넉하 게 뒷받침해주지는 못했지만 보답으로 딱 한 가지 바라는 게 있다면 너희, 그리고 당연히 우리 손주들의 행복이란다.

편지 말미에는 아버지와 어머니 두 분의 서명이 남겨져 있었다.

병원에서 돌아온 라지브 형은 기존의 유보적 입장을 버리고 재빨리 수액 주사 준비에 돌입했다. 형은 언제나 나보다 훨씬 손재주가 좋았다. 어려서부터 형은 기술자 기질이 다분했던 반면, 나는 사색가에 가까웠다. 가장 먼저 형은 소독된 시트로 대강 아버지의 몸을 닦았다. 그런 다음 정맥주사 키트를 열고는 안에 들어 있는 것들을 소독포 위에 쏟아놓았다. 형의 손가락이 신속하게 움직이기 시작했다. 주삿바늘 포장을 뜯고, 정맥 주삿줄을 통해 식염수를 한 번 흘려보낸 뒤, 사용할 기구들을 세심하게 배치했다. 준비가 끝나자 형은 아버지의 손등을 소독제로 닦은 다음, 마취를 위해 미량의 리도카인을 주입했다. 이어서 하윈더와 내가 아버지의 팔다리를 붙들고 있는 동안, 형은 한 치의 망설임도 없이 22게이지 주삿바늘을 손등의 얇디얇은 피부에 찔러 넣었고, 이내 다급하고도 맥없는 비명이 터져 나왔다. 아버지의 탈수된 정맥을 손끝으로 두드리면서 라지브 형은 적갈색 액체가 외통을 채울 때까지 바늘을 앞뒤로 움직였다. 주사기를 제거하자, 수상하게 검붉은 피가 주삿바늘의 허브를 통해 흘러나와 푸른 소독포 위로 떨어졌다. 이어 라지브 형은 주삿바늘을 제거한 다음, 정맥 내 카테터를 식염수 팩에 부착된 기다란 플라스틱 도관에 연결했다. 아버지는 진정되었다. 라지브 형은 식염수 팩을 머리 위로 치켜든 상태에서, 아버지의 허해진 정맥에 소금물을 짜 넣었다. 집에 수액 거치대가 없었던 터라, 형은 천장 환풍기에 주황색 실로 식염수 팩을 묶었다.

마지막으로 수액이 제대로 흘러들어가는 것까지 확인한 형은 나를 돌아보며 이렇게 말했다. "내 손으로 아버지 정맥주사를 놓게 될 줄이야."

밤 열 시경, 호스피스 간호사가 집에 도착했다. (호스피스 케어 네트워크는 그날 저녁 일찍 아버지를 임종간호 대상 환자로 받아들였다.) 간호사의 이름은 레아였다. 레아는 잠든 아버지를 대강 훑어보더니 관련 서류에 서명을 받기 위해 라지브 형과 나를 데리고 식탁에 자리를 잡았다. 인테이크 기록지에 적힌 아버지의 진단명은 '말기 치매'였다. 주 부양자로는 내 이름이 기입되었다. 등록을 위해서 나는, 심정지나 호흡정지가 발생했을 때 심폐소생술을 시행하지 말아달라는 내용의 사전연명의료의향서에 서명을 했다.

나는 아버지가 구강으로 영양물을 섭취할 정도로 회복하지 못하고 오로지 수액 주사에만 의존한다고 가정할 때 얼마나 더 오래 살 수 있겠느냐고 레아에게 물었다. 놀랍게도 레아의 대답은 몇 주 혹은 심지어 두 달까지도 생존할 수 있다는 것이었다.

"음식 없이 두 달을요?" 나는 믿을 수 없다는 듯이 물었다.

"그럼요." 레아는 자신이 돌본 치매 환자 중에도 그만큼 오래 생존한 이들이 제법 있다고 말했다. "물론 언젠가는 보호자께서 수액을 더 이상 맞히지 않겠다는 결정을 내리셔야 하겠지만요."

레아의 말이 잠시 공간을 맴돌았다.

"수액이 해가 될 수도 있나요?" 내가 물었다.

"해가 되진 않지만, 그로 인해 고통이 길어질 수 있지." 형이 레아가 미처 대답하기도 전에 말했다.

"그럼 이쪽 보호자께서는 수액 주사에 동의하지 않으시는 건가요?" 레아가 형에게 물었다.

"전혀요." 라지브 형이 대답했다.

"하지만 그쪽이 유일한 결정권자는 아니죠." 나는 재빨리 이렇게 덧붙였다.

"그렇죠. 모두가 원하는 방향으로 결정해야겠죠. 우리 중 한 명이라도 중단을 반대하면, 우린 그 사람 결정을 따를 겁니다." 라지브 형이 이를 앙다문 채로 말을 받았다. 모르긴 해도, 몇 년 전 말기 혈액질환을 앓던 장모가 임종을 앞두고 몇 주 동안 집중치료실에 입원했던 일이 형에게 깊은 트라우마를 남긴 듯했다.

"오래전에 겪어봐서 알아요. 이런 문제는 가족들을 무너뜨린다는 걸." 형이 조용히 말을 이었다. "그래서 우린 제일 무너지기 쉬운 쪽의 뜻을 따르기로 했고요." 이 말을 끝으로 형은 그 자리를 빠져나갔다.

기록지에 서명을 마치고 레아를 떠나보낸 뒤, 라지브 형과 나는 하룻밤씩 번갈아가며 아버지 곁을 지키기로 했다. 첫날은 내가 남아 있기로 자청하면서, 라지브 형은 집으로 돌아갔다. 하윈더와 나는 아버지와 밤을 보낼 준비를 했다. 가장 먼저 우리는 아버지의 기저귀를 갈았다. 어느덧 1리터에 가까운 식염수가 정맥주사를 통해 유입된 상태라, 기저귀며 침대 시트가 흥건히 젖어 있었다. 우리는 병원 침대의 머리 부분을 내리고 아버지를 들어 올렸다. 이어 아버지의 몸을 한쪽으로 기울였다가 다른 쪽으로 기울여가며, 때묻은 셔츠를 벗기고 밑에 깔려 있던 젖은 시트를 빼냈다. "그만 해요." 아버지는 이렇게 외치며 하윈더에게 힘없이 발길질을 했다. 하윈더는 안타까이 혀를 차면서 흡사 아기 대하듯 아버지의 살을 닦아주었다.

옷을 다 갈아입히고 나니, 아버지는 한결 정신이 맑아 보였다.

"피곤하지요?" 아버지가 자상한 목소리로 하원더에게 말했다.

"피곤하지요." 하원더는 다정하게 말을 받아주었다.

"오, 우리 귀여운 아가씨." 아버지는 예전에 어머니를 부르던 식으로 이렇게 소곤거렸고, 내게는 그리움이 파도처럼 밀려들었다. 지난날 양친의 모습과 이제 곧 아버지에게 닥칠 운명을 생각하니, 가슴이 뻐근해지면서 눈물이 핑 돌았다. 침대 옆 바닥에 놓인 트윈 매트리스에 앉아 조용히 울고 있는 나를, 아버지는 의아한 눈빛으로 바라보았다. "이제 어디로 갈 거니?" 아버지가 나지막이 물었다.

"아무데도 안 가요." 나는 애써 마음을 가라앉히며 말했다. "여기서 아버지랑 같이 있을 거예요." 마침내 나는 언젠가 약속했던 것처럼 아버지와 함께 밤을 보내려 하고 있었다.

"걱정할 것 없다." 아버지는 여느 날처럼 내게 가만가만 위로를 건넸다. "다 잘될 거야."

"그걸 어떻게 아세요?" 내가 물었다.

"그야…… 언제나 그랬으니까." 아버지의 대답이었다.

:

새벽 한 시경 누군가 초인종을 눌렀다. 가용성 모르핀과 급속 작용 항불안제 아티반, 기도 분비물 억제제 아트로핀이 담긴 '컴포트 팩'을 배달하기 위해 호스피스 케어 네트워크에서 찾아온 사람이었다. 나는 곧바로 1밀리그램짜리 아티반정의 4분의 3을 아버지의 혀 아래에 넣고 조심스레 입을 닫아주었다. 아버지는 뒤척거리

며 신음소리를 내는가 싶더니 금세 잠이 들었다. 코를 고는 아버지
의 메마른 입술이 말려 올라가면서 얼굴에 희미한 미소가 번졌다.
새벽 네 시쯤 아버지를 살피러 들어온 하윈더는 "어르신이 부디 웃
으면서 가셨으면 좋겠어요"라고 말했다.

비록 나는 주기적으로 아버지를 살피느라 잠을 설쳤지만, 아버
지는 아침까지 단잠을 주무셨다. 아홉 시경에 나는 커튼을 열어
빛을 방 안으로 들인 다음, 아버지를 살살 흔들어 잠에서 깨웠다.
아버지의 상태는 조금도 나아지지 않았다. 섬망도 그대로였고 여전
히 혼자 힘으로는 일어서지 못했다. 나는 하윈더의 도움을 받으며
아버지와 욕실로 이동했고, 그곳에서 부친은 어렵사리 변기에 앉
아 소변을 볼 수 있었다. 하지만 우리의 부축을 받으며 침대로 돌
아간 뒤에는, 금세 또 몸의 힘을 풀어버렸다.

그때였다. 정맥 내 카테터에 엉겨 있는 핏덩이가 눈에 들어왔
다. 그로 인해 수액의 흐름도 멈춘 상태였다. 짐작건대 간밤에 아버
지의 옷을 갈아입히며 수액관을 잠깐 내려놓았을 때 혈액이 역류
하면서 벌어진 일인 듯했다. 나는 식염수로 채워진 주사기를 도관
에 연결해 문제의 핏덩이를 내보내려 했지만, 뜻대로 되지 않았다.
아무래도 포기하고 이쯤에서 정맥주사를 새로 놓아야 할 듯싶었
다. 하지만 라지브 형이 아침거리를 가지고 건너오면서, 상황은 바
뀌었다. 형이 능숙하게 혈병을 씻어내자 수액은 다시 흘러 들어가
기 시작했다.

그날 아버지는 온종일 침대를 벗어나지 못했다. 토요일에는 몇
차례 아픈 듯 신음하며 깨어났지만, 대부분의 시간을 잠든 상태로
보냈다. 닷새 동안 입으로 섭취한 음식이라고는 겨우 푸딩 한 숟가

327

락 정도가 다였다. 그럼에도 불구하고 아버지는 살아 있었다. 그리고 수액도 여전히 흘러들어가고 있었다.

아버지가 그날은 물론 그 이튿날까지 버텨내면서, 나는 완화의료 결정이 과연 옳았는가 하는 의문을 품게 되었다. 불과 일주일 전만 해도 아버지는, 비록 휘청거리기는 했지만 걸어서 하우스 오브 도사 안으로까지 들어갔었다. 한데 그런 아버지가 지금은 임종을 앞두었다니, 도통 사리에 맞지 않았다. 라지브 형은 2004년의 그 편지에 아버지가 남긴 말을 내게 상기시켰다. 편지에서 아버지는 당신의 생명을 유지하는 그 어떤 예외적 요법도 사용하지 않기를 바란다고 말했다. 하지만 내가 원하는 건 특별한 무언가가 아니었다. 그저 계속 수액 주사를 맞히면서 필요에 따라 적절한 항생제를 투여하는 정도가 전부였다.

아버지가 거의 스무 해 전에 오늘의 상황을 대비해 적어둔 당부를 과연 우리는 어떻게 해석해야 할까? 나는 알고 싶었다. 지금처럼 침대에 누워 지내는 상황이 아버지가 바라던 결과가 아니라는 점만은 확실했다. 하지만 그 편지에는 막상 아버지에게 그런 상황이 닥쳤을 때 무엇을 해주길 바라는지에 대한 내용이 명시되어 있지 않았다. 더욱이 그 편지가 아버지의 현재 희망을 반영하고 있는지도 알 수 없는 노릇이었다. 과학자로서 왕성히 활동하던 2004년에 아버지에게 의미 있던 것들은, 지난 몇 달 동안 아버지에게 의미 있게 된 것들과 달라도 너무 달랐다. 어느덧 아버지는 하원더와 함께 보내는 시간이라든가 피스타치오 쿨피 한 숟가락처럼 지극히 소박한 것들에서 진정한 기쁨을 느끼고 있었다. 우리는 그런 것들이 단순하고 유치하다고, 너무도 사소해서 아버지의 수준에 안 맞

328

는다고 여겼다. 하지만 어쩌면 그것은 우리의 초인지적 편견에 불과했는지도 모를 일이었다.

일요일 오후 우리 전화를 받은 수니타는 그날 밤 비행기로 가족과 함께 찾아오기로 했다. 스물두 달 전 아버지의 경막하 혈종을 배액할지 말지를 놓고 장단점을 저울질하던 우리는, 이제 그에 못지않게 중요한 결정을 눈앞에 두고 있었다. 더욱이 그 결과는 그때보다 훨씬 더 삭막한 감정을 불러올 것이었다.

"만약 수액 주사를 맞히지 않았으면, 지금쯤 일을 치렀을 수도 있어." 라지브 형이 말했다. "모르긴 해도 금요일에는 돌아가셨겠지. 난 뭐든 네가 하자는 대로 할 거야. 하지만 수액 주사를 계속 맞히자는 얘긴 도저히 못 들어주겠다. 이건 아버지가 원하는 게 아니야."

"그럼 우리가 뭘 해야 하는데?" 내가 쏘아붙였다. "더는 감당이 되지 않으니, 수액을 끊고 모르핀을 투여하자는 얘기야?"

"아니요, 그건 내가 허락할 수 없어요." 하윈더는 평소처럼 계단에 앉아 우리 대화를 경청하다 말고 심중의 말을 털어놓았다. "어르신은 곧 떠나실 거예요. 하루나 이틀, 어쩌면 나흘 뒤가 될 수 있겠죠. 하지만 우리가 약물로 어르신을 돌아가시게 하는 일은 없을 겁니다."

"제 말은 우리가 그러겠다는 게 아니라……"

"또, 내가 보고만 있지도 않을 거고요." 하윈더가 내 말을 가로챘다. "설령 어르신이 두 달을 더 저렇게 누워 지내신대도 달라질 건 없어요. 아버님께 수액 주사를 맞히고 싶지 않으면, 맘대로 하세요. 하지만 우리가 약물로 어르신을 돌아가시게 하는 일은 없을 겁니다."

"우리가 더 감당할 수 있고 없고는 중요한 게 아니야." 라지브 형은 하윈더 얘기는 들은 척도 않고 내게 말했다. "관건은 아버지가 뭘 원하느냐는 거야. 아버지의 뜻은 아주 명확해. 그 어떤 영웅적 조치°도 취하지 말 것."

"나도 영웅적 조치 같은 건 바라지 않아! 그냥 항생제랑 수액을 투여하고, 혹시 필요하면 혈액검사나 소변검사 정도만 해보자는 얘기야."

"아버지를 그렇게까지 살리려고 애쓰는 이유가 뭔데?" 형이 언성을 높였다. "매일 침대에 똥이나 누는 삶을 아버지가 원하실 것 같아? 혼자 힘으로는 노트북 컴퓨터를 켜지도 못하고 전화기를 귀에 대지도 못하는데? 책을 몇 권이나 쓰신 어른이 정말 그런 삶을 원할까? 오히려 '도대체 지금 무슨 짓을 하는 거냐'면서 널 원망하시지 않을까? 금요일에 레아 간호사가 왔을 때 내가 왜 중간에 나가버렸는지 알아? 진절머리가 나서야. 난 네가 하자는 대로 정맥주사를 놨어. 그런데 이제 혈액검사에 소변검사까지 하자고?"

"내 말은 그게 아니라……"

"아니, 네 말은 정확히 그거야! 넌 평소에도 늘 그런 식이었어. 결단력 없고 우유부단하고. 너도 『뉴욕타임스』 기고문에서 그랬잖아. 생이 끝나갈 때는 많은 걸 내려놓아야 한다고. 만약 아버지가 기력이 있었으면 너를 앉혀놓고 흔들면서 이러셨을걸. '샌디프, 도

°   heroic measure, 미국 의료계에서 주로 사용하는 용어로, 치료로 인해 예상되는 치명적 부작용을 무릅쓰고서라도 오로지 환자의 생명을 살리거나 연장하는 데 초점을 맞추는 모든 치료 과정을 뜻한다.

대체 지금 무슨 짓을 하고 있는 거냐?'"

"아버지는 나한테 죽고 싶다는 말을 단 한 번도 하신 적이 없어." 내가 반박했다.

"그건 이제 아버지가 그런 감정을 말로 표현할 능력을 상실했기 때문이야." 라지브 형이 맞받아쳤다.

"그러니까 형은 우리가 아버지를 위해서 그런 결정을 내려야 한다는 얘기야? 정작 아버지는 의사를 밝히지도……"

"아니! 아버지는 의사를 밝혔어. 몇 년 전에 쓰신 그 편지에서."

"그러니까 그 뜻을 따르자고? 지금은 아버지 생각이 그때랑 달라졌을 수도 있는데?"

"건강관리 위임장이라는 게 왜 있겠니? 아버지가 정신이 온전할 때 밝혀둔 생각을 따르기 위해서야. 우린 오로지 과거에 나눴던 대화에 의지할 수밖에 없어."

물론 나는 형의 말뜻을 이해하고 있었다. 그리고 스스로에게 솔직해지자면, 훗날 돌이켜보니, 당시 기저귀를 차고 거기 누워 있는 아버지를 과거의 아버지와 동일 인물이라고—예의 그 편지를 쓰던 사람과 여전히 연결되었다고—여기던 나에 비해 형은 어떤 면에서 아버지와 아버지의 인격을 더 깊이 존중해주고 있었다. 하지만 아버지가 나흘 넘게 영양물을 섭취하지 못하는 와중에도 여전히 살기 위해 분투하는 듯 보였다는 사실은, 내 마음을 너무도 아프게 했다. 도대체 우리가 무슨 자격으로, 아버지는 더 이상 살 가치가 없고 이제 죽어야 한다는 결정을 내릴 수 있단 말인가? 정작 아버지 당신은 그와 같은 결정을 내리지도 (혹은 그럴 능력을 갖추지도) 않았는데 말이다.

331

"난 아버지가 도와달라고, 싸울 기회를 달라고 말하는 것처럼 느껴져." 내가 말했다.

"아니, 그럴 리 없어! 지금 아버진 지적 수준이 어린애나 마찬가지야. 기껏해야 더 아프다, 덜 아프다 정도밖에는 인지하지 못하는 상태라고. 내 입장은 단 한 순간도 달라진 적이 없어. 말했다시피 반대 의견을 존중하는 것뿐이야. 그러니까 피를 뽑든 소변을 검사하든 네 마음대로 해. 다 네가 하자는 대로 해줄 테니까. 하지만 난 너랑은 생각이 완전히 달라. 이건 사는 게 아니야. 아버지가 원하는 건 이런 게 아니라고."

형은 수니타의 생각을 물었다.

"아버지 말대로 하자." 여동생이 갈라진 목소리로 말했다. "그게 아버지가 원하시는 거잖아. 지금 같은 상황이 한 주든 두 주든 더 길어지는 결과를 원하진 않으실 거야. 그 뜻을 우리 맘대로 거역할 수는 없어."

라지브 형은 아버지의 그 편지를 큰 소리로 읽기 시작했다. "'우리가 중병에 걸리면, 생명을 유지하기 위한 그 어떤 예외적 요법도 우리에게 사용하지 말아주길 바란다. 우리는 결코 의미 없는 삶은 살고 싶지 않아.'"

"아버진 심지어 그때 그 편지에 엄마 서명까지 받아놓으셨어." 라지브 형이 말했다. "놀랍지 않아? 내가 아는 한, 아버지는 한 편지에 엄마 서명까지 받아놓는 분이 절대 아니야."

"아버지 뜻이 그만큼 확고하다는 얘기네." 수니타가 흐느끼기 시작했다.

"수니타, 괜찮아." 라지브 형이 말했다. "나도 수요일에 아버지를 처음 봤을 땐 마음이 아팠지만, 지금은 괜찮아졌어. 엄마 돌아가셨을 때랑 비슷한 기분이랄까. 이제 아버지는 아버지가 아니야. 우리가 알던 아버지가 아니라고." 라지브 형은 하원더를 돌아보았다. "아주머니는 뭐 하실 말씀 없으세요?"

"내가 무슨 할 말이 있겠어요?" 하원더는 잠깐의 침묵 끝에 이렇게 대답했다. "그냥 하고 싶은 대로들 하세요. 어차피 어르신께 주어지는 시간은 똑같을 테니까. 이러니저러니 해도 결국은 정해진 명대로 살다가 가실 겁니다."

수니타는 그날 저녁 남편과 두 아이를 데리고 롱아일랜드에 도착했다. 밤늦게까지 우리는 잠든 아버지의 침실에 앉아, 가족의 지난날을 돌아보며 이야기를 나누었다. 아버지의 삶을 기리기 위한 일이었지만, 일면 장례식 예행연습처럼 느껴지기도 했다. 형은 우리가 웨일스에 살았던 3년 반 동안의 기억을 떠올렸다. 그때 우리 집은 보가街에 있었고, 가족끼리 데블스브리지로 소풍을 떠나고는 했다. 우리 가족이 온전했던 시절에 대한 형의 추억담을 듣고 있자니, 슬프면서도 반가운 기분이 들었다. 하지만 형이 기억하는 내용은 내가 기억하는 내용과 조금씩 달랐다. 피아노는 현관문 쪽이 아니라 집 안쪽에 있었다. 우리가 학교에서 집으로 돌아올 때면 어머니는 그 문 앞에서 우리를 기다리고는 했다. 우리는 웨일스가 아니라 켄터키에서 「톰과 제리」를 보았다. 그리고 지금 이곳에서 뒤틀린 몸으로 거친 숨을 몰아쉬며 누워 있는 아버지를 보고 있자니, 언젠가 우리가 그 집 현관문 유리창을 깨뜨렸을 때 아버지가 우리를 잡으러 쫓아다녔던 일이 거짓말처럼 아득하게 느껴졌다.

::

월요일 아침에는 침대 밖으로 나가고 싶지가 않았다. 지난 며칠 간 꿈을 꾸다 깨어난 기분이었다. 아니면 단지 내가 그날들이 꿈이었길 바란 것인지도. 어느 쪽이든 그날 아침 나는, 내가 살면서 줄곧 두려워했고 결코 마주하고 싶지 않았던 격변의 파도가 밀려오고 있다는 사실을 알고 있었다.

집을 나서기 전, 여동생이 문자를 보내 왔다.

"간호사가 와 있어. 우리더러 모르핀이랑 또 다른 약 하나를 둘다 '네 시간에 한 번씩' 투여하라는데? 굉장히 중요한 일이라면서 신신당부를 했어. 우리가 약을 너무 적게 쓰고 있다는 거야. 일단 고통을 없애드려야 편안히 눈을 감으실 수 있대. 두 약 모두 용량을 늘리고, 정맥주사는 제거하래. 지금처럼 수액을 계속 놔 봐야 괜히 고통만 연장된다나."

집에 도착하자마자 나는 침실로 올라가 아버지를 살폈다. 입은 벌어져 있었고, 입술과 혀에는 두껍게 딱지가 앉아 있었다. 내가 아침 인사를 건네자, 아버지의 두 눈이 순간적으로 깜박거렸다. (모르핀이며 기저질환 등으로 인해) 반혼수 상태였음에도 아버지는 여전히 내 존재를 감지하는 듯했다.

마침 그 방에 있던 호스피스 간호사 재스민이 내게 대화를 청했다. 우리는 침대 옆에 나란히 앉았다. 재스민이 뭐라고 말을 꺼내기도 전에, 나는 부친에 대한 돌봄 계획을 지금이라도 변경할 수 있겠느냐고 물었다. 항생제를 투여하거나 혈액 샘플을 채취해 증상의 원인을 파악하는 일이 아직 가능한지 알고 싶었다.

334

형이 방에서 나갔다.

"그럼요, 가능합니다." 재스민이 차분하게 말했다. "그런 마음이 드실 수 있어요. 상황이 너무 급작스럽게 변했으니까요. 그런다고 아버님께서 회복되실 것 같진 않습니다만, 그래야 아드님 마음이 편해진다면 그렇게 해드릴 수 있어요." 이어 재스민은 아버지의 상태가 지금처럼 악화되기 전에 신체 기능이 어땠는지를 물었다.

"안 좋았죠." 나는 사실대로 털어놓았다. 아버지는 먹는 양이 줄었고, 돌아다니기를 부쩍 힘들어했다. 그렇지만 불과 한 주 전만 해도 나랑 같이 식당에 가서 점심을 먹었다. "제 느낌으로는, 여기서 끝내길 바라시지 않는 것 같아요." 나는 자신 없게 말했다. "저희가 곁에서 보살피면서, 증상의 원인이 무엇이든 거기서 회복할 기회를 드리면 안 될까요?"

재스민은 잠시 생각에 잠겼다가 이렇게 물었다. "만약 아버님께서 이 대화에 참여할 수 있다면 어떤 결론을 원하실 것 같으세요?"

"어떤 아버지요?" 나는 이렇게 되물었다. 그간 나를 괴롭혀온 고민이 농축된 질문이었다. "제가 어릴 때 알던 아버지라면, 지금의 당신을 보면서 '이건 내가 원하는 게 아니다'라고 말씀하실 거예요. 하지만 몇 달 전의 아버지라면, 이 고비를 넘기고 다만 몇 주 혹은 몇 달이라도 더 살게 도와달라고 애원하시겠죠. 그럼 전 이렇게 말할 거예요. 지금 아버지의 삶은 의미가 없다고. 그럼 아버지는 저를 보면서 묻겠죠. 대체 누구이기에 그런 말을 하는 거냐고."

재스민은 생각에 잠긴 채 고개를 끄덕였다. 보아하니 바람직한 방향을 알고 있으면서도, 나를 재촉하지는 않으려고 애쓰는 기색이었다.

"아버지의 혈압은 여전히 130에 80이에요. 일주일이 넘도록 음식을 드시지 않았는데도." 나는 말을 이어 나갔다. "아버지는 지금 싸우고 있어요. 그런데 그걸 보면서 가만히 손을 놓고 있으라고요?"

"사실 말기 치매 환자들은 대체로 아버님과 비슷한 과정을 겪어요." 재스민이 대답했다. "가족들이 흔히 하는 말씀으로는, 마치 전등 스위치를 꺼버리는 것 같다더군요. 사랑하는 사람이 밤에 잠들었다가 다음 날 깨어났는데, 평범하던 것들이 갑자기 더는 평범하지 않게 돼버렸다는 거예요. 네, 물론 급성 질환이 발병했을 가능성은 있어요. 이를테면 요로감염증 때문에 변화의 속도가 급격해졌을 수도 있겠죠. 하지만 요로감염증도 따지고 보면 **말기 치매의 합병증**이에요." 재스민은 천천히 그리고 단호하게 이야기했다.

나는 잠시 그의 이야기를 곱씹어보았다. 그때껏 나는 아버지의 급격한 쇠락이 근 일곱 해 동안 우리를 괴롭혀온 질병과는 어째서인지 무관하다고 여겨온 터였다. 하지만 그것이 우리가 일찍이 받아들인 질병의 결과라는 간호사의 설명은, 돌연 치료의 중단이 내게 더 합리적인 결정으로 비치게 만들었다.

"제가 바라는 건 아버지의 평온한 죽음이에요." 나는 재스민에게 말했다. "하지만 지금은 뭐랄까, 우리가 아버지의 죽음을 억지로 재촉하는 것 같은 느낌이 들어요."

"분명히 말씀드리지만, 선생님은 정당한 근거 없이 그런 결정을 내리신 게 아니에요." 재스민이 말을 받았다. "건강한 분을 모셔다가 항생제는 놓지 않고 모르핀을 투여하기로 결정하신 게 아니잖아요. 아버님의 몸 상태는 이미 눈에 띄게 악화되고 있었어요. 다만 그 과정이 가족들의 예상보다 훨씬 더 길어질 수는 있겠죠. 인간의 몸은 음식 없이도 오랜 기간 생존할 수 있으니까요. 특히 수액을 맞고 있다면요." 재스민은 그렇게 덧붙였다.

"그럼 어떻게 하면 좋을까요?" 나는 답을 알면서도 물었다.

"저라면 수액 주사는 절대로 놓지 않을 거예요." 재스민이 단호하게 대답했다. "제가 보기에 아버님은, 이런 날이 오면 당신을 그냥 보내달라는 말씀을 자제분들께 하고 싶으셨던 것 같아요."

우리는 몇 분쯤 말없이 앉아 있었다.

형이 방으로 들어왔다. "그래서 어떻게 하기로 했어?"

나는 고개를 돌려 형의 당당하고 확신에 찬 모습을 바라보았다. 우리는 문제에 대응하는 방식이 늘 그렇게 서로 달랐다. 형은 우유부단함에 대한 인내력이 굉장히 낮았다. 외과의사의 사고방식을 가진 보호자로서 형은 앞으로 취해야 할 조치를 정확히 알고 있었고, 내가 스스로 깨달을 때까지 기다리기에는, 보아하니 인내심이 한계에 다다른 듯했다.

나는 그저 고개를 가로저을 밖에 달리 도리가 없었다. "형이 결정해."

"정맥 주사를 제거해주세요." 형은 기다렸다는 듯 재스민에게 이 말을 남긴 뒤 곧바로 자리를 떴다.

::

사람은 물 없이 사흘가량을 생존할 수 있다. 아버지는 나흘을 버텼다. 그 기나긴 나흘 동안 우리는 「바잔Bhajan」을 틀어놓은 채 침대 곁에 앉아서 피할 길 없는 운명의 순간을 묵묵히 기다렸다. 정맥 주사를 제거하고 하루쯤 지나자, 아버지는 '빈사' 호흡을 보이기 시작했다. 끈끈한 기도에 솜뭉치처럼 걸려 있던 공기를 요란하게 들이쉬는가 싶더니 한동안 숨을 아예 쉬지 않는 무호흡 증상이 이어졌는데, 죽음을 앞둔 환자에게 전형적으로 나타나는 호흡의 양상이었다. 증세가 심각해지자 우리는 모르핀 용량을 늘렸다. 심장내과의로서 말기 심부전 환자를 치료하다 보면 종종 '이중 효과double effect'라는 원칙을 마주하게 된다. 예컨대 증상 완화와 같은 선의의 목적을 추구하는 과정에서 취한 행동은, 설령 그것이 죽음과 같은 부정적 결과를 초래한다 하더라도 그 부정적 결과가 의도한 것이 아니라면 도덕적으로 용인이 가능하다는 원칙이다. 고로 아버지에게 투여할 모르핀의 용량을 늘리는 조치는, 만약 그 주된 의도가 고통을 차단하는 데 있고 죽음의 가속화는 그 과정에서 어쩔 수 없이 파생되는 부작용이라면, 윤리적으로 타당한 행동이었다. 하지만 그 마지막 며칠 동안 우리가 정확히 무엇을 의도했는지에 대해서는 여전히 확신이 들지 않는다.

"이젠 떠나셔도 돼요, 아버지." 라지브 형은 이렇게 속삭였지만, 아버지는 쉬이 포기하지 않았다. 그리고 나는 내심 이런 상황을 예상하고 있었다. 아버지는 언제나 고통을 놀랍도록 꿋꿋이 견뎌냈으니까. "기다림이 간절하면 간절할수록 신은 더 오래도록 기다리게 하는 법이랍니다." 하원더가 책망하듯이 말했다. 그 말을 들으니, 언젠가 나이 지긋한 여성 말기 심장병 환자가 내게 했던 이야

○   힌두의 신을 예찬하며 종교적 헌신을 노래하는 인도의 예배용 성악곡.

기가 떠올랐다. "우리 남편은 죽는 게 세상에서 제일 어렵다고 늘 얘기했어요. 나는 늘 그게 제일 쉬울 거라고 생각했는데."

힘겹게 버티는 아버지를 지켜보면서, 나는 부친의 복잡한 인생사를 새삼 돌이켜보았다. 아버지는 고독을 즐기면서도 인정받기를 갈구했고, 훈장까지 받은 과학자이면서도 적지 않은 편견과 선입견에 시달렸으며, '현대의' 사색가이면서도 고대의 경구와 글귀에 경도된 삶을 살았다. 끝내 아버지를 쓰러뜨린 이 난해한 질병은 어찌 보면 아버지의 거울상이나 다름없었다. 일곱 해에 가까운 세월 동안 아버지의 치매는, 존엄성을 해치고 우리 인생을 수치스럽게 하는 일종의 불경한 기운처럼 비쳤다. 그러나 이제 나는 안다. 정신의 황폐는 자연스러운 현상 가운데 하나라는 것을. 또한 그러므로 치매는 우리가 결국 피할 수 없는 장애와 붕괴의 발현이라는 점에서 그리 이질적이지도, 부자연하지도, 비인간적이지도 않다는 것을.

금요일 아침, 아버지는 끝내 숨을 거두었다. 계획대로라면 나는 여덟 시에 그 집에 있어야 했지만, 그날따라 늦잠을 잤다. 아홉 시 3분 전에야 당도한 나를 여동생은 정신없이 위층으로 불러들였다. "아버지, 샌디프가 왔어요." 형이 큰 소리로 내 도착을 알렸다. 나는 곧장 침대 곁으로 달려가 아버지의 까끌까끌한 뺨을 어루만졌다. 아버지는 숨을 한 번, 그리고 15초쯤 지나서 또 한 번 길게 들이쉬는가 싶더니, 이내 잠잠해졌다. 우리는 지난 나흘 동안 그랬던 것처럼 그다음 숨소리를 기다렸지만, 이후로 아버지는 더 이상 숨을 들이쉬지 않았다.

아버지가 실려 나가고 사람들이 통곡하기 시작했을 때, 낯선 추억 하나가 나를 찾아들었다. 우리 가족이 미국으로 건너온 이듬해의 기억이었다. 당시 아홉 살이던 나는 켄터키 옛집 뒤편의 흙먼지 자욱한 언덕 비탈에서 자전거 타는 법을 배우고 있었다. 아버지가 케이마트에서 할인 기간에 구입한 저가의 여아용 자전거였다. 포장 도로용으로 제작된 그 자전거는 내가 울퉁불퉁한 길을 따라 위태 롭게 미끄러지는 내내 삐걱거리는 금속음을 냈다.

평소 내가 기억하던 그날의 아버지는, 내가 그 언덕을 혼자서 내려갈 수 있다는 판단이 서자 곧바로 흥미를 잃고는 안으로 들어가버렸다. 하지만 내가 아버지의 생기 없는 몸을 부여잡고 있던 그 화창한 3월 아침의 기억 속에서는, 어떤 이유에선지 아버지도 내 옆에서 달리고 있었다. 행여 내가 넘어질세라 나와 속도를 맞춰 달리는 아버지 곁에서 나는 열심히 페달을 구르며 나뭇가지와 잡풀이 깔린, 바큇자국이 깊이 파인 오솔길을 따라 언덕을 내려갔다. 나는 그 기억이 사실과 다르다는 것을, 사실일 리 없다는 것을 알고 있었다. 하지만 이제 그것은 내 기억이 되었다. 나는 그 기억을 간직하기로 했다.

감사의 말

이 책을 쓰는 동안 많은 사람의 도움과 지원을 받았다.

내 에이전트 토드 셔스터는 20년 넘는 세월 동안 친구이자 지지자가 되어주었다. 나를 작가로서 신뢰해준 그에게 감사드린다.

훌륭한 편집자 알렉스 스타에게도 심심한 사의를 표한다. 알렉스의 편집적 감각은 이 책 모든 장에 드러나 있다. 그와 함께 일한 것은 내게 굉장한 행운이었다.

또한 패러, 스트로스 앤드 지루 출판사의 다른 여러 동료에게도 고마움을 전하고 싶다. 알렉스의 어시스턴트 이언 밴 와이는 원고 편집에 도움을 주었을 뿐 아니라 이 책을 기획하고 만드는 과정에서 수많은 중요 세부사항들을 꼼꼼히 살펴주었다. 아울러 비범한 교열 담당자 크리스티나 니콜스, 그리고 로테 시버스를 필두로 한 멋진 홍보팀에도 감사한다. 또한 당연히 패러, 스트로스 앤드 지루 출판사의 발행인 미치 에인절에게도, 당초에 이 책을 집필할 기회를 준 것에 대해 깊은 감사를 전한다.

롱아일랜드 유대인 의료센터의 뛰어난 동료들과 함께 일할 수 있었던 것은 내게 행운이었다. 그중에서도 모린 호건과 태머라 얀스, 패티 우르소만노, 트레이시 스프릴은 이 프로젝트를 진행하는 내내 큰 힘이 되어주었다. 또한 내 상관인 로한 반살리와 제프 쿠빈에게도 각별한 고마움을 전한다.

그 외에 대니얼 오프리와 대니엘라 코언, 모린 밀러, 코디 엘케천, 디 루오, 모리시 샤, 에밀리 르미외, 잭 마이어, 디네시 코마레디, 그리고 내 훌륭한 전임 편집자 폴 엘리를 비롯한 여러 친구와 어시스턴트에게도 진심 어린 사의를 표한다. 모두 이 책의 초고를 면밀히 분석하거나 관련 조사에 도움을 주었다.

그러나 당연하게도, 이 책의 내용에 대한 최종적 책임은 나에게 있다. 만약 그 어떤 오류라도 있다면, 그것은 전적으로 나의 불찰이다.

아내 소니아 그리고 내 소중한 형 라지브와 여동생 수니타에게도 깊은 고마움을 전한다. 내 두 아이 모한과 피아는 이 책이 비로소 완성되기까지 줄곧 아낌없는 사랑과 지지를 보내주었다. 아이들은 내 인생을 비추는 한 쌍의 등불이다.

마지막으로 내가 인생을 잘 헤쳐나갈 수 있도록 나를 독려하고 채찍질해주신 아버지께 감사의 마음을 전한다. 아버지는 작가로서 나의 첫 롤 모델이었고, 일면 인정하고 싶지 않지만, 좋을 때나 나쁠 때나, 아주 많이 다른 방식으로, 나는 곧 내 아버지다.

내가 알던 사람

알츠하이머의 그늘에서

1판 1쇄 2024년 8월 21일
1판 2쇄 2024년 11월 15일

지은이 샌디프 자우하르
옮긴이 서정아
펴낸이 강성민
편집장 이은혜
책임편집 박은아
마케팅 정민호 박치우 한민아 이민경 박진희 정유선 황승현
브랜딩 함유지 함근아 박민재 김희숙 이송이 박다솔 조다현 배진성
제작 강신은 김동욱 이순호

펴낸곳 (주)글항아리 | **출판등록** 2009년 1월 19일 제406-2009-000002호

주소 경기도 파주시 심학산로 10 3층
전자우편 bookpot@hanmail.net
전화번호 031-955-2689(마케팅) 031-941-5159(편집부)
팩스 031-941-5163

ISBN 979-11-6909-289-0 03510

www.geulhangari.com